运动心脏病学

汪宇峰　白晓鹏　高宇囡◎主编

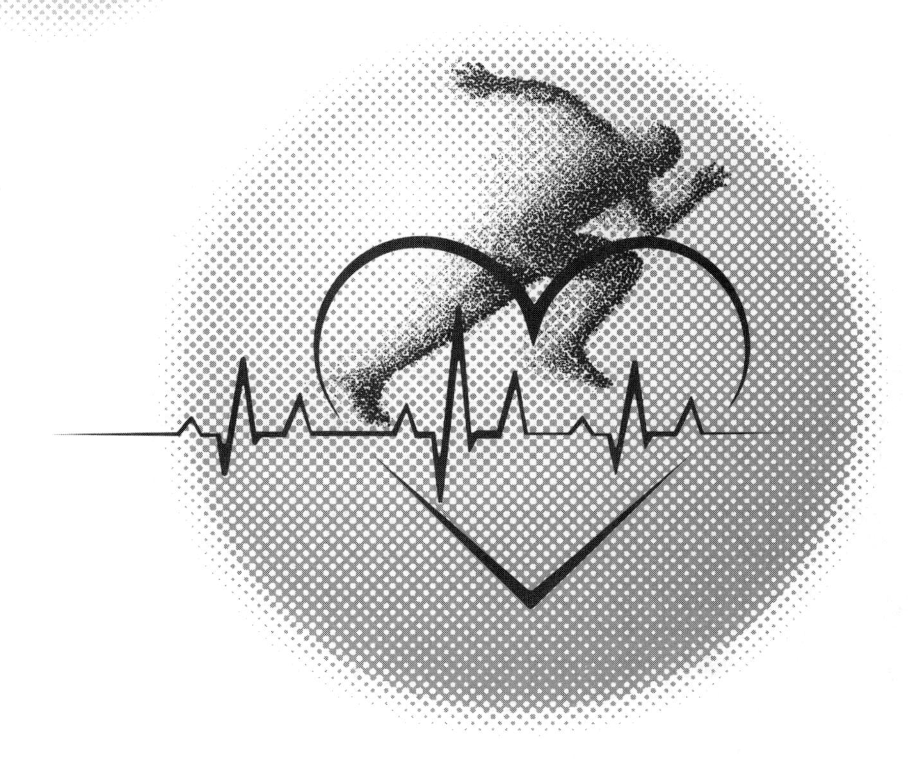

中国纺织出版社有限公司

内 容 提 要

本书主要介绍了运动前的心脏检查、与运动有关的心脏疾病的筛查与诊疗，以及与运动有关的其他心脏问题。包括当前各权威机构对于运动心脏病的相关指南与共识，以及作者在理论研究和运动实践及临床实践中所积累的相关成果。

图书在版编目（CIP）数据

运动心脏病学 / 汪宇峰，白晓鹏，高宇囡主编. --北京：中国纺织出版社有限公司，2023.8

ISBN 978-7-5229-0936-3

Ⅰ. ①运… Ⅱ. ①汪… ②白… ③高… Ⅲ. ①运动性—心脏病—研究 Ⅳ. ①R541

中国国家版本馆CIP数据核字（2023）第163289号

责任编辑：范红梅　　责任校对：高　涵　　责任印制：王艳丽

中国纺织出版社有限公司出版发行

地址：北京市朝阳区百子湾东里A407号楼　邮政编码：100124

销售电话：010—67004422　传真：010—87155801

http://www.c-textilep.com

中国纺织出版社天猫旗舰店

官方微博 http://weibo.com/2119887771

三河市宏盛印务有限公司印刷　各地新华书店经销

2023年8月第1版第1次印刷

开本：787×1092　1/16　印张：19

字数：314千字　定价：98.00元

前 言

一直以来，运动有益健康的观念深入人心，但究竟运动对人体系统、机能产生了哪些影响？人体与运动之间的反应又有哪些？这些问题一直为人们所关注探究，其中又以循环系统，尤其是心脏与运动之间的相关关系尤为被关注。与运动有关的心脏相关问题也始终是运动、健康领域的重点和难点问题。具体来说，过去的十几年中，参加体育运动的人数显著增加，人们也更愿意在规范化、科学化的指导下进行体育活动，正是基于此原因，在运动心脏病学领域，以运动员心脏保护为中心的训练、公共卫生乃至临床实践等研究活动显著增加。相关专家和学者也越来越深刻地认识到运动员心脏的特殊性，尤其是运动员心脏健康的独特诊断方式标准和进行运动员心脏管理的诸多挑战，各方对于保护运动员心脏的重视程度也日益增强，美国心脏病学会（ACC）、美国心脏协会（AHA）、欧洲心脏病协会（ESC）等世界心脏病权威机构、组织，先后发布了与运动员心脏有关的指南、标准和共识，相关学者一致认同，运动心脏病学发展的基础是对运动、对心脏的生理表现的深刻认识。基于运动反应、适应的运动性心脏重塑与运动类型、训练持续时间和强度、年龄、性别、种族、体型和遗传等多个因素相互影响。不断涌现的高水平的理论和实践研究成果，也极大地提高了相关机构、组织筛查亚临床心脏病，以及区分与运动相关的循环系统问题的能力。本书归纳整理了当前有关运动员心脏病学的权威资料和前沿成果，结合作者长期临床医学、公共卫生和运动训练实践经验总结，期望本书能为向健身、娱乐、竞技等不同目的和技能水平的运动员的医疗保健工作者，提供一个科学、准确且易于把握的运动心脏病学诊疗原则和评估的参考数据，同时本书对全球运动心脏病的前沿成果也有所介绍，期望为读者提供更为广阔的视野。

本书介绍了运动前心脏筛查、与运动相关的心脏异常诊疗标准演变，以及与运动相关的具体心脏问题，同时还提到了与COVID-19大流行相关的运动心脏问题。本书共十章，第一章、第二章、第十章由哈尔滨医科大学附属第四医院心内科白晓鹏副主任医师完成；第三章由哈尔滨医科大学附属第四医院心内科孙丽秀副主任医师完成；第四章、第八章由哈尔滨医科大学附属第四医院心内科高宇囡副主任医师完成；第五章由哈尔滨医科大学附属第四医院心内科施帅博士完成；第六章由哈尔滨体育学院体育科学研究院汪宇峰教授完成；第七章由哈尔滨医科大学附属第四医院心内科赵佳博士完成；第九章由哈尔滨医科大学附属第四医院心内科孙驰博士完成。此外，哈尔滨医科大学附属第四医院心内科的蔡虹懿医师、硕士研究生朱才艳、李凡、张静、杜会君、张帆也为本书的资料整理和文字校对做了大量工作。

本书是黑龙江省自然科学基金项目（项目编号：LH2021C057）、哈尔滨体育学院校内博士人才科研启动金项目（项目编号：RCYJ–2131）的研究成果。书中参考引用了大量国内外高水平研究成果，在此一并表示感谢！

希望本书能够为今后有关运动员心脏的理论研究和实践探索提供有重要参考意义的框架和思路，也希望本书能为所有年龄的运动场上和运动场外的运动者提供帮助！

编者

2023 年 6 月

目 录

第一章

运动前心脏筛查

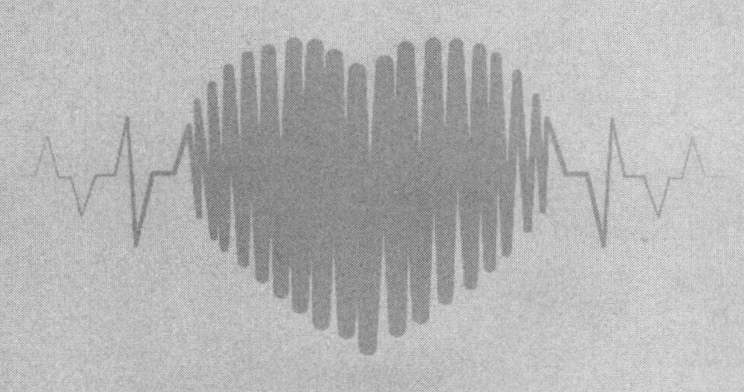

 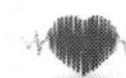

第一节　个人史与家族史

心脏是人体最为重要的器官之一，循环系统是人体最为重要的系统之一，在运动前进行心脏筛查已经被各方所重视并早已达成共识，世界大多数国家和相关权威机构均建议学校、社会和专业体育组织在开始训练和比赛之前进行全面的参与前评估(PPE)。虽然无论是运动员个人还是相关机构都认为PPE是确保运动员健康和安全运动重要的第一步，但在相关理论研究及更高水平的体育竞赛中，PPE的执行存在着一定的差异，并没有统一的标准。

一、PPE的心血管筛查评估概述

鉴于PPE的主要目标是促进运动员的健康和安全运动，PPE的心血管（CV）筛查评估被认为是这一评估中最重要的部分。CV筛查评估旨在识别和评估可能导致潜在疾病诊断的症状或检查结果可能导致心脏疾病、心搏骤停或心脏猝死的心脏状况。美国心脏病学会和美国心脏协会均明确声明：PPE的CV筛查评估的主要目标是降低与运动相关的心血管风险，并提高运动参与的安全性；然而，在标准的筛查检查评估中提出心脏异常的怀疑只是识别的第一级，之后由专业医师进行转诊并做进一步诊断检测通常是必要的。

一般来说，PPE的共识声明和建议包括心脏病史和体格检查的具体细节。尽管一些机构相继发布了一些标准，但这些内容和实施均缺乏一致性。此外，需要特别说明的是，虽然各筛查标准都提出了了解参与运动者的CV病史的重要性，但通过体检使得PPE检测出重大CV情况的能力仍存在争议。目前有关各筛查评估公认的是，没有一项筛查评估方法能够检测出所有临床相关的心脏疾病。故本章主要阐述有关PPE的个人史和家族史的关键特征。

二、PPE的心血管筛查评估的组织和规划

一个成功的PPE的心血管筛查评估首先要做好组织和计划。组织工作应提前进行准备，这一提前准备的时间甚至需要在筛查评估前几个月开始。相关的组织和计划方案应由相关医务人员、教练员、运动员、管理人员共同商定，各方需共同与实际运动人员一起确定心血管筛查评估时间，这一时间的确定需要考虑训练和竞赛开始的时间、

训练和竞赛计划，以及运动员的健康情况。对于计划在指定时间为一组运动员进行心血管筛查评估，还应提前完成更多的筛查评估设备的准备。应选择有经验和能力的心脏病学和放射学的 PPE 的心血管筛查评估医学顾问，以便确定可能需要进一步评估的运动员是否可以接受筛查，这有利于保障运动员健康、降低运动风险，并且有助于筛查评估出现问题后的检测能快速、顺利进行。

组织过程还应包括制定并签订相关知情同意书、购买有关保险、PPE 的心血管筛查评估记录文件和相关医疗、伦理等方面政策。如果使用在线病史调查问卷，信息技术人员应确保该网站是安全的。应该对在线流程进行测试，确定无网络技术问题。

参加筛查评估的所有工作人员应具备相关素质和能力，并已经通过了相关的认证，达到了相关业务和道德要求。如果参与筛查评估的运动员有长期合作的医生或医疗团队，让该医生或医疗团队进行筛查评估是最为理想的。尤其是在儿童和青少年运动员的 PPE 的心血管筛查评估中，利用他们原有的医生和医疗团队是最好的方法。心脏病专家可能被用来进行 PPE 的心血管筛查评估，但他们更常在相关人员和团队发现问题后评估相关问题。在某些情况下，可以由执业护士或医师进行 PPE 的心血管筛查评估，对于这些护士或医师的选拔关键是工作经验和学习过PPE的心血管筛查评估相关内容。

一旦确定了筛查评估日期和具体方案，应提前通知运动员（未成年人运动员应通知其家人），并尽可能地在筛查评估前完成运动员基本信息采集，在条件允许的情况下，这一过程可以通过在线形式完成，同时应该尽可能获得运动员之前筛查评估的档案以及心血管诊断和治疗记录。

最后，在制订计划时，应认识到病史和（或）体格检查可能会引起怀疑是否存在心脏病，需要进行额外的评估。在这种情况下，在计划的培训开始之前，对存在心脏病的运动员排除在参与之外，并且应提前与心脏科和放射科的医生进行沟通，以便他们能根据历史为筛查评估出的运动员进行进一步检查。

三、PPE 的心血管筛查评估的实施

如果 PPE 的心血管筛查评估是在运动员医生办公室以外的地方进行的，组织者应安排一个确保隐私、让运动员感到舒适的环境，应该最大限度地使得筛查评估顺利进行。在条件允许的情况下，在医疗机构中进行运动员的心血管筛查评估是最为理想的。考虑到隐私和有安静听诊空间的原因，最好一人一次一个独立的检查室。为了提升筛查评估的效率，应该为每名运动员分配时间并制定好整体的时间日程表。日程表应标

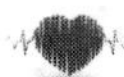

明单个运动员的测试评估内容和时间，在给定的时间段内需要筛查评估的运动员总数，以及可用工作人员、筛查评估器材设备和检查室的数量。

在线问卷是提前完成的还是现场完成的，也是需要考虑的因素。在线问卷必须在安全的网站上完成，在电子医疗记录中查看，或上传、打印和扫描，成为运动员官方医疗记录的一部分。如需现场填写在线问卷或纸质问卷，应提供私人空间供运动员填写。在任何一种情况下，运动员（或父母 / 监护人）必须在问卷上签名并注明日期，以证明其准确性。

尽管不常见，但运动员（或其父母 / 监护人）可能会隐瞒或谎报重要的医疗信息，因为他们担心提供此类信息可能会影响运动员参加体育活动的体检合格证明或承担其他责任。

在某些情况下，运动员可能会将 PPE 的心血管筛查评估视为训练和竞赛开始前的一个不必要的负担或“盖章签字”的形式过程。在这种情况下，运动员可以在个人身体情况问卷中选择消极地回答问题，以最快速度完成相关筛查评估。这就会导致筛查评估信息的不合格，并可能会使运动员处于危险之中。为了识别运动员是否认真单独阅读并如实回答问题，对于选择题的答案进行乱序排列是十分有效的，如在问卷“否”一栏，嵌入一个需要积极回应的问题可能会有帮助。如问卷内容“你曾经参加过竞技竞赛吗？”与“你未参加过竞技运动竞赛？”如果临床医生认为运动员提供了不准确的信息，他们应该使用主要的“访谈”形式进行病史调查，询问每个问题，口头明确运动员的回答。

四、PPE 的心血管筛查评估的个人及家族史

几十年来，详细的既往身体情况调查和身体检查一直是欧美运动员赛前评估的基石。然而，考虑到运动员个体和不同运动项目的差异性以及缺乏心血管评估的标准化，美国心脏协会（AHA）于 1996 年通过专家小组会议，对 PPE 的心血管筛查评估的标准化流程提出了建议，并在 2007 年和 2014 年两次对建议进行了更新。最新一版的筛查评估包括 14 项的筛查评估内容（表 1–1），目前该方法已被广泛应用于 PPE 的心血管筛查评估。在这项 14 项的筛查评估中，最重要的部分可能是个人史和家族史，因为有潜在但未被发现的心血管疾病的运动员会通过问卷答案反映出现警告信号（如运动时晕厥或胸痛）。

表 1–1 美国心脏协会（AHA）对竞技运动员参与运动前心血管筛查的 14 项建议

病史[①]
个人史
1. 与用力有关的胸痛 / 不适 / 紧缩感 / 压力
2. 不明原因晕厥或近似晕厥[②]
3. 与运动有关的明显的或无法解释的呼吸困难 / 疲劳 / 心悸
4. 既往心脏杂音
5. 既往血压升高
6. 先前被告知存在对参加运动限制的心血管问题
7. 曾经被医生进行过心血管检查
家族史
8. ≥ 1 名亲属因心脏病在 50 岁之前过早死亡（突发、意外或其他）
9. 亲属因心脏病在 50 岁之前致残
10. 家族成员患有肥厚型或扩张型心肌病、长 QT 综合征、其他离子通道病、马方综合征或临床显著的心律失常；家族成员存在遗传性心脏病的情况
体格检查
11. 心脏杂音[③]
12. 与主动脉狭窄无关的股动脉搏动
13. 马方综合征的体征
14. 坐位上肢血压

注：① 对于高中和初中的运动员，相关信息应向家长核实。② 判断为非神经性心源性（血管迷走神经），当发生在体力消耗期间或之后时，应特别关注。③ 关于判断器质性或者非生理性心脏杂音；听诊时，患者应取仰卧位和立位（或者嘱患者行 Valsalva 动作）先后进行。特别是要识别动力性左心室流出道梗阻杂音时更应如此。

具体来说，运动员的心脏问题可以通过仔细获取的个人史来揭示。此外，由于大多数导致运动员猝死的心血管疾病可能是遗传或家族性的，揭示家族史可能是提高对这些疾病的怀疑的关键。AHA 建议在个人史筛查评估中应包含以下 7 方面内容：①与用力有关的胸痛 / 不适 / 紧缩感 / 压力。②不明原因晕厥或近似晕厥。③与运动有关的明显的或无法解释的呼吸困难 / 疲劳 / 心悸。④既往心脏杂音。⑤既往血压升高。⑥先前被告知存在对参加运动限制的心血管问题。⑦曾经被医生进行过心血管检查。

对于以上问题运动员给予了肯定或模棱两可的回答，都应该进行适当的后续探究，应深入地调查和探索每个回答。对于上述内容运动员的回答都有一份很好的后续问题清单，随访问题的清单已经被收录在由美国家庭医生学会（AAFP）、美国儿科学会（AAP）、美国运动医学学会（ACSM）、美国运动医学学会（AMSSM）、美国运动医学骨科学会（AOSSM）、美国运动医学骨科学会（AOASM）的相关指南和共识之中，

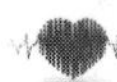

并由美国儿科学会（AAP）进行了出版。

同样，美国心脏协会（AHA）建议在家族史问询中包含以下3个方面的问题：①≥ 1名亲属因心脏病在50岁之前过早死亡（突发、意外或其他）。②亲属因心脏病在50岁之前致残。③家族成员患有肥厚型或扩张型心肌病、长QT综合征、其他离子通道病、马方综合征或临床显著的心律失常；家族成员存在遗传性心脏病的情况。

与个人史一样，对于这些因素的正面或模棱两可的回答应该进一步探究以获得更详细的信息。建议的后续问题可在相关机构的专门文件中找到。最后，实施参与筛查评估的医生、其他提供者和组织者应该知悉本国对于遗传信息和患者隐私的相关规定并严格遵守，应做好相关知情同意书的制定和签订。因此，当职业运动员佩戴个人防护装备时，获取包括遗传疾病相关问题的个人或家族病史时务必遵守该国法律。由于这些信息对心血管病史至关重要，团队或组织以及相关运动员管理部门及相关法律工作者应决定是否以及如何使用PPE的这一关键组成部分。

心血管系统的体格检查应是全面的，特别注意可能导致运动员猝死的体格检查结果，如马方综合征的体格红斑或主动脉瓣狭窄的杂音或阻塞性肥厚型心肌病。记录静息时的血压也是心血管系统检查的一个关键组成部分。美国心脏协会（AHA）建议心血管系统体检应包括以下内容：①心脏杂音。②与主动脉狭窄无关的股动脉搏动。③马方综合征的体征。④坐位上肢血压。

已有研究表明，实施PPE的临床医生，无论经验或培训水平如何，都可能无法通过听诊区分病理性杂音和生理性杂音。简化心脏检查可以更好地区分良性和病理性杂音。发现以下杂音情况需要进一步评估和转诊：①超过2/6级的杂音。②杂音向侧胸壁传导而不是向颈部传导。③收缩期中晚期喀喇音。④任何因体位改变（站立、蹲下）或Valsalva动作时增强的杂音。⑤任何全收缩期或舒张期杂音。

进行筛查评估的临床医生应仔细检查马方综合征的身体特征，因为马方综合征可能导致主动脉夹层和运动中突然死亡。马方综合征患者的特征包括但不限于腕部和拇指的症状、胸壁畸形、后脚畸形、上半身与下半身节段比减小、臂宽与臂高比增大、皮肤纹、脊柱侧弯或二尖瓣脱垂杂音。对于该综合征的高怀疑应立即进行进一步评估和诊断。

对于运动员PPE心血管筛查评估的血压测量，最好测量两臂的血压。应让运动员在安静的房间里静坐几分钟后进行测量，在裸露的手臂上佩戴大小合适的袖口测量心率。这些条件中的每一种都是获得精确测量的关键。袖口尺寸对于体型较大的运动员尤其重要，因为袖口尺寸不足可能导致血压假性升高。对于体态较大的运动员来说，推荐使用大号的成人袖口和大腿袖口，以避免因袖口问题出现血压测量结果不准问题。如果血压测量正确且血压升高，应在运动员静坐或躺卧5~10分钟后再进行测量。持续升高的测量值应进行进一步的检查和评估。

五、个人史、家族史和心血管系统体检的局限性

没有研究表明心血管的赛前检查能够防止运动过程中心脏性猝死的发生。但在意大利，为评估国家强制要求的运动员心血管筛查的有效性而进行的研究表明，在该强制要求进行的30年的时间里，接受筛查评估的运动员的猝死率有所下降，特别是对于存在致心律失常性右室心肌病和早发性冠状动脉病的运动员。最近的一项系统性回顾荟萃分析，得出了心脏PPE在检测潜在的致命的心血管疾病方面的有效性。具体来说，个人史和家族史的筛查评估结果具有20%的敏感性和94%的特异性。而体格检查的结果的灵敏度为9%，特异性为97%。

六、明确诊断和协调随访

对于被诊断患有心脏疾病的运动人员来说，在从诊断、决策到可能的治疗的过程中，确定未来的运动资格是至关重要的一步。这个过程可能对患者、家庭、医生和学校以及运动组织具有挑战性。2005年，贝塞斯达会议发表的声明被认为是确定运动员未来运动资格决策的最佳临床指南。贝塞斯达指南在很大程度上是对基于诊断的运动资格的二元肯定/否定声明，而且大部分内容是基于专家的共识或意见。但随着相关学者对特定心血管疾病的认识在过去10年中的不断发展。2015年，由美国心脏协会、美国心脏病学院、美国国家卫生研究院和美国国家卫生研究院联合发布了竞技体育资格声明，这一竞技体育资格声明更新并取代了贝塞斯达指南。这份新的声明代表了对已患心血管疾病（CVD）的运动员参与运动的处理方式的一种范式转变，甚至是具有心脏猝死风险的心血管疾病（CVD）运动员，这一声明从医生主导的模式转向以患者为中心的模式转变，支持临床医生、患者和家属共同就是否继续进行运动和如何进行运动做出决策。具体来说，2015年的声明并没有严格规定参与与否，而是提供了不同的类别，对应了相关证据、风险水平和患者愿望的新方法。如对于被确定为Ⅰ类的人员，建议参与运动；被确定为ⅡA和ⅡB的人员，可合理参与运动；对于被确定为Ⅲ类的人员，不建议参与运动。Ⅱ类的建立在以前使用的严格的yes（Ⅰ级）和no（Ⅲ级）二元模型

之间创建的一个等级。在Ⅱ类情况下，鼓励医生向患者提供与他们的病情相关的科学事实和不确定性，使患者积极参与后续方案的共享决策过程。并且这一声明承认某些疾病过程中的证据不完整，使个别临床医生可以声明“如果……参与……是合理的”或“在……之后，可以考虑参加体育运动”，这使得在证据和风险水平不明确的情况下，医生和患者可以做出个性化的决定。在这些情况下，主要医生或医生团队与一位心脏病专家合作是非常重要的，该专家应具有为运动员提供运动参与建议的丰富经验。

基于2015年声明的这一新的决策过程框架往往需要大量的讨论和学习。为了成功实施这一框架，必须确认诊断的准确性，因为许多疾病过程可能难以与运动员的正常适应性充分区分。在就运动员心脏的正常适应性和病理表现的区分后，下一步应进行风险分层，以更好地了解风险，并在可能的情况下将减轻或减少风险的措施落实到位。患者和家庭教育是新的运动参与决策过程中最重要的一环，以确保参与决定的人做出的决定是基于对疾病、风险、继续运动可能的充分评估后得出的，同时应包括继续运动可能带来的进一步风险，以及参与运动所带来的好处。

根据最终的参与建议，对所有已确诊的心血管疾病的运动员进行诊疗帮助也是非常重要的，无论他们是否选择继续参加体育运动，当务之急是评估他们的疾病进展情况，同时关注其风险水平的变化，并采取适当的干预措施。根据风险水平的变化，及时提供适当的诊疗决策建议，这些建议应包括重要的体征和症状，让运动员认识到如果出现疾病恶化或进展的特征，应立即向其医疗团队报告。在这个纵向的随访过程中。疾病过程中的变化可能需要升级或降级他们的参赛状态。

此外，随着许可决定模式的转变，人们担心医生将会承担更多的法律责任，特别是在仍然存在不确定性的情况下。医生应以合理的医疗实践为基础，以运动员的最佳利益为重，需要对诊断的确定性、已知的（和未知的）风险以及参与的可能好处做进一步的全面记录。尽管人们担心医生会承担额外的风险，但没有任何法律先例可以让医生在以上情况下承担责任。

七、小结

心血管病史和体格检查对参与运动前评估是必要的。对个人史、家族史和心血管体检的关键要素的标准化使用，以及对这些要素的广泛和一致地实施，是世界各国体育参与者面临的挑战。运动员、初级医师或队医以及会诊的心脏病专家之间的沟通，对于正确解释和管理相关发现是必不可少的。

第二节 心电图检查

一、心电图

流行病学研究表明，每个运动员赛前均需进行心电图检查。在运动员群体中，运动诱发的心脏性猝死（SCD）时有发生，如何发现那些可以导致SCD的心脏异常，目前还没有最佳的筛查策略。在美国，所有参与运动员管理的主要医学协会都建议对运动员进行参赛前常规评估，这种评估应该包括病史和体检（H&P）。为了实现H&P的标准化和优化，美国心脏协会（AHA）专门提供了14项H&P的共识建议，作为进行这些检查的指导原则。虽然仔细的H&P可以发现许多以前未被诊断的心脏疾病，这些疾病可能会导致运动触发的SCD，但这种检查的敏感性和特异性并不完善。为了加强筛查，有人主张将12导联心电图（ECG）普遍纳入运动员的赛前评估中，以提高心脏筛查的有效性。然而，在这个问题上仍有很多讨论和争论。用心电图对无症状运动员进行大规模筛查的争议，涉及成本和资源分配、心电图识别隐性心血管疾病的准确性以及心电图假阳性的后果等问题。当然，人们也认识到，心电图可以提高筛查效果，以发现与运动员SCD相关的心脏异常。在意大利，在成为职业运动员前或赛前必须进行个人病史、体格检查和12导联心电图检查，阳性者必须进行进一步的心血管疾病检查。这一筛查策略和手段在意大利已经成功实施了近40年，对于预防运动性猝死起到了极其重要的作用，这一筛查策略目前被推广到整个欧洲。而我国目前在竞技及大众体育的诸多比赛过程中，关于运动员心血管疾病风险筛查的科学研究和实践工作尚处于起步阶段，并未形成熟的科研及实践体系。

之所以将心电图纳入运动员筛查，与意大利长期实行国家运动员筛查计划所产生的数据有关。早在1971年，意大利政府就制定了法律，要求对所有竞技运动员进行医疗监督，到了1982年，该法律得到了显著的深化，并正式要求每年进行参赛前必须进行医疗筛查，包括H&P和ECG。在1979年至2004年对意大利威尼托地区SCD发生率的研究中，引入包括心电图在内的运动员筛查后，运动员的SCD发生率降低了89%（从每10万人年3.6例死亡降至每10万人年0.4例死亡），其中大部分是由于筛查发现了心肌病，而在未筛查的年龄匹配的非运动员中没有发现这种趋势。然而，其他将心电图普遍纳入赛前评估的大规模举措并没有重复意大利的研究结果。1997年，以色列颁

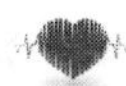

布了《以色列体育法》，规定对竞技体育运动员进行赛前体检，包括每年一次的体格检查和心电图检查，以及每4年一次的运动负荷心电图测试（年龄≥35岁的运动员每年一次运动负荷试验）。在一项关于1985年至2009年以色列运动员SCD发生率的研究中（该方法开始前的12年和开始后的12年），没有观察到运动员SCD发生率的统计学差异。此外，在一项研究中，比较了威尼托和明尼苏达在11年间（1993—2004年）的运动员SCD率，前者的运动员筛查包括心电图，后者与威尼托在地理上相似，运动员的赛前筛查只限于H&P，也没有观察到SCD发生率上的显著差异。这些研究在心电图对预防SCD的作用方面形成了与意大利研究不同的结论，提出了关于将心电图普遍纳入筛查是否合适的问题。

当然，大规模流行病学研究产生的数据，对是否在运动员中普遍筛查心电图的政策和做法提供了一些依据。其实，就心电图本身的优势和缺陷进行分析，也有助于制定完善的筛查策略。以下列举了心电图在运动员筛查方面的相关优势和劣势。

1. 优势

心电图是检测潜在结构性心脏病的有效诊断工具，因为在患有心肌病的人中，很大概率会出现心电图异常。此外，心电图应用简便、无创、耗时短且费用低廉。许多研究表明，75%~95%的肥厚型心肌病（HCM）患者存在心电图异常，这是运动诱发SCD的主要原因。同样，心电图异常也出现在致心律失常性右室心肌病（ARVC）患者中。另外心电图对于识别心律失常意义重大。尤其是其作为与运动员SCD有关的传导异常的初始诊断方式，包括心室预激和离子通道病，如长QT综合征。由于心电图具有检测与运动员SCD相关的重要心脏疾病的内在能力，因此在H&P中加入心电图，可以提高运动员筛查的能力和敏感性。心电图作为意大利威尼托地区国家运动员筛查项目的一部分，使用了17年（1979—1996年），与单纯的H&P相比，明显提高了HCM的检测率。同样，在美国，对高中和大学运动员的心电图筛查计划的前瞻性研究表明，心电图比单纯的H&P增加了检测率，对识别潜在的致命性心脏疾病具有更高的敏感性和特异性。美国全国大学体育协会（NCAA）赞助的一项包括5000多名运动员的35所大学的前瞻性研究报告说，心电图监测严重的潜在心脏疾病的敏感性是100%，而H&P的敏感性只有15.4%。这些分析和对心电图在加强筛查方面的优势的回顾，是支持将心电图普遍纳入运动员的赛前检查的基本内容。

2. 劣势

将心电图纳入运动员筛查项目，也需要考虑心电图本身的一些特性，以及医疗机构和运动员在使用心电图时遇到的实际情况。尽管制定和使用了迄今为止最新和最具体的运动员心电图标准（国际建议），假阳性的心电图仍然存在。有前瞻性研究表明，心电图假阳性率可高达6.8%~15.6%。除了假阳性之外，心电图可能并不总是显示出典型的模式或提醒存在潜在的结构性心脏疾病。高达10%的HCM病例和高达1/3的ARVC病例会出现假阴性心电图。特别是HCM，这种疾病的表型和心电图表现可在青春期或成年早期发展，而这一时期恰好是大多数竞技运动员的职业生涯，因此需要反复筛查，以便在这种情况下更好地使用心电图。除了假阳性和假阴性的问题外，心电图也不能检测出已知与运动员SCD相关的几种重要的心血管疾病，包括动脉粥样硬化性冠状动脉疾病、冠状动脉起源异常、二尖瓣主动脉和马方综合征。

心电图采集中某些技术因素也可能带来心电图解读上的困惑。如心电图描记上的波形在很大程度上取决于肢体和心前区导联的位置，而在大范围内进行心电图监测时不可避免地出现导联位置的变化，导致测试的准确性和解释显著不一致。同样，获得准确的间期测量也存在变异性和困难，特别是针对精确的QT间期测量，这是影响心电图可靠性的重要原因之一。这些技术因素在解释心电图时造成了观察者之间的巨大差异，是影响质量控制的主要因素，对运动员的个人和群体筛查都有重要影响。

如果运动员的筛查心电图被列为异常，就必须进行进一步的评估和下游测试，以确保运动员的健康和安全。这些评估往往会对运动员个人的参赛状态产生直接或间接的不利影响，并对卫生资源的利用产生重大影响。对心电图异常的运动员进行评估的完善步骤包括亚专业咨询、超声心动图、运动负荷测试、长时程心律监测、心脏MRI（CMR）或某些侵入性心脏检查。全世界有数以百万计的运动员参加高中、大学、成人业余和专业水平的比赛，即使只有极小比例的无症状运动员因心电图分类异常而需要接受进一步评估，也会给医疗系统带来巨大的压力。鉴于在没有普及心电图筛查的情况下，已公布的运动员SCD发病率较低，因此对心电图用于筛查的最终风险和益处仍存在争议。

二、医学会指南和立场声明

目前，主要的医学组织对于在运动员参赛前的筛查中使用心电图的建议还没有达成普遍的共识。虽然建议不同，但所有指南和立场声明都强调了一个关键概念，即任何选择将心电图纳入赛前筛查过程的机构或组织都必须彻底了解心电图的优势和缺陷，以及对运动员的潜在好处和风险。这一过程的保障措施和基本要素包括：心电图的解

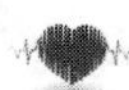

读必须由医疗保健人员进行。需要熟悉运动员心电图结果的专业人员和运动员心血管护理方面的专家密切配合，以提供监督并快速有效地管理进一步的检查。

我们如何看待和解释运动员的心电图?

在整个生命活动过程中，心脏不停地跳动，推动血液在心血管系统中循环流动，形成血液循环。血液循环是一切高等动物生存的必要条件，它一旦停止，生命活动就无法正常进行。故对于循环系统的相关研究，尤其是关于心脏的相关研究始终是生物学、临床医学乃至体育学研究的重点问题和难点问题。电活动和机械活动是心脏的两种基本功能和活动形式，在每一个心动周期中都是电活动在前，机械活动在后，两者形成了兴奋与收缩的耦联。心脏的电活动是心脏做功的基础和前提，进行心脏电活动的研究对于对深刻理解心脏的生理功能与适应性和病理改变有着重要意义。其中又以心电图作为心脏电生理活动最为重要的监测指标。在体育领域也经常将心电图作为运动员疾病筛查、运动适应情况、机能水平评定等重要指标。

1. 运动员专用的心电图解读标准的发展史

当决定对运动员进行心电图检查时，无论是为了筛查还是为了评估临床问题，医疗服务提供者接下来必须尝试确定观察到的心电图结果是正常的还是异常的，需要进一步评估。众所周知，长期和高强度的运动训练会导致生理性、适应性的心脏重塑。因此，反映潜在心脏结构的心电图在训练有素的运动员身上经常与年龄匹配的非运动员不同。在这种情况下，医护人员面临的挑战是如何将生理性的、与训练有关的心电图变化与可能暗示潜在心脏疾病的结果区分开来。为了帮助区分，以提高特异性和减少心电图解释中的假阳性率为目标，专家们已经制定了针对运动员的心电图检查标准。第一套正式的针对运动员的心电图解释标准是由欧洲心脏病学会（ESC）在2005年编制的。这些标准提供了一个异常心电图结果的表格，如果存在这些结果，表明需要进一步评估。然而，当这些标准被前瞻性地应用于运动员群体时，发现心电图的假阳性率高得令人无法接受，一项对1005名混合型精英运动员的综合研究显示，使用这些标准的假阳性率为40%。随后，ESC在2010年制定并发布了一套现代化的标准，将心电图发现分为常见的和生理性的与训练有关的心电图发现和非预期的运动训练结果的发现，并归类为不正常。与2005年的标准相比，这些较新的标准确实提高了特异性，降低了假阳性率，但在从事各种运动的运动员群中仍观察到约10%的心电图异常分类率。2010年ESC标准还有一个重要的局限性，那就是这些标准主要是对白人运动员的心电图进行分析后得出的，它们没有纳入强调白人和黑人运动员之间不同的复极化和T波模式的数据。

基于这些观察到的复极化的种族差异，并为了进一步提高心电图的特异性，2012年在西雅图召开了一个由运动心脏病学家和运动医学家共同参与的国际峰会，并得出了一套改进的标准，这些西雅图标准于2013年公布。西雅图标准将ST段凸面向上抬高与T波倒置（TWI）的模式进行了分类。

整体来看，国外有关运动员心电图的理论研究与实践更为完善。就国内研究的相关情况来看，对于运动员心电图的重要意义，国内专家、学者早已达成共识，但目前并没有针对中国运动员的运动员心电图解析专家共识，现有的国内关于运动员心电图解析的指导性标准研究也主要基于欧洲心脏病学会、美国心脏病学会的专家共识来进行研究。如陈琛等研究认为，依据国外相关专家共识，心源性猝死是运动员在运动时死亡的主要原因，其发生与遗传性、结构性或电学性心脏病密切相关，大部分可通过12导联心电图（ECG）异常来识别。由于高强度的耐力训练，运动员心脏可发生生理性重构，导致训练相关性ECG与潜在心脏疾患引起的ECG改变发生一定重叠，极易相互混淆。运动员常见的正常心电图有心室肥大、不完全性右束支传导阻滞、早期复极、窦性心动过缓、房性异位心律、Ⅰ度房室传导阻滞等。但国内学者也从心电图分析人体心脏对于长期运动的适应性变化，由心电图分析运动员对于不同环境、运动强度的反应与适应，运用心电图进行运动员身体机能和疾病的筛查与诊断这三方面进行了大量的研究，曾德芳等通过对观察分析98名篮球和足球运动员心电图，并与心脏超声进行对比分析得出：运动员心电图异常检出率较高，并有助于减少不必要的心血管危险评估分析。运动员心电图中窦缓、Ⅰ度房室阻滞、早复极及单纯QRS高电压等属于与训练相关的心电图改变。而当心电图出现左室高电压同时伴ST下移、T波倒置，完全性束支阻滞，QT间期延长或缩短等心电图改变时，应进一步检查，以排除心血管病变；严重的心动过缓（心率＜每分钟30次）时应与窦房结疾病鉴别；温煦等通过分析11165名全程马拉松选手和13045名半程马拉松选手的安静心电图数据，得出以下结论：窦性心动过缓、心律失常和左心室高电压是业余马拉松运动员最常见的心电图异常。窦性心动过缓和心室高压可能是长期马拉松训练的生理改变。然而，ST-T改变和电轴偏差等心电图异常可能与运动训练无关；姚大伟等通过测定模拟大运动强度训练和大运动量训练前后男子马拉松运动员心电图 ΣT/R 指标的变化，结果显示：在大运动强度训练后，运动员CK指标与心电图 ΣT/R 指标呈负相关，在日常训练中可以使用心电图 ΣT/R 这一简易、无创指标代替CK指标进行强度训练监控；在大运动量训练后，运动

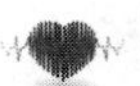

员 BU 指标与心电图 ΣT/R 指标之间基本不存在相关性；冯莉等通过入选国家队运动员 175 例及性别、年龄匹配的大学生运动员 305 例。同时入选年龄、性别匹配的 183 例普通大学生为对照。记录静息 12 导联心电图，按照欧洲心脏病学会（ESC）运动员心电图筛查标准进行筛查。结果显示：2005 年 ESC 心电图标准多项指标与运动强度相关，心电图筛查检出运动员猝死高危者特异性差；2010 年版 ESC 指南指出，在少见心电图异常标准中仅电轴右偏 / 左后分支阻滞和完全性右 / 左束支传导阻滞与运动强度相关。相关学者认为这一新的 ESC 心电图标准提高了通过心电图对运动员进行相关风险筛查的准确性；薛小琴等通过心电图对环青海湖自行车赛运动员赛事前后心室复极的观察，研究发现运动员急进高海拔地区，由于环境性缺氧及高海拔赛程激烈均会影响运动员心室肌的复极活动，导致复极延迟。图 1–1 为 QT 时钟。

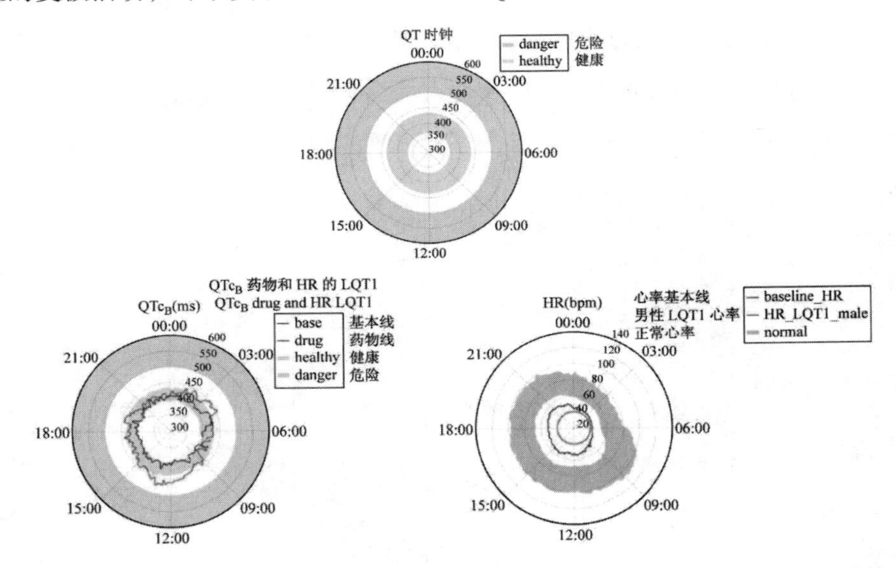

图 1–1　QT 时钟

注：依次为标准化 QT 时钟、药物影响下的 QT 时钟、男性相关要素影响下的 QT 时钟。

具体来说，目前将 V1~V4 导联 T 波倒置视为黑人运动员正常的心电图变异，因为有研究表明这种 T 波模式与黑人运动员潜在的心脏病变无关。此外，西雅图标准还缩短了定义 QT 延长的临界值，延长了定义异常 QRS 扩大的临界值。在西雅图标准公布后，一项包括 2500 多名不同项目运动员和近 10000 名对照组的大规模分析表明，在比较匹配的心电图和超声心动图数据时，孤立的心房扩大和心轴偏移的心电图结果与心脏病变没有关系。将这些心电图结果从异常心电图分类中去除，可将心电图的假阳性率从

13% 降至 7.5%。这一数据的纳入促成了 2014 年发表的修订标准的产生，该标准在训练相关和异常心电图发现之外，还增加了一个边缘性心电图类别。边界变异，当单独存在时，不再被归类为异常心电图发现，但如果存在两个或多个边界变异，那么心电图将被归类为异常。图 1–2 显示了这些针对运动员的心电图解释标准的演变，以及每套标准中的心电图结果的指定。虽然特异性随着每套标准的更新而提高，但认识到这些标准的内在局限性是很重要的。指定个别心电图结果为正常或异常主要是基于专家的意见。此外，这些标准不是针对运动的，它们没有考虑到不同运动的不同血流动力学需求，或强化训练的水平或年限，可能会改变适应性心脏重塑和这些心脏结构和电学变化的心电图表现。相反，这些标准被设计成“一刀切”的方式。此外，这些标准集在发表前没有进行前瞻性研究，以测试或评估其在运动员群体中的准确性。尽管如此，这些专家共识标准为医疗机构评估运动员的心电图提供了一个极其重要的参考框架。所有对运动员进行心电图检查和解读的从业人员都应该非常熟悉这些标准的最新版本。

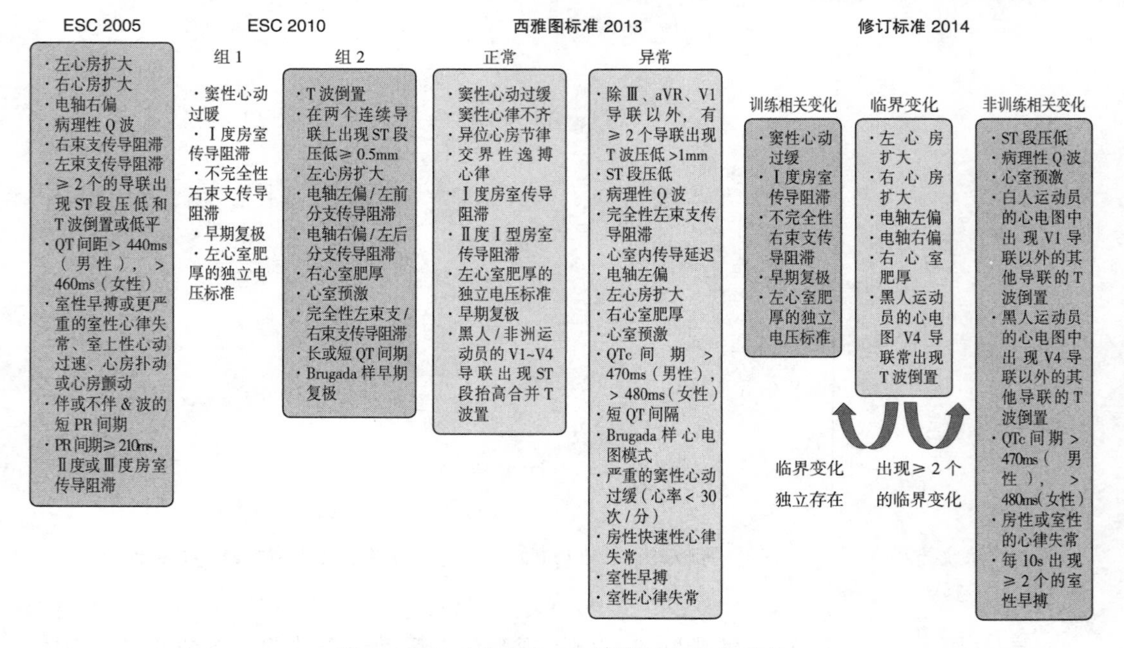

图 1–2　运动员专用心电图解释标准的演变

2. 国际建议

最新的一套针对运动员的心电图解读标准是由运动心脏病学、遗传性心脏病和运动医学的国际专家组于 2017 年发布的。该小组提出的国际建议代表了对运动员心电图解读的最新和最具体的指南建议。国际建议进一步提高了先前心电图标准集的特异性，将右束支传导阻滞（RBBB）从异常心电图表现重新分类为边缘变异，其依据是有研究表明 RBBB 在运动员中比非运动员更普遍，但这种心电图模式本身并不能反映运动员的潜在心脏结构疾病。此外，对异常 Q 波的定义也更加严格。自该建议出版以来，虽然假阳性率仍然存在，但国际建议的表现明显超过了以往的 ESC、西雅图标准，并在对儿童运动员、专业自行车运动员和国家篮球协会（NBA）的专业篮球运动员的研究中减少了假阳性率。

使用国际建议评估运动员心电图的流程图见图 1–3。图左侧的正常心电图结果被归类为生理性的、与训练有关的结果，在没有其他临床指征的情况下不需要进一步评估。图中间的临界心电图结果被归类为边缘性心电图变化——包括在这个类别中的电轴偏移、心房扩大和完全的 RBBB。孤立地看，这些发现不值得进一步评估，但两个或更多的边缘性发现将使心电图分类变为异常。图右侧的心电图发现被归类为异常心电图，是不知道与运动性重塑有关的发现。建议对这一类别的心电图发现进行进一步评估。图 1–4 显示了常见的训练相关心电图模式的心电图描记样本。表 1–2 显示了用于每个异常心电图发现的精确定义。图 1–5 显示了代表该类心电图模式的样本描记。

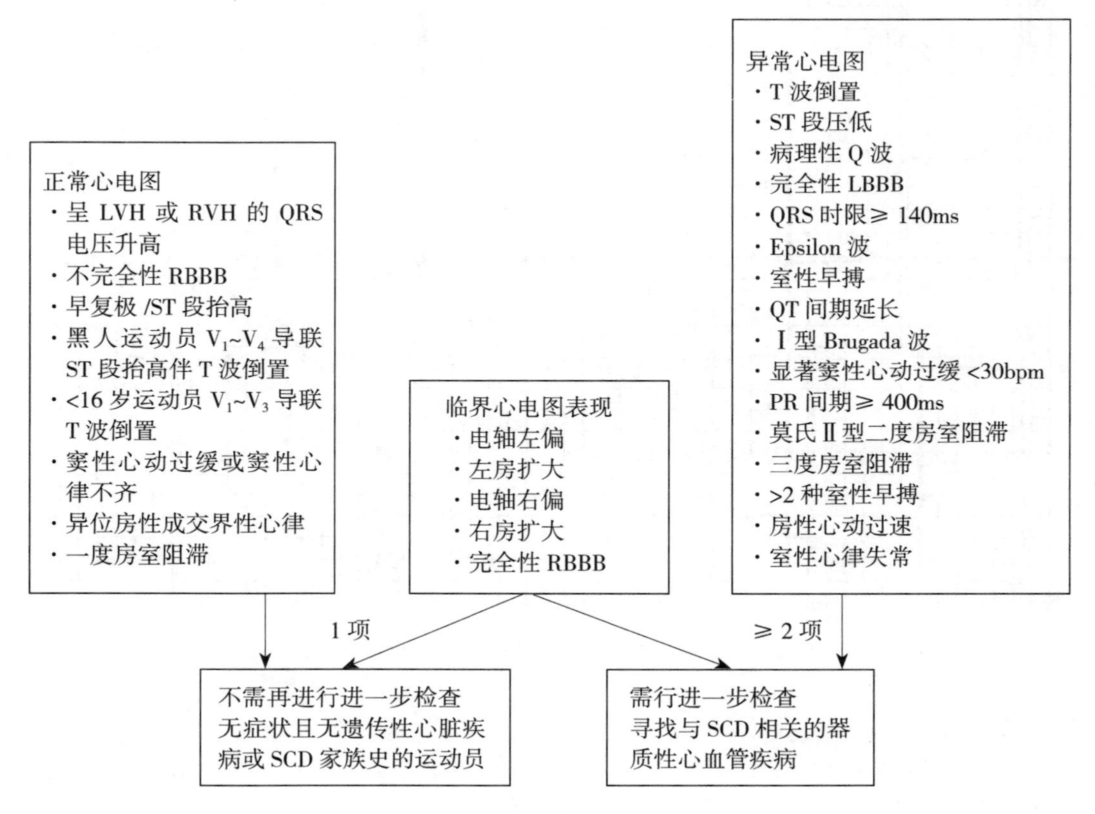

图 1–3　运动员心电图解析的国际共识标准

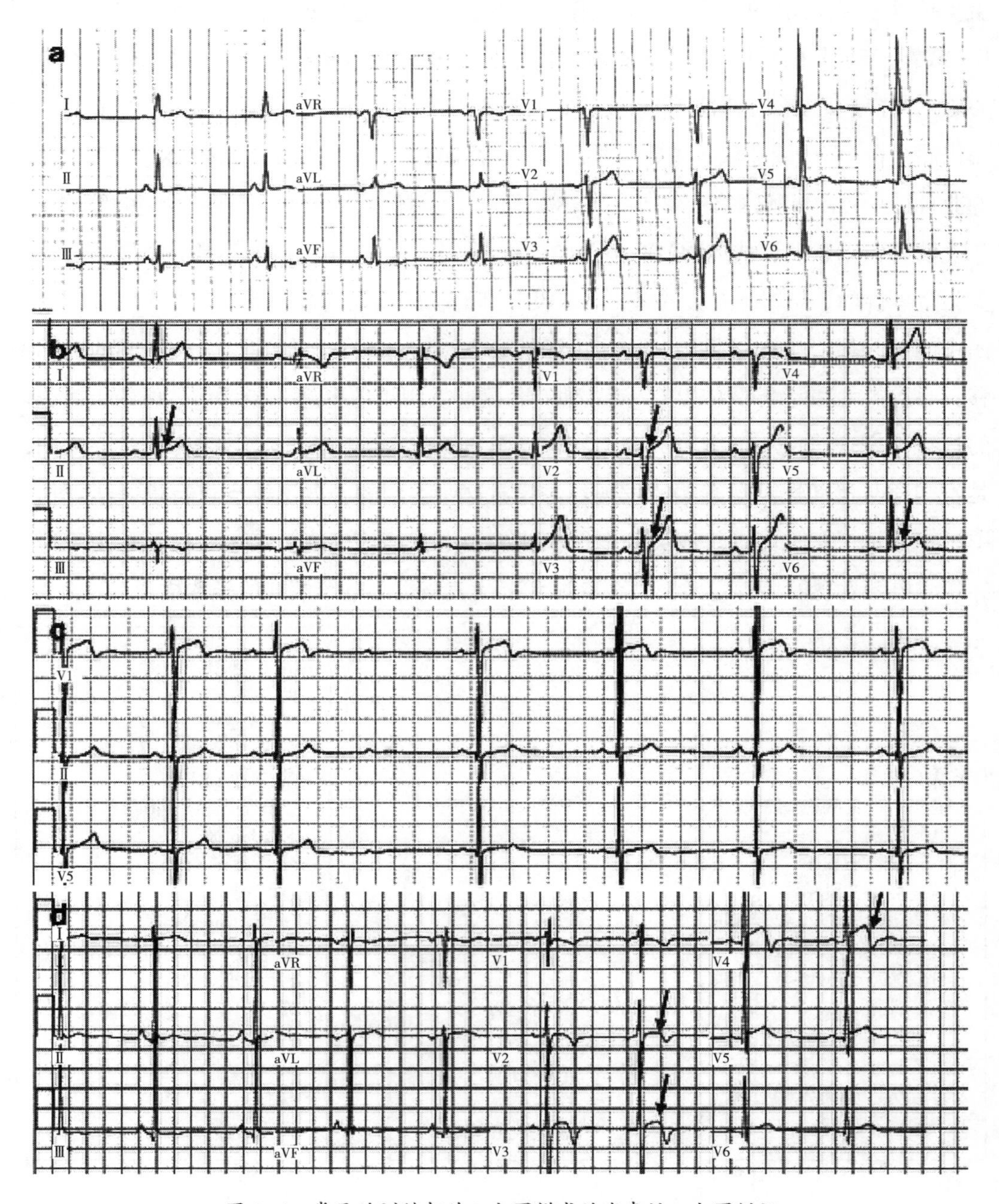

图 1-4　常见的训练相关心电图模式的代表性心电图描记

注：a 为电压左心室肥大的标准（Sokolow-Lyon 标准）。b 为早期复极化见于 QRS-ST 交界处（J 点）的弥漫性升高（箭头处）。c 为窦性心律与 I 型房室传导阻滞。d 为凸形 ST 段抬高，T 波倒置 V1~V4。

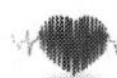

表 1-2　异常心电图的定义

心电图（ECG）异常情况	释义
异常的 T 波倒置	除了 aVR、Ⅲ和 V1 连续导联深度超过 1mm
前壁	V2~V4 前壁 V2~V4，除了黑人运动员 J 点抬高以及 ST 段凸面向上 V2~V4；16 岁以下运动员 V1~V3 T 波倒置以及 V3 双向 T 波
侧壁	Ⅰ、aVL、V5/V6，TWI
下侧壁	Ⅱ和 aVF，V5~V6，Ⅰ和 aVL
下壁	Ⅱ和 aVF
段压低	连续两个或以上导联压低超过 0.5mm
异常 Q 波	连续两个或以上导联 Q 波超过 R 波的 1/4 或者持续时间超过 40mm
完全性左束支传导阻滞	QRS 宽度超过 120ms，V1 导联主波负向，伴有 I 和 V6 导联 R 波直立有切记或者 R 波模糊
非特异性室内传导延缓	任何 QRS 宽度超过 140ms
患者心电图上发现并命名的波	V1~V3 紧跟在 QRS 波后的低频的棘波或震荡波，振幅很低，部分合并完全或不完全性 RBBB，这是右室部分心肌传导阻滞
心室预激	PR 间期＜ 120 ms 以及 QRS 波群中与波模糊 QRS 宽大（≥ 120 ms）
QT 间期延长	QTc ≥ 470ms（女性）QTc ≥ 480ms（女性） QTc ≥ 500 ms （显著的 QT 间期延长）
I 型 Brugada	V1~V3 中有两个以上导联，J 点及 ST 段抬高＞ 2mm，呈“弯隆”形改变，T 波倒置，ST 段与 T 波无等电位线
深度窦性心动过缓	心率小于 30 次 / 分，窦性停搏超过 3 秒
深度 1°　AV 闭塞	≥ 400ms
莫式Ⅱ型 2°　AV 闭塞	PR 间期超过 400ms
3°　AV 闭塞	Ⅲ度房室传导阻滞
房性快速心律失常	室上性心动过速，房颤，房扑
室性期前收缩	每 10 跳超过 2 个期前收缩
室性心律失常	成对，三联律，非持续性室速
边界线心电图检查结果	这些单独的心电图检查结果并不代表运动员的病理性心血管疾病，但存在两个或两个以上的边界检查结果可能需要进一步研究
电轴左偏	-30°　至 -90°
左房扩大	Ⅰ和Ⅱ导联 P 波持续时间超过 120ms，V1 导联 P 波的负向深度超过 1mm，宽度超过 40ms
电轴右偏	＞ 120°
右房扩大	在Ⅱ、Ⅲ或 aVF 中，P 波≥ 2.5 mm
完全性右束支传导阻滞	“右兔耳征”V1、V6 S 波宽度超过 R 波，QRS 持续时间超过 120ms

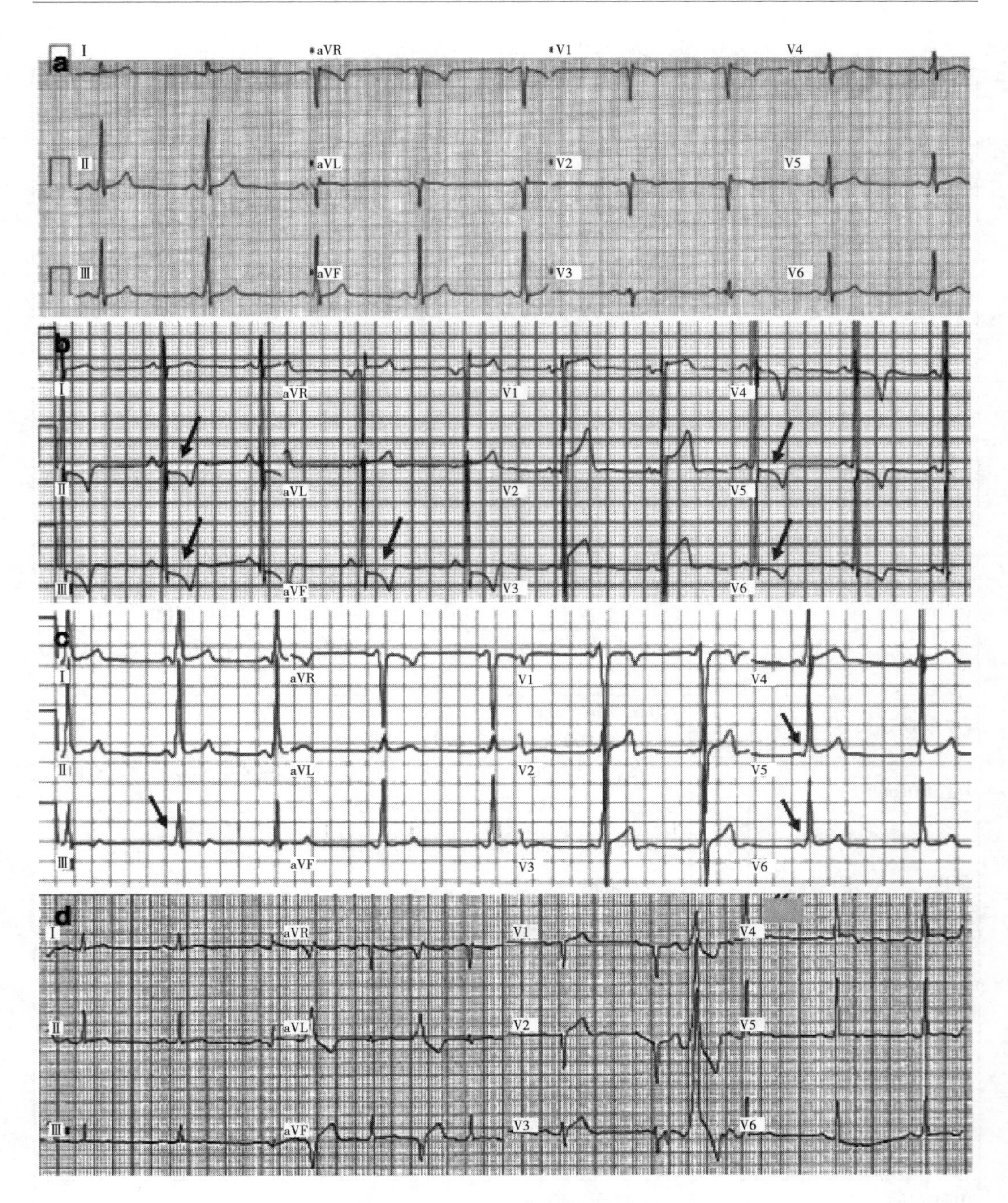

图 1–5　运动员异常心电图模式的代表性心电图描记

注：a 为异常的 Q 波（V1~V2）。b 为带有内侧 T 波倒置的 ST 段压低（V5、V6、Ⅱ、Ⅲ、aVF，箭头处）。c 为心室预激（箭头处）。d 为频繁的 PVCs。

国际建议的另一个组成部分，有助于进一步区别于以前的运动员心电图标准，即更加强调对异常 TWI 的识别。虽然有些 TWI 模式在运动员中比较常见，而且与潜在的心脏病变无关，如白人运动员中局限于 V1 和 V2 的 TWI，小于 16 岁的少儿运动员中 V1~V3 导联的 TWI，以及黑人运动员中 V1~V4 的 TWI，但其他 TWI 模式在运动员中并不普遍存在。涉及内侧导联的 TWI 在运动员中非常少见，与种族无关。鉴于 HCM 经常出现涉及下侧壁导联的 TWI，运动员出现下侧壁 TWI 值得进一步研究。

对有下侧壁 TWI 的运动员进行的大规模和纵向研究所产生的数据有助于完善指南建议。在一个涉及 12000 多名意大利混合运动的无症状运动员数据库中，0.6% 的运动员有基线异常的 TWI（大多数在下侧壁导联），但其他心脑血管筛查检查正常。对这些运动员进行了为期 9 年的随访，其中 6% 的运动员患上了心肌病，7% 患上了其他心脏疾病。在另一项针对 6000 多名混合项目运动员的研究中，2.4% 的运动员被检测出 TWI 异常（83.9% 涉及下壁导联或侧壁导联），其中 44.5% 的运动员最终被发现有心脏疾病。在这些已确诊的病例中，超声心动图检测出 53.6% 的病例有潜在的心脏病变。即使在超声心动图检查正常的运动员中，也有 16.5% 的病例被诊断为心肌病，在超声心动图发现可疑的运动员中，又有 30% 的病例被诊断为心肌病。在对 TWI 异常但超声和 CMR 正常的运动员进行的 1 年随访中，有 7.2% 的人后来发现有心肌病的迹象。

国际建议采纳了这些数据，并强调了识别运动员下侧壁 TWI 的重要性。建议指出，如果超声心动图不能诊断，则应进行应用钆造影剂的 CMR 检查，以进一步评估运动员的侧壁或下侧壁 TWI。在这种情况下，CMR 的优点是：如果超声心动图图像在技术上不理想，CMR 可以更好地显示左心尖的心肌肥厚；如果存在晚期钆增强，可以提示心肌纤维化。此外，建议对具有这种心电图模式的运动员进行连续的随访检查。

关于心电图是否应该普遍纳入无症状运动员的赛前筛查的争论一直存在。目前，世界各地的主要医学组织都提出了支持和反对标准心电图的有力论据。目前，大多数组织，包括美国的组织，都不建议在无症状运动员的筛查过程中加入心电图。虽然在政策上没有普遍的一致意见，但一致的准则建议是，如果医疗系统要将心电图作为标准的参赛前检查的一部分，那么就应该有详细的方案来有效地安排下一步的检查。此外，心电图检查应该由运动心脏病专家或其他在运动员心脏评估和心电图解读方面有专长的医疗机构进行。

对于医疗机构来说，如何区分因运动员心脏重塑而发生的与训练有关的心电图变化和可能代表潜在心脏病变的心电图变化是一个挑战，也是一个临床难题。在制定针对运动员的心电图解读标准方面已经取得了重大的成就，提高了心电图解读的准确性，降低了假阳性率。最新的国际建议还强调了重要的心电图模式，这些模式有更高的概率预示着心脏疾病。然而，这些心电图标准还需要进一步完善。鉴于不同运动的血流动力学需求会对训练相关的心脏结构适应，对心电图变化产生不同的影响，因此需要更多针对运动的心电图标准。对心电图的解释采取“一刀切”的方法可能不是最好的方法。正如美国心脏病学院体育和运动生理学智囊团所强调的那样，需要产生更多针对运动的规范性心脏数据，以便更准确地解释运动员的测试结果，并帮助进一步完善最佳实践，促进运动员的健康和安全。同样，在运动员筛查中使用心电图的最佳策略可能不是在所有运动员群体中采用统一的方法，而是整合运动员特定和运动特定的数据，为运动员的最佳利益服务。

三、小结

关于 ECG 是否应普遍纳入无症状运动员赛前筛查的问题，争论和讨论仍在继续。目前，包括美国在内的大多数机构都不建议在无症状运动员的筛查过程中增加心电图检查。虽然在政策上没有普遍的一致意见，但指导建议是，如果医疗保健系统将心电图作为标准参与前检查的一部分，那么就应该制定详细有效的协议。

心电图判读应由运动心脏病学家或其他在运动员心脏评估和心电图判读方面具有专业知识的医疗保健提供者进行。对于医疗保健提供者来说，区分运动性心脏重塑引起的与训练相关的心电图改变和可能代表潜在心脏病理的心电图改变是一项具有挑战性的临床难题。在制定运动员专用心电图判读标准方面取得了显著成果，提高了心电图判读的准确性，降低了误报率。最新的国际建议还强调了重要的心电图模式有较高的可能性预示心脏病。然而，这些心电图标准还需要进一步完善。由于不同运动的血流动力学需求不同，对训练相关的心脏结构适应和心电图变化的影响也不同，因此需要更多针对运动的心电图标准。“一刀切”的心电图解释方法可能不是最好的方法。美国心脏病学院体育和运动生理学智库，需要更多的专业运动心脏数据，以便更准确地解释测试结果，帮助进一步完善运动员健康和安全。同样，在运动员筛查中使用心电图的最佳策略可能不是在所有运动员群体中采用统一的方法，而是整合运动员和运动的数据，以服务于运动员的最大利益。

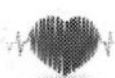

第三节　初次异常筛查后的诊断方法

有潜在心脏问题的运动员的表现可能不同。运动员可能无症状，但在常规或必要的赛前筛查中发现了相关信息，或者他们可能表现出从轻微到严重的症状。很少有运动员会出现与运动相关的心搏骤停。当运动员无症状或初始筛查中的体征或症状为非特异性时，确定哪些运动员应该接受有针对性的诊断评估可能是一项临床挑战。

根据当地或相关组织的政策，对运动员的心脏评估从病史和体格检查开始，有时还包括 12 导联心电图（ECG）。了解需要进一步评估的症状和体检结果，再加上运动员预期的和异常的心电图结果，对于确定何时以及是否需要进一步和更详细的后续心脏检查至关重要。当指示并要求进行心电图以外的成像时，这一下游测试可能包括大量的心脏检查和专科医生的访问，可能会导致巨大的成本、时间、焦虑和持续的不确定性。负责安排和解释运动员心脏研究的医生首先必须熟悉运动员的心脏生理学，以帮助优化下游测试的计划。

心脏结构和功能的适应性变化发生在对定期体育训练的反应中，这些运动重塑的表现在运动员的评价中经常遇到，存在强线性关系。运动性心脏重塑（EICR）是一个术语，用来描述心脏和血管系统的变化作为重复运动的生理反应的过程。运动员个体 EICR 大小和几何形状的重要决定因素包括性别和种族、遗传、运动暴露时间以及运动员运动和训练的血流动力学属性。并非所有运动员都将以相同的方式发展 EICR，关于不同运动学科、性别和种族以及个人训练方案的心脏适应差异程度的数据仍在不断更新。

EICR 通常导致影像学发现与心血管不良风险相关的某些心肌疾病相似的出现特征重叠。观察到的 EICR 和病理之间的重叠被称为“灰色地带”。对于运动员心脏成像研究的提供者来说，最重要的任务是试图将 EICR 与潜在的病理区分开来。这一过程需要对 EICR 基础的全面理解，以及对可能超出 EICR 边界和提示病理的心脏发现的认识。

一、下游测试概述

在高度活跃的个人和竞技运动员的心脏评估中，通常要求使用的基础下游测试包括经胸超声心动图（TTE）、心脏磁共振成像（CMR）、冠状动脉计算机断层成像（CCTA）和压力测试。评估可能包括一个或多个影像学检查，以评估瓣膜疾病、心肌结构和功能或冠状动脉开口的主动脉起源。没有一种单一的成像模式或算法适用于运动员评估的所有情况。大多数一线评估都包括 TTE。TTE 可以测量和表征心肌结构、收缩和舒张功能、瓣膜形态和功能、冠状动脉近端解剖，足够准确地确认或排除大多数运动员存在的临床相关疾病。TTE 已经成为研究 EICR 和建立不同运动员群体标准 EICR 数据的主要成像方法。越来越多的 TTE 参考数据有助于区分 EICR 和病理学。TTE 成像的局限性包括，由于胸廓肋骨声学阴影，偶尔会出现心房显示不佳的情况，从而无法充分确定心脏形态和功能。此外，由于难以区分右心室小梁组织和室间隔的左心室部分，测量误差可能导致不准确的诊断。

在 TTE 成像不佳的情况下，CMR 已成为定义心肌结构和心肌组织特征的参考标准，并且越来越多地被用于运动员的评估。CMR 可以明确评估心肌功能、瓣膜形态和功能、冠状动脉起源和大血管解剖。CMR 检查可以描述心室肥厚和（或）扩张的存在、严重程度和对称性，并通过定性和定量评估心肌纤维化、组织水肿和炎症来评估心室组织结构。CMR 的限制包括成本、可用性和获取测试所需的时间。此外，CMR 仍然是高度技术性的，这些研究在不同中心的表现和解释上存在差异。目前，关于运动员的 CMR 参考数据很少。

心脏 CT 在运动员中的作用尚不明确，但在特定的临床情况下发挥着重要作用。CT 需要非常短的图像采集时间，以提供高水平空间分辨率的三维图像，如有必要，还可包括心脏运动。这些特征为冠状动脉解剖和血管走行提供了极好的评估。此外，CCTA 可以准确评估冠状动脉开口的主动脉起源、有无冠状动脉粥样硬化、狭窄程度，以及大血管形态的特征。

心血管专家熟悉 EICR 数据和可用的下游检测设备中单个检测的优缺点，他们能够根据个案的需要整合和解释多模态诊断成像，从而为运动员提供有效的护理。参考团队和成像团队之间的沟通在检测前制订计划是至关重要的。这种合作将优化测试协议，减少不必要的测试或确定风险的延迟。

此外，利用多重成像对运动员进行运动前评估意义同样重大，尤其是对于运动员出现新的心脏变化以及先天性心脏病的相关问题。针对出现下列心脏相关临床表现及症状的运动员，分别推荐表 1–3 中的检测方法。

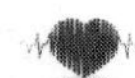

表 1–3　心脏相关临床表现、症状与检测方法

可疑疾病或临床表现	首选检测	次选检测
心肌病		
肥厚型心肌病	TTE 与 CMR	动态心电图、负荷成像
致心律失常性室性心肌病	TTE 与 CMR	动态心电图
家族性 / 特发性扩张型心肌病	TTE 与 CMR	
左心室致密化不全心肌病	TTE 与 CMR	负荷成像
中毒性心肌病（酒精、类固醇兴奋剂等）	TTE 与 CMR	
心肌炎	TTE 与 CMR	负荷成像、动态心电图
复杂性先天性心脏病	TTE	CMR 与 CT、负荷成像
心脏传导障碍		
心室预激综合征	TTE 与负荷成像	动态心电图、CMR 或 CTA
先天性长 QT 间期综合征	负荷成像	动态心电图
儿茶酚胺敏感性室性心动过速	负荷成像	动态心电图
特发性室性心动过速	负荷成像	动态心电图
冠状动脉循环障碍		
先天性冠状动脉起源和走向异常	CTA 或 CMR 或 TTE	运动负荷试验
冠状动脉粥样硬化	TTE	负荷成像或 CMR
心脏瓣膜疾病		
二叶主动脉瓣（伴 / 不伴主动脉狭窄）	TTE	CMR 或 CTA
肺动脉狭窄（≥中度）	TTE	
二尖瓣脱垂（伴心律失常）	TTE	动态心电图
主动脉病变		
二叶主动脉瓣膜病变	CTA 或 CMR 或 TTE	
家族性主动脉疾病 / 胸主动脉瘤 / 特发性主动脉病变	CTA 或 CMR 或 TTE	
马方综合征 / 梅尼埃综合征 / 皮肤弹性过度综合征	CTA 或 CMR 或 TTE	
症状或体征		
心脏杂音	TTE	CMR
剧烈的胸痛 / 胸闷或呼吸困难	TTE 或负荷成像	
晕厥	TTE	CMR
乏力	TTE 或负荷成像	
心动过缓	心电图	TTE

注：CMR 为心脏磁共振成像；CT 为计算机断层扫描；CTA 为计算机断层血管造影；TTE 为经胸超声心动图。

二、下游测试如何避免进一步的下游测试

没有症状的运动员、预期的心电图特征与运动训练相关的运动员，通常不需要任

何额外的检查。如窦性心动过缓、一度房室传导阻滞、Mobitz 型二度房室传导阻滞、异位房性心律失常、窦性心律失常，这些常见的发现被归类为与训练相关的心电图，是由生理适应导致的，通常不需要额外的测试。根据现有的经验，在没有症状的情况下，上述发现不需要进行正式的运动测试，可以在现场进行体育活动，即使是在办公室里，也要确保有合适的节奏来应对运动。稍用力可重复进行“静息”心电图，以确认和记录窦房结活动恢复正常。在极少数情况下，那些有可能与心电图结果相关的有潜在症状的运动员，可以进行标准的平板心电图负荷试验，以记录窦房结和房室结功能。

三、当下游测试是可选时

有时心电图的改变可能落在“临界状态”，即在临床上被诊断为处于异常临界状态。目前，国际运动员心电图标准所描述的边缘性心电图异常包括左或右轴偏移、左或右心房扩大和完全 RBBB。在大多数情况下，这些发现被认为是运动员可能的正常变异。在这方面，一个孤立的边缘性运动心电图发现，无论是否有其他预期的训练相关心电图模式，都不需要对无症状运动员进行额外的检测。相比之下，在心电图追踪中发现两项或两项以上的边缘性心电表现将使运动员进入异常类别，提示进行 TTE 成像以评估心肌结构和功能。如果 TTE 不能排除潜在的心脏病理，那么 CMR 将是评估潜在结构性心脏病的后续选择。

运动员通常使用公认的 QRS 电压标准来满足左室肥厚（LVH）的标准。在没有其他 ECG 或提示病理的临床标记的情况下，满足 LVH 电压标准的孤立的 QRS 电压升高是预期的心电生理改变，通常不需要进一步评估。当 QRS 电压标准与 ECG 特征（如涉及下导联和（或）侧导联的 T 波倒置、ST 段压低或异常 Q 波）相关时，应怀疑病理性 LVH。LVH 结合这些发现，应引起潜在心肌病的怀疑，并可通过 TTE 下游成像评估心肌结构和功能。如果 TTE 异常或不能排除左室和（或）右室病理，则应进行 CMR 作为后续研究。

四、当需要进行下游测试时

根据国际运动员心电图标准，心电图改变可能属于异常范畴。T 波倒置（TWI）、ST 段压低、病理性 Q 波和左束支传导阻滞（LBBB）都是公认的 ECG 表现，可出现于遗传性心肌病和缺血性心脏病。室性预激、长 QT 综合征、brugadas 综合征等原发电性疾病的心电图模式也按照国际标准归类为心电图异常。上述心电图异常均不被认为代

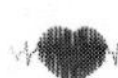

表生理运动适应或运动训练特征，一般来说，需要下游检测以排除内在心脏病的存在。

1. T 波倒置（TWI）

负偏转 T 波被称为 TWI，常见于心肌病患者，也可在无明显病理的运动员中发现。在前、侧、下外侧或下导联的两个或多个连续导联（不包括 aVR、Ⅲ和 V1 导联）中，深度≥ 1mm 的 TWI 应警惕潜在心脏疾病的可能存在，在大多数情况下需要进一步评估。

前 TWI 是 16 岁以下无症状青少年运动员（V1~V3）和黑人运动员（V1~V4）前 J 点抬高和凸 ST 段抬高时的正常变异。在一项 80 名混合种族运动员的研究中，无论种族，TWI 上升至 V4 的，J 点升高≥ 1mm 排除了 LV/RV 心肌病，预测值为 100% 阴性。有报道称，健康白人成年耐力运动员中有 14.3% 的前 TWI 延伸至 V3 前。然而，malhotras 等人研究了 14646 名年轻白人（其中 20% 是运动员），发现只有 1.2% 的女性和 0.2% 的男性存在 V2 以上的前向 TWI。根据有关前 TWI 的现有数据，似乎有理由考虑对前 TWI 超过 V2（之前没有 J 点升高）的无症状运动员进行下游检测。

任何运动员的侧位或下外侧导联 TWI 都可能与静止性心肌病相关。这种分布的 TWI 与左室和右室结构性心脏病都有关联，包括肥厚型心肌病（HCM）、心律失常性右室心肌病（ARVC）、扩张型心肌病（DCM）、孤立性左室不实，以及急性或溶解性心肌炎。在一项比较 1124 名运动员和 255 名 HCM 患者的研究中，V4~V6 患者中出现 TWI 的比例小于 1%，而 HCM 患者中出现 TWI 的比例为 38%。对于那些有侧位或下外侧 TWI 的运动员，怀疑有 HCM 或 ARVC，TTE 是一线影像学检查评估。然而，TTE 的质量是可变的，可能不能充分评估左室心尖、下隔、前侧壁或右心室。因此，建议使用 TTE 和 CMR 的多通道方法。对比增强 CMR 可以更好地评估左室局部和整体心肌肥厚以及右心室结构，同时也可以评估水肿和纤维化 / 瘢痕。CMR 是评估累及侧部和下导联的异常 TWI 的标准组成部分。如果 CMR 不可用，超声心动图与对比应考虑作为心尖 HCM 的替代检查。

由于基础疾病和运动之间的复杂关系，需要在 CMR 之外对侧位和下外侧 TWI 进一步评估。应考虑运动平板试验、动态节律监测和信号平均心电图。对于那些影像学诊断不明确的病例，如轻度肥厚（左室壁厚度 13~15mm）无纤维化或右室扩张但病理诊断仍不确定的病例，这些额外的评估可能特别有用。在这种情况下，在运动或动态心电图监测中出现室性心动过速可能支持病理诊断，并有助于危险分层。

没有 ST 段压低（Ⅱ、Ⅲ和 AVF）的孤立下导联 TWI 尚未得到详细研究。迄今为止，在没有其他异常心电图特征的情况下，局限于下导联而没有ST段压低的TWI，尚未被发现是病理性心肌疾病的有力预测因子。根据经验，在没有ST段压低的孤立下TWI中，下游检测的异常结果是罕见的。然而，孤立的下位TWI不能完全归因于此时的运动生理变化，因此需要进一步研究。

2. ST段压低

ST段压低在心肌病中很常见，不是运动训练的心电图特征。在HCM患者中，两个或更多导联ST段深度≥ 0.5mm的患病率约为67%，与心搏骤停风险相关，应视为运动员心电图的异常发现。考虑到与心肌病有很强的相关性，TTE是对ST段压低运动员所需的最低下游评估。应根据超声心动图的表现或临床对病理有高度怀疑的情况考虑CMR。

3. 病理性Q波

病理性Q波不是运动员的一种生理适应，需要TTE的研究。如果病理Q波伴其他心电图异常，如ST段压低或TWI，或有临床表现，应考虑CMR。对于≥ 30岁的运动员，特别是存在冠心病危险因素的运动员，建议采用压力试验或CCTA进行冠心病评估。如果TTE是正常的，没有其他临床表现或额外的心电图异常，可能不需要额外的检查。此外，任何Q波异常的心电图都应仔细检查是否存在旁路道，寻找短PR间期或δ波的证据。

4. 左束支传导阻滞（LBBB）

LBBB常见于心肌病和缺血性心脏病患者，但在无结构性疾病的运动员中很少发现。因LBBB是一种异常情况，会引发相关疾病，故要对运动员进行全面评估。完整的检查应包括TTE和CMR以排除病理。对于年龄大于30岁的患者，进行缺血性检查以排除冠心病。特定的患者特征、临床怀疑和机构专业知识决定了是否应采用核灌注扫描、应力超声心动图或冠状动脉评估（有创血管造影或CCTA）。

5. 沃尔夫—帕金森—怀特（WPW）心电图

无心律失常时的δ波相关的短PR间期与WPW型一致。WPW（预激综合征）型心电图是相对常见的，并不是所有具有WPW型的人都有症状或需要干预。WPW型常发生于结构正常的心脏，但也可能与Ebstein异常或其他形式的心肌病有关；因此需要使用TTE。在无症状运动员中，短的PR间期可以在没有加宽的QRS或δ波的情况下单独识别。此场景不代表WPW型，也不需要进一步评估。WPW综合征是指心电图模式伴有快速心律失常相关症状。

无论是否有症状，运动员辅助通路的不应期的进一步评估是必要的。WPW的无创

 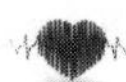

风险分层始于运动应激试验，在该试验中，高心率下，旁道兴奋性突然或完全丧失提示该旁道为低风险辅助通路。如果无创检测不能确认低风险通路，则应考虑电生理检测以确定旁道兴奋RR间期。当发现预激RR间期≤250ms时，将辅助通路归类为高风险，应在进行通路消融时共同决策。有些人主张，所有具有WPW心电图的竞技运动员都应该通过电生理学研究进行评估。动态监测仪可以提供更多的数据，以确定运动员是否有隐匿性心律失常。临床医生应该注意有无消融的侵入性手术的风险。

6. Epsilon 波

Epsilon波与ARVC有关。如果没有其他心电图异常，不太可能单独出现Epsilon波，可能与右心前区TWI或延迟S波上行相结合。Epsilon波的患者需要TTE和CMR下游成像。ARVC的诊断具有挑战性，而且疾病的诊断结果可能从轻微到严重不等。如果最初的影像诊断是正常的，或是仅为临界或轻微的异常，则建议应继续监测，同时建议ARVC专家早期介入，以促进相关评估和管理的高效完成。在个体化的基础上，应考虑动态心电图、运动试验和信号平均心电图的附加评估。

五、持续监测

在遗传性心肌病易感者中，心电图异常通常早于影像学发现的显性结构性心脏病。因此，一种或多种明显异常心电图的运动员可能需要进行全面的临床评估。心电图明显异常的运动员，如下外侧TWI或ST段压低，以及结构正常的心脏，仍有患病的风险。有限的数据表明，5% ~ 6%的心电图异常进展为显性心肌病，而没有同时出现初始病理影像。应根据临床医生的判断，每年或更频繁地持续进行纵向监测。在经过完整的临床评估后，心电图异常提示心肌病却没有病理发现的运动员，可以参加比赛。但应该告知运动员定期随访的重要性及风险。为此，在他们完成竞技运动期间和之后，都应该进行后续的系列评估。

1. 可能需要下游测试的症状

需要进行下游检测的常见症状包括原因不明的晕厥和劳力性症状，如胸部不适/紧张或进行性、不适当的呼吸困难。此外，一级亲属有心脏性猝死家族史和体格检查异常，如非生理性杂音、高血压或提示遗传性主动脉病变的体格特征，需要进行下游检测以排除相关疾病。

2. 劳累型胸部不适

胸部不适是运动员常见的症状。心脏和非心脏病因均可导致胸部不适，真正的心脏病因仅占诊断的5%，但这些病例可能与不良结局相关。评估从详细的病史、完整的体格检查和心电图开始，这些通常足以在不做进一步诊断的情况下确定是否为非心脏病因。在怀疑心脏病因的患者中，TTE和压力测试的无创成像是一线评估，在选定的病例中进行额外的检测。在那些高度怀疑或证实左心室或右心室心肌病理的运动员中，建议CMR在TTE后进行，因为它具有更高的诊断准确性，特别是对右心室评估。

一个反映症状的个体化方案，加上适当的影像学补充，是进行压力测试的最佳方法。为此，评估应利用症状驱动的方案，而不是典型的方案，即在预定的心率进行（即85%最大心率—年龄）。如果运动员工作量不大，症状可能不会再现，因此，当运动员疲劳时，应终止运动。如果利用应力超声心动图进行缺血评估，超声医师应认识到运动员缺血变化的快速恢复。为了避免假阴性结果，需要立即进行运动后成像。因此，考虑到该方法的局限性，应力超声心动图应仅限于具有丰富经验和专业知识的中心。CCTA可能是怀疑与阻塞性CAD相关胸痛的最佳一线评估。CCTA提供了一种冠状动脉解剖评估，对检测CAD和排除血流限制的冠状动脉狭窄具有高敏感性。

如果不能通过TTE排除冠状动脉异常，根据患者特点和机构专业知识，建议采用CCTA或CMR进行层析成像。CCTA是描述冠状动脉起源、血管走行（大血管之间）和评估高危特征最常用的影像学方法。

3. 晕厥

运动员主诉发生晕厥或短暂的意识丧失，随后自发性地完全恢复。大多数情况下，运动员的晕厥归因于神经机制。神经介导性晕厥表现为与运动无关的“血管迷走”发作或运动后晕厥，通常在运动突然终止后几分钟内发生，预后良好。所有出现晕厥的运动员应进行完整的病史、体格检查和心电图检查。这种评估通常足以确认神经介导的病因，并无须进行额外的评估。

相反，在运动过程中突然失去意识的症状，特别是当事件严重到足以导致肌肉骨骼损伤时，应归因于潜在的心血管病因，需要进一步评估。在这些情况下，心脏病因可能包括阻塞性瓣膜疾病、诱发急性心肌缺血或与获得性或先天性疾病相关的电传导疾病。初始显像应包括TTE，以调查有无梗阻性瓣膜疾病，包括左心室流出病理或心肌病伴心律失常和（或）缺血易感和高危冠状动脉解剖异常。这种评估可能足以排除或确定病因，不确定的结果需要进一步评估，包括运动测试和（或）使用CT或MRI的层析成像。

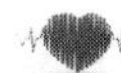

4. 心悸和心律失常

良性异位性心律失常是运动员常见的症状，许多不需要下游检测。诊断为“低心率”或识别有无跳过的心跳后，可提示进行评估。

心悸和心律失常的评估始于全面的病史、体格检查和心电图。目的是区分室性心律失常和心房引起的心律失常，并确定运动是否使症状加重。可能需要通过心电图、动态节律监测或引起心律失常的运动试验来记录心律失常。有时需要一个可植入的记录仪。

通常通过 TTE 成像来识别或排除心肌异常，尤其是在室性心律失常的情况下。异常的心肌底物（遗传或获得性），如缺血性疾病、临床心肌炎、先天性冠状动脉异常或与瓣膜病相关的压力 / 容量超载改变，都对心律失常有影响。在没有异常心肌结构的情况下，心律失常可归因于心室旁道兴奋或遗传性通道病引起的传导异常。心室旁道兴奋的存在应提示影像学排除相关心脏疾病，包括 Ebstein 异常、PRKAG2 基因介导的肥厚型心肌病或其他先天性心脏病。原发性通道病，如 LQTS、儿茶酚胺敏感性多形性室性心动过速（CPVT）、特发性室性心动过速等，通常未发现潜在的结构异常。CCTA 或 CMR 应作为二线评估，使用时应根据临床怀疑或病理确认。

房颤是优秀运动员中最常见的心律失常，尤其是中年男性。病理生理学仍不清楚，但显然是多因素造成的，并与持续耐力训练和迷走神经张力增加有关。心房异位和副交感神经活动增强，导致心房有效不应期缩短。对运动员房颤的常规评估应包括全面的病史，以确定医学病因，如甲状腺功能障碍或睡眠障碍，并评估是否使用了某些药物以及酒精。影像学应包括 TTE 以确定或排除心肌异常。青少年运动员的房颤也应该怀疑附属通路，并考虑使用动态监护仪或连续心电图来寻找间歇性旁道兴奋。

5. 劳力性呼吸困难

在娱乐活动、体育训练和体育比赛中出现的呼吸困难很常见，但持续或进行性的呼吸困难可能代表潜在的心血管疾病。关注于运动持续时间和强度的详细病史，往往可确定呼吸困难是正常现象还是与疾病有关。主观性呼吸困难常见于运动能力达到极限的人，如训练方案升级、锻炼习惯改变，或因受伤或疾病而长期处于退化状态后。相关症状，如喘鸣、喘息、胸闷 / 疼痛综合征、心悸或晕厥，有助于确定具体的下游检测计划。

在许多年轻运动员中，可能发现与反应性气道疾病、运动性支气管痉挛、反常声带功能障碍、上呼吸道感染、过敏性和非过敏性鼻炎或呼吸功能障碍相关的非心脏病因。

如果怀疑这些诊断，则不需要心脏成像。如果没有后续诊断或治疗无效，应寻求心脏病因。

对于所有不适当或不明原因的运动性呼吸困难的运动员，初始心脏检查应包括心电图和 TTE。无论是否伴有影像学检查，都应进行运动试验，目的是再现症状并排除心脏病理。通过肺功能测试和心肺运动测试进行的气体交换评估，在这种情况下通常很有价值。CCTA 或 CMR 应作为二线评估。

6. 运动成绩下降或失去动力

全面的病史和体检应包括回顾膳食摄入以确保能量平衡，评估睡眠不佳模式或情绪障碍，以及评估常见的器质性疾病，如内分泌失调的体征和症状。如甲状腺疾病、肾上腺疾病、糖尿病、感染性病因、炎症性疾病、电解质缺乏和贫血。应确定并考虑在不熟悉的条件下（高原、高温或寒冷）进行训练，或显著增加训练负荷或改变训练模式。过度训练综合征很常见，在跑步者中时有发生，但应做好其他因素的排除诊断。这种广泛差异的评估最好由经验丰富的运动心脏病专家进行，通常需要包括运动医学医生在内的多个专家。全面的病史和体格检查有助于避免广泛的检查和无关诊断。心电图是有效的诊断手段，但出诊率较低。对于既往和体格检查或 ECG 结果提示心肌、冠状动脉或瓣膜病变的患者，TTE 的使用通常是首选方法。运动能力测试、心肺运动测试和缺血评估通常是有价值的。对疑似或确诊病例，保留 CT 和 MRI 的检测方法。

7. 特殊人群

40 岁及以上的运动员患动脉粥样硬化性冠状动脉疾病、心房快速心律失常（尤其是心房颤动）、退行性主动脉瓣和二尖瓣疾病以及高血压性心脏病的风险较高。这个年龄段的运动员症状往往不是由遗传形式的心脏病引起的。运动员通常由一个低风险预测 CAD 概要，给出相对较慢的传统动脉粥样硬化危险因素（高血压、血脂异常、CAD、家族史和吸烟）。因此，运动压力测试和冠状动脉成像是诊断评估的关键部分。总的来说，建议疑似冠心病或冠心病风险升高的老年运动员进行症状限制的运动测试。如前所述，当使用压力超声心动图时，由于运动员运动后心率恢复较快，故可能会造成较高的假阴性结果，所以在使用压力超声心动图后立即成像至关重要。

冠状动脉钙化（CAC）评分或 CCTA 的无创冠状动脉成像可能对压力超声检查后高度怀疑有心脏问题或有持续症状的运动员的进一步诊断有帮助。在运动员中使用 CAC 评分存在争议，一些研究表明，与年龄匹配的非运动员和运动暴露较少的运动员相比，年龄较大的耐力运动员的 CAC 评分更高。这种看似矛盾的机制尚不清楚，这导致了一

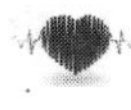

种猜测，即长期和高强度的运动训练可能是有害的，因为运动员和非运动员的数据表明，冠状动脉钙化评分对于心血管事件的发生风险具有很好的预测效果。然而，大规模数据表明，尽管运动暴露多的运动员有更多的CAC，但这些运动员仍然比运动暴露较少、CAC评分较低的运动员有更好的心血管结果。在长期运动的人群中，关于冠状动脉钙化评分与心血管事件发生风险的关系需进一步研究。对于那些根据症状或传统CAD危险因素高度怀疑阻塞性CAD的运动员，需要进行冠状动脉腔解剖评估，根据患者和提供者的偏好，有创冠状动脉造影可能是替代CCTA的合适方法。

心房颤动和心房扑动是竞技运动员中常见的心律失常，尤其是中年男性。运动员心律失常的相关因素包括运动活动持续时间和强度的延长以及迷走神经张力的增加。通常的诊断手段是症状加上静息或动态心电图。常规评估应包括全面的病史，以确定病因，如使用兴奋剂、过度饮酒、甲状腺功能障碍、心肌病家族史或存在睡眠呼吸暂停。最初的下游检测应包括TTE，以识别或排除结构性心脏病（心肌或瓣膜），并排除心动过速介导的心肌病。运动可能是诱发心律失常的原因，记录心律失常可能需要压力测试或长时间的动态心电图监测。CMR和CCTA可作为心肌病的二线影像学手段。此外，CCTA或CMR层析成像也可用于有创导管消融策略的情况下的解剖制图。

8. 儿童运动员与患有先天性心脏病运动员

儿童和青少年是运动员的重要群体。许多与猝死风险增加相关的遗传性心脏病在这个年龄组临床表现明显。在这一组中，心脏的尺寸快速增长和变化，因此很难区分正常生长相关的变化、运动适应生理学和潜在的新出现的病理。在区分正常生理和病理的挑战中，儿童运动员年龄特异性规范心脏数据的相对缺乏进一步加剧了挑战。

先天性心脏畸形的范围很广，其严重程度各不相同，需要不同的治疗措施。明确了解个体患者的心脏解剖结构是确定风险评估的必要条件。冠心病患者参加竞技运动的安全性还没有得到严格的研究，竞技运动资格的建议主要基于专家意见。尽管ESC指南提供了一个初始模板，但这类患者的多样性以及临床实践的差异，使身体活动建议的个性化方法成为最常用的策略。考虑到这些因素，我们强烈鼓励儿科心脏病专家和经过冠心病培训的医生合作进行相关工作。

对儿童冠心病患者的建议通常与成人建议一致，但需要咨询专家，以帮助确定这些患者的最佳成像方案。初始TTE成像是主要的一线下游检测，随后由冠心病专家指导并根据疾病类型和严重程度进行CMR或CCTA。症状限制性运动试验等方法可用于评估儿童运动能力或诱发运动触发心律失常等症状。

六、小结

在临床实践中，区分 EICR 与轻度心脏病仍然具有挑战性。运动心脏病学家应该评估历史和体格检查的结果，以及 ECG 和影像学特征。个别患者的特征和症状应指示下游成像策略，以识别或排除异常，并提供疾病的风险分层。多模态成像的最佳使用需要了解 EICR 和现有成像技术的优缺点。一个为下游测试而精心设计的计划可以以一种流线型的方式对运动员进行诊断和风险分层。在这一过程中，利用运动心脏病学家作为专家将提供准确的诊断，可限制不必要的检测，同时避免延长重返赛场的时间。

第二章

心律失常

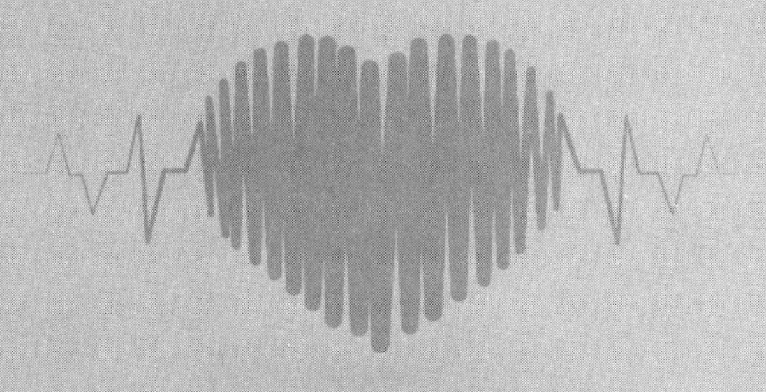

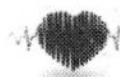

心房颤动（房颤）是最常见的心律失常，影响到270万~610万美国成年人和8%的80岁以上老人。目前已经证实的房颤危险因素包括年龄增长以及典型的心脏风险因素，如高血压、肥胖、糖尿病和阻塞性睡眠呼吸暂停。运动和房颤之间的关系是复杂的。与久坐的对照组相比，定期运动可降低房颤的风险。然而，在过去的几十年里，在高强度训练的运动员中，却发生了越来越多的房颤事件，即使他们缺乏传统的房颤风险因素。推测其机制可能与长期高强度运动训练带来的心脏结构以及自主神经功能变化有关。本章将回顾流行病学数据和这一临床现象的潜在机制，并重点讨论运动员房颤的独特之处。最早发表的关于运动员房颤的报告之一是对芬兰老牌定向越野运动员的研究。在对262名定向越野运动员的10年随访中，有5.3%的人被诊断为房颤，而对照组只有0.9%。在这一队列中，年龄在46~54岁的孤独房颤患病率为4.2%，55~62岁为5.6%，63~70岁为6.6%，而同一年龄组的普通人群患病率为0.5%、1%和4%。尽管定向运动者的死亡率明显较低，且有较少的房颤风险因素，但房颤的患病率仍有增加。此后，在高水平运动员中相似的发现被陆续报道出来，包括自行车运动员、长跑运动员、游泳运动员以及越野滑雪运动员。而在普通人群中，运动习惯与房颤之间的关系，研究结果尚无定论。但总的来说，令人信服的证据表明，长期、剧烈的运动会增加房颤的患病风险，有几项大型的前瞻性队列研究及荟萃分析支持这种关联。

在运动员中，房颤的真实发病率是很难确定的，根据现有的资料，其范围可能为0.8%~26.5%。这么大的范围可能与运动类型、年龄、性别以及“运动员”的定义，还有运动暴露程度的量化有关。大型研究及荟萃分析发现，与久坐者相比，运动员房颤的矫正风险比为1.4~5.3。性别差异是否在运动员房颤风险中发挥了作用，目前还不清楚，主要原因是之前的大部分队列研究少有女性运动员参与。对女性运动员的研究得出了与男性运动员不同的结果。最近进行的一项荟萃分析，包括几项以人口为基础的女性体育活动研究，结论是参加运动的女性与静坐的成年人相比，房颤风险较低，参加剧烈运动的女性风险最低。相反，对男性的研究结果显示，随着体力活动的增加，存在典型的U形关系。也有学者报告了类似的结果，他们在一个近35000名妇女的大队列中，随着自我报告的体力活动的增加，房颤风险逐渐降低。但是运动相关房颤风险的性别差异与之前提到的研究相反，后者在男性和女性运动员中都显示了类似的U形关系。

潜在的性别差异可能反映了一系列的生理和临床因素。与女性运动员相比，有学者发现男性运动员有更显著的左心房重塑，更高的静息及运动时收缩压，更明显的自主神经张力变化，所有这些，可以部分地解释房颤风险的性别差异。此外，还有一些社会和行为因素，如运动参与的历史差异，包括耐力运动参与的具体差异，以及与性别有关的训练偏好，这可能导致较少的女运动员接触到增加房颤风险所必需的训练累积。但这些假设仍然是推测性的，需要进一步研究以更好地确定性别对运动员房颤风险的影响。房颤和体力活动以及性别间的关联见图 2–1。

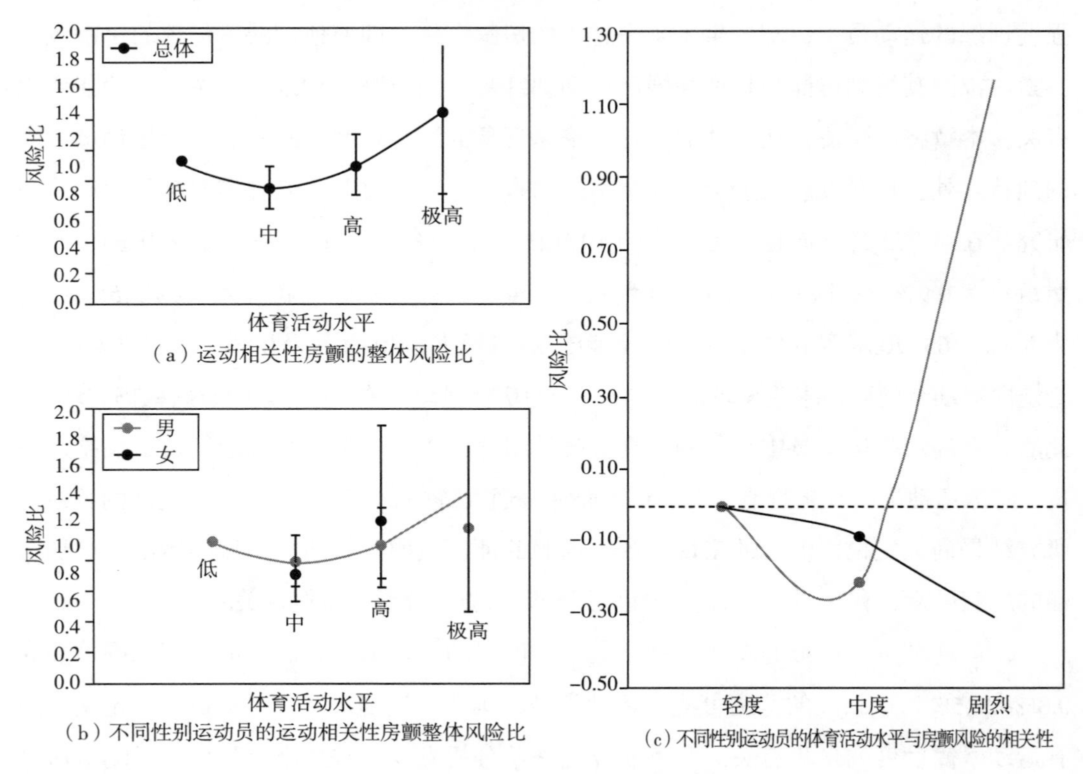

图 2–1　房颤和体力活动以及性别间的关联

一、训练强度、训练时间的作用

有关运动员中房颤患病率增加的报道主要来自耐力项目运动员（如自行车、长跑、越野、滑雪等）。这种房颤风险的耐力运动相关性可能反映了长时间耐力运动暴露带来的心血管适应（如左房扩大、自主神经功能变化等），这种适应可能是运动相关房颤的病理生理基础。目前关于非耐力项目运动员房颤风险增加的资料有限，尽管近期

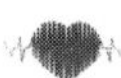

针对退役运动员的研究发现房颤风险也是增加的。力量型运动员中发生房颤的机制目前尚不明确，但是在美式足球运动员及橄榄球运动员中睡眠呼吸暂停及不良适应性心室重塑可能促进房颤的发生。

导致房颤发生风险增高的运动训练持续时间及强度很难界定，但是可能需要超过10年的规律且剧烈的运动（每周至少3小时）。一项超过52000名越野滑雪运动员参与的，时间跨度达到9年（1989—1998年）的研究发现，那些多年参与且完成时间更短的运动员，也就是成绩越好的运动员，其房颤风险更高，这个发现即提示了房颤发生风险与运动训练持续时间和强度都有关系。相似的发现还见于一项包括2300名男性越野滑雪运动员的研究，其结论是与非运动员相比，运动累积年限与房颤和房扑风险逐年提高有关。超过20年的运动累积增加了房颤风险，超过10年的运动积累增加了房扑风险。

目前认为，导致运动员发生房颤的机制可能源于心血管系统对长期剧烈的耐力运动的适应。这些适应包括左心房的结构变化以及自主神经功能的变化，这些变化是心房发生心律失常的物质基础，能够触发和维持房颤。

而从基础研究，也就是动物实验可见，持续暴露于剧烈运动后，大鼠房颤易感性增加。导致易感性的主要发现包括左房扩张和纤维化，以及副交感神经张力的增加。在小鼠中进行的一项类似研究也极大程度地证实了这些发现，此外还发现了炎症通路及TNF-α 在运动相关性房颤中的作用。在实验动物中，研究条件可控，生理和组织学得到评估全面，其研究结果为人类运动员中房颤发展背后的潜在机制提供了有用的解释。

二、左房扩大与迷走神经张力变化

在大规模人群的流行病学调查中发现，左房扩大是房颤的预测因素，同时耐力项目运动所致的生理性心脏结构变化也涉及左房扩大。左房扩大的程度与耐力运动的累积时间成正比，同时在高水平运动员中左房扩大更为显著。几个月的运动训练后就能出现左房扩大，且这种扩大可因为停训而逆转。但是，在高水平职业运动员中，因其长时间暴露于高强度的耐力训练中，结果是即使停训数年，那些适应性的特征变化仍不可逆转。多年高强度耐力运动后左心房永久性的结构适应可能导致房颤的发生。但支持这一假设的临床数据很缺乏。在Pelliccia等人的一项研究中，与没有左房扩大的运动员相比，左房扩大的运动员，房颤发生风险并没有增加，或者说二者没有统计学差异，当然该研究纳入的研究对象较为年轻（平均年龄33±6岁）。此外，在Birkebeiner的长期超声心动图随访研究中，房颤发生与左房大小有关，尽管目前并不清楚左房扩大到底是运动相关改变的标志还是仅仅是房颤本身的结果。

副交感神经活性提高是公认的另一项耐力运动所致的适应性变化。长期以来，人们一直认为，心脏自主神经输入通过影响肺静脉的触发活动以及改变心房不应期，进而促进房颤的发生和维持。所以心脏神经丛也被认为是房颤消融的肺静脉外靶点，而在房颤消融期间观察到的迷走神经反应与房颤复发减少直接相关。迷走神经诱发房颤的临床综合征也有报道。此时房颤发生在迷走神经兴奋时（如睡眠、进食或者在运动后恢复期），在房颤的运动员身上也能观察到较高的迷走神经张力，如心电图上表现出的慢心率，P-R 间期的延长等。

三、心肌的炎症和纤维化

有重要的证据表明，炎症在房颤的发展和维持中起着重要作用。激烈的耐力运动会导致炎症细胞因子水平的升高，包括 IL-6 和 TNF-α。心肌的局部炎症反应，理论上可能与剧烈运动所致的左房压力急剧升高有关。随着时间的推移，局部心肌炎症的反复和多次复发、反应性的心房纤维化，以及纤维化重塑都可能成为房颤发生的物质基础。在一项包括 16 名耐力项目运动员的研究中，利用心肌磁共振钆强化已经发现，与非运动员对照组相比，耐力项目运动员的心房纤维化更明显。此外，与传统的房颤风险因素（包括高血压和肥胖）相比，耐力运动是心房纤维化更有利的预测因素。在一般房颤人群中，心房纤维化与房颤的起始和发展密切相关，目前尚不清楚左房纤维化是参与了的发展还是左房诱导的左房纤维化重构的结果。最近的证据表明，左房纤维化可能先于房颤发作，并预示着房颤的发展。左房纤维化是否可以预测运动员房颤的发生尚不清楚。

四、其他因素

激烈运动的急性效应可能诱发房颤，在运动过程中交感神经的过度激活可能通过肺静脉内或者心房其他部位的自动应答焦点触发房颤。电解质的变化、酸碱失衡以及相对地乏氧，所有这些在极限运动中可能遇到的情况都可能刺激局灶房颤的触发点或者提高整体心房基质的心律失常易感性。

兴奋剂的应用是运动员房颤发生的另一个潜在原因。这些药物的使用及其潜在的致心律失常效应研究起来困难重重。其对房颤风险的作用仍然来自推断。兴奋剂的应

用可以激活房颤触发点，这为房颤的发生提供了合理的机制。超量暴露或者处方兴奋剂均可能引起房颤，但关于其应用与运动员房颤之间的关系还没有针对性的数据报道。

识别潜在的经典房颤风险因素也是非常重要的。运动员对于一般的心脏疾病也不是完全免疫（如高血压、睡眠呼吸暂停），尤其是在退役或者老年运动员中。其他引起房颤的临床疾病，如甲减以及结构性心脏病，也应该予以考虑。

五、临床评估与相关治疗管理

所有记录在案的心房颤动的运动员都应该接受基本的临床和心脏评估，以排除代谢紊乱和结构性心脏病。这种评估应包括甲状腺功能测试、静息心电图和超声心动图。应仔细询问病史，以评估是否有药物使用、家族史和其他可识别的房颤诱因。我们应该考虑筛查传统的房颤危险因素以及睡眠呼吸暂停。筛查方法包括心脏和（或）运动负荷测试。老年运动员应评估冠状动脉疾病，并在开始使用1类药物进行抗心律失常药物治疗前排除该疾病。

房颤的运动员的管理是颇具挑战性的，因为许多可用的疗法可能是不可取的，特别是对于那些希望继续进行训练和（或）参加高水平比赛的运动员。主要的药物治疗（如β－受体阻滞剂）往往耐受性差，在某些运动中可能被禁止使用。导管消融术通常是最有效的治疗方法，但它是一种侵入性的手术，并有一些硬膜周围的风险。对患有房颤的运动员进行适当的治疗，需要个性化的护理，结合运动目标，并对不同疗法的风险和益处进行深思熟虑的讨论，包括它们对运动表现的潜在影响。

而对于继续进行训练和比赛的运动员，仅因为房颤就取消比赛资格的情况很少。目前的指导原则是允许房颤的运动员完全参与体育运动，只要其耐受性良好，没有相关的血流动力学损害，速度可控，且能自行终止。需要抗凝血的运动员应避免涉及身体碰撞的运动。鉴于习惯性运动可能促进房颤的发展，人们担心持续的运动可能进一步导致房颤复发和（或）降低其他疗法的成功率。虽然观察数据表明，在一些运动员的子群中，停止训练可能是有益的，但目前还没有专门的研究来指导临床医生对房颤运动员的运动建议。根据个体运动员的目标，试验性地停止训练或减少训练可能是值得的。在许多情况下，减少训练并不是一种可接受的方法，需要采取其他的治疗策略。

针对相关情况运动员药物治疗主要建议如下：

对患有房颤的运动员进行药物治疗的初始建议涉及频率和节律治疗策略。频率控制通常使用β－受体阻滞剂或钙通道阻滞剂，可能适合于不经常发作心房颤动的运动员或没有症状以及症状很轻的运动员。不幸的是，由于静息时的心动过缓以及这些药物对运动能力的负面影响，运动员对频率控制药物的耐受性往往很差。此外，β－受体阻滞剂在某些运动中也是被禁止使用的。对于房颤发作较频繁或持续时间较长的运动员，可以使用抗心律失常药物来维持窦性心律。在运动员中最常用的抗心律失常药物是 1C 制剂，如氟卡尼和普罗帕酮。这些药物可以按计划规律口服，也可以在房颤发作时根据需要服用。但是，应用这些药物时必须要认识到，1C 类抗心律失常药物可以促进房颤演变成为 1∶1 传导的心房扑动。这对于拥有强大房室结传导功能的运动员来说是一个特别的风险，甚至可能会危及生命。这些 1C 类药物应始终与足够剂量的 β－受体阻滞剂或钙通道阻滞剂一起使用，以减少这种风险。可供选择的抗心律失常药物包括索他洛尔、多非利特、决奈达隆和胺碘酮，但院内用药要求（索他洛尔、多非利特）、疗效较差（决奈达隆）或长期的副作用（胺碘酮）使它们在年轻运动员中不太理想。丙吡胺是另一种选择，对迷走神经介导的房颤有特殊疗效，但其抗胆碱能和负性肌力作用使丙吡胺在运动员中只能作为二线或三线选择。虽然抗心律失常药物通常用于治疗运动员的房颤，但这些药物在大强度运动中的潜在的促心律失常作用仍是未知的。

导管消融也可以应用于相关运动员房颤的处置。导管消融术，主要包括使用射频或冷冻来隔离肺静脉，已经成为有症状的房颤患者的有效治疗方法。目前 ACC/AHA 指南支持对患有房颤的运动员进行导管消融，部分原因是为了避免抗心律失常药物的长期治疗。一些关于运动员房颤消融的小型研究表明，其疗效与非运动员相当。总的来说，消融后 3 年的房颤治愈率接近 80%~85%，但 20%~40% 的运动员需要一次以上的手术。消融术通常是在 AAD 治疗失败后考虑的，但也可以作为一线治疗，用于不希望服用 AAD 的运动员。早期或一线消融的考虑得到了观察数据的支持，即在诊断后 2 年内进行早期消融，运动员的房颤复发率明显降低。

一线消融与治疗的疗效比较研究尚未在运动员中开展，但在一般房颤人群中已被证明导管消融对运动成绩的影响尚不清楚。理论上，肺静脉的电隔离和消融性瘢痕可能会破坏肺静脉的正常机械功能，导致心肺功能的下降。导管消融术还可以影响心肺功能输入，导致静息心率增加，对运动能力的影响未知。房颤消融对运动能力的影响只在一小群意大利精英运动员中进行过研究，他们都有严重的房颤相关症状，无法参加训练和比赛，消融后最大运动能力有明显改善。根据经验，由于房颤相关症状和（或）对运动引起的房颤发作的恐惧，患有房颤的运动员经常限制训练的频率和强度。在成功消融后，恢复房颤前的训练频率和强度所带来的性能优势可能远远超过消融可能带来的任何潜在的负面影响。然而，为了更好地了解运动员房颤消融的生理影响，有必要进行进一步研究。

对任何心房颤动的患者，都应考虑卒中的风险和开始抗凝的指征。对于大多数运动员来说，潜在的卒中风险较低，没有必要进行抗凝治疗，但应像对待非运动员一样来管理运动员。对于有卒中危险因素的运动员，如果开始抗凝，继续参加体育活动和训练，应限制在冲击和（或）身体损伤风险较低的情况下。如果希望继续参加运动，可以考虑植入左心耳封堵装置，但尚未对运动员应用进行研究。

六、小结

运动员房颤的发病率约为非运动员的 5 倍，特别是在男性耐力型运动员中。心血管和自主神经对习惯性剧烈运动的适应被认为是这种独特临床风险的基础。运动员房颤的治疗是一个挑战，但治疗方案包括考虑减少训练或降低训练强度和（或）训练量、控制心率的药物、抗心律失常药物治疗和导管消融。如果没有其他既定的卒中危险因素，通常不需要抗凝治疗。对于经常出现症状的心房颤动的运动员，应考虑早期的导管消融术，可以避免长期的抗心律失常药物治疗。

第三章

心肌病

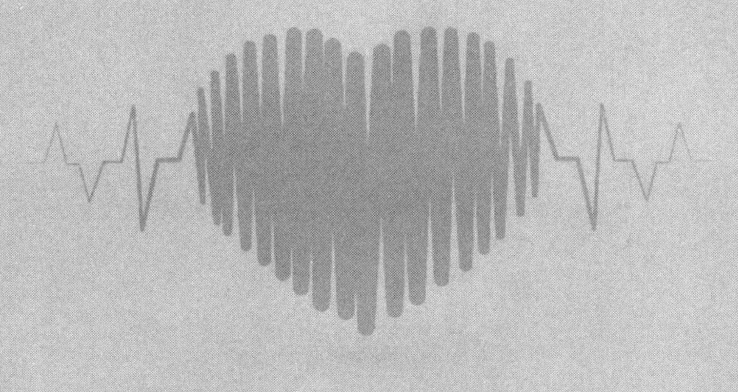

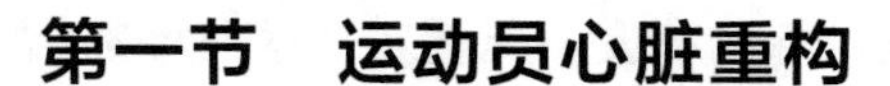

第一节　运动员心脏重构

一、概述

高水平和长期的运动训练通常诱导心脏重构（EICR），在训练有素的运动员中发现了心脏增大和心动过缓，这种情况被称为“运动员心脏”，是伴随常规运动训练而产生的结构、功能和电重构的综合体，被认为是对容量负荷和血压反复增加的一种生理适应。这些适应有助于运动员达到非常高的心肺健康水平，这种状况通常与降低心血管和全因死亡率有关。然而，高强度耐力运动的累积效应是否会导致慢性心脏损伤一直存在争议，尤其是在优秀运动员中。运动员心脏是生理上适应的、良性的、只与训练有关的，还是潜在病理的、疾病的前兆，目前尚不明确。高强度训练的运动员心脏具有以下特征：①肥厚和扩张的平衡。②双心室射血分数低。③室间隔厚度（轻度）增加。④左心室重塑指数增加。然而，肥厚型心肌病（HCM）、致心律失常性右心室心肌病（ARVC）或扩张型心肌病（DCM）等心肌病，有时也有类似的改变。这使得很难对个别病例进行精确的鉴别，特别是在疾病的早期阶段。在非运动员中，诊断病理性重塑相对容易，但由于生理性重塑和病理性重塑之间有相当多的重叠，因此从运动员心脏中鉴别心肌疾病可能更具挑战性。

对运动员心脏的研究非常重要，主要有以下 3 个原因：①了解心脏适应如何有助于提高运动成绩。②指导训练方案的发展，以优化心脏适应，提高运动成绩。③将正常运动员的心脏与具有相似形态学特征的重要疾病状态区分开来。第三个原因在心脏病学和运动医学界占据了最重要的地位。

二、生理和适应机制

不同形式的运动对心血管系统施加不同的负荷。运动类型分为：耐力训练（也被描述为动态训练、等张训练或有氧训练），如长跑和游泳；力量训练（也被称为静态训练、等距训练或无氧训练），如摔跤、举重或投掷重物；耐力和力量相结合的训练，如骑自行车和划船。通常，力量 / 静态活动与后负荷和周围血管阻力的增加有关，而对心排血量的影响不太明显，主要的负荷是压力负荷，因此，它们的特征更多的是 LVH 和较少的腔室扩张。相反，与耐力运动相关的持续容量负荷往往与心室扩张和心排血量增加有关，心脏所承受的负荷主要是容积负荷。在大约 50% 的运动员中，训练诱导了一些心脏重构，如心室尺寸的改变，包括左室壁厚度的增加和左室、右室和左房腔的容积。左心室肥厚运动员通常收缩和舒张功能正常，部分运动员表现出心肌舒张指数改善和左心室舒张功能正常。在参加 2017 年台北夏季世界大学生运动会多学科项目的优秀大学生运动员中，离心性左室肥厚是最常见的心脏重塑类型。右心房（RA）扩张对血流动力学需求最敏感，其次是右心室（RV）扩张、左心房（LA）扩张、左心室（LV）扩张。

1. *左心室适应*

运动员心脏的特征性变化包括轻度左室肥厚和心室尺寸增大。心排血量，即每搏量和心率的乘积，在最大运动强度下可增加 5~6 倍。运动员的心率范围从休息时的 40 次 / 分到最大限度运动的年轻运动员的≥ 200 次 / 分，心率增加是运动时心排血量增加的主要原因。早期心电图研究表明，在经过训练的运动员中，提示左心室扩大的心脏电压增高的发生率高，超声心动图检查证实了潜在的左室肥大和扩张。

等长（力量训练、静态训练或无氧训练）运动的特点是外周血管阻力增加，心输出量正常或仅轻度升高。外周血管阻力的增加导致短暂但可能显著的收缩期高血压和左心室后负荷。美式足球、举重和田径投掷项目都是涉及等长训练的运动项目。血流动力学状况，特别是心输出量和外周血管阻力的变化，在不同的运动中差异很大。一项研究比较了摔跤运动员（力量训练）、游泳运动员（耐力训练）和久坐不动的对照组受试者的 M 型超声心动图左心室测量值，发现这三组之间有显著差异。接受力量训练的运动员表现出左心室向心性肥大，而接受耐力训练的个体表现出左心室偏心扩大，左心室腔大小和室壁厚度平衡增加。如今许多运动员参加的运动项目中，耐力和力量训练有很多重叠，如骑自行车和划船。然而，随后的研究表明，运动员偏心性或同心性左心室肥厚并不是一个绝对的模式，而是一个相对的过程。频繁的联合耐力和力量训练（如足球、长曲棍球、篮球、曲棍球和场地曲棍球）会导致容量和压力负荷增加。参加高动态和静态运动（如自行车和划船）的运动员，每周完成更多的训练时长且处于最高水平，他们的心腔增大最明显。然而，并不是所有参加同一项运动并在相似水平的运动员都出现同样的心脏重构。如在一组 174 名非精英男性跑步者中，16% 患有左心室向心性重构，11% 患有非扩张性左心室向心性肥厚，4% 患有非扩张性偏心左心室肥厚，9% 患有扩张性偏心左心室肥厚，其余 60% 左心室形态正常。Abergel 等人 2004 年的一项研究显示，在参加 1995 年和 1998 年环法自行车赛之前的职业自行车手

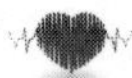

中，11% 的运动员左心室射血分数（LVEF）降低（≤ 52%），51.4% 左心室扩张（＞ 62mm），8.7% 左心室壁增厚（＞ 13mm）。

虽然大多数业余运动员在运动训练后心室尺寸正常，但在某些情况下可出现明显的左心室扩张。与一般人群相比，运动员左心室壁厚度（LVWT）增加 15%~20%，左心室大小增加 10%~15%。Churchill TW 等通过对 238 名优秀男女足球运动员的研究表明，运动员的适应性心脏结构重构的发生率较高，包括左心室质量、厚度、容积指数增加，且随年龄增长而增加。通过分析 46 个项目的西班牙优秀运动员，大多数运动员（约 85%）左心室结构正常，约 1/8 的运动员表现为偏心型肥厚。Pellicia 等发现，大约 15% 的训练有素的运动员表现出显著的左心室扩张，左心室腔直径＞ 60mm，在意大利运动员中，40% 的受试者左心室舒张内径超过正常值，心室扩大可伴有相对轻微的左室壁绝对厚度增加，超过正常上限（13~15mm）。事实上，Levine 等人描述了运动员与非运动员相比左室顺应性的改善，当舒张末期容积增加时，肺动脉毛细血管楔压增加较小，即运动员心室扩张，从而更符合 Frank–Starling 机制。运动员的 LVEF 值一般与一般人群接近。但是左心室明显扩张的耐力运动员的 LVEF 可能"低于正常"。这些变化是适应性机制，停止训练后是可以逆转的。在超声心动图上，运动员也可能表现出壁厚和腔大小相对较小的增加。Maron 等的研究表明，10%~20% 的运动员心脏显示出统计学上显著的壁厚或腔大小增加，他们也证明了这些数值在大多数运动员的可接受的正常范围内。

运动员心脏与年龄、性别和种族等因素有关。当训练负荷不能解释运动员之间心脏结构和功能的差异性时，遗传学可以提供一些见解。通过对年轻非裔加勒比人和白人运动员对比分析表明，遗传 / 种族因素在优秀运动员最初几年的左心室重塑中起着重要作用。随着体育运动中的种族多样性不断增长，对种族背景在 EICR 中的作用的相关性和理解也在不断增加。虽然心室扩张在白人运动员中很常见，经胸超声心动图显示 14% 的运动员左室直径＞ 60mm，但明显的心室肥厚如左室壁厚度＞ 12mm 不常见。黑人运动员的心室扩张程度与白人运动员相似，而 LVWT ＞ 12mm 发生率更高，在黑人运动员中可高达 12%。黑人运动员在休息时和运动时收缩压通常较高，这可以解释左心室舒张率较高的原因。此外，左心室过度小梁化在黑人运动员中比白人运动员更常见。女性表现出类似于男性的适应机制，因此表现出类似的电重构，但 LVH 的发生率较低，白人妇女 LVWT ＞ 11mm 和非洲加勒比妇女 LVWT ＞ 13mm 较罕见。

2. 右心室适应

运动引起的心脏重构并不局限于左心室，耐力运动需要左右心室接受和排出大量的血液，在没有明显分流的情况下，两个心室都必须增强功能来完成这一过程。剧烈和长时间的运动可导致右心室功能障碍，通常是短暂的，有证据表明心脏损伤的生物标志物增加。此外，反复运动可导致右心室结构重塑和心律失常，并可导致类似家族性 ARVC 综合征，而没有可识别的遗传易感性。

很多数据表明，在高强度运动中，右心室比左心室承受更高后负荷，这可能反映了一个事实，即尽管运动时的体积负荷是相同的，但右心室壁的应力增加比左心室壁更多，因此对心室增加了额外的压力负荷，但这种差异很小。其他研究表明，不完全性和完全性右束支阻滞（RBBB）运动员常见的心电图变化反映了右心室重构的程度，即使没有明显的结构性心脏病。有研究对大学耐力训练（划船）和力量训练（足球）的运动员进行了 90 天团队运动训练前和训练后的右心室结构评估。在耐力训练的运动员中，右心室有统计学意义的扩张，但在力量训练的运动员中没有这种情况。Neilan 等人展示了在马拉松跑步的情况下，随着运动时间的延长，PAP 增加、RV 尺寸增加、RV 功能下降，以及左室舒张功能降低，他们还显示了波士顿马拉松非精英参与者的心肌损伤和心室功能障碍与训练水平相关。2015 年发表的一项研究显示右室舒张绝对面积增加。这些发现强调了 RV 形态的运动特异性变化。

关于右心室心肌功能的研究较少。与左室相似，如果心脏明显增大，右室射血分数常在低正常或轻度异常范围内。运动员和非运动员的右心室收缩和舒张心肌速度相似，而一项对大量优秀运动员进行研究表明，与未受过训练的受试者相比，训练有素的运动员的右心室变形减少，尤其是在基底节段和右心室扩张更明显的运动员中。

在运动过程中，耗氧量（VO_2）和双心室心排血量增加，与肺循环中血管阻力减少有关。这种血流增加与血管舒张之间的不匹配，导致肺动脉压和右心室后负荷的异常升高，右心室负荷显著升高。右心室被认为是运动员适应机制的致命弱点。静息时心输出量较低，房室压差不明显。在运动时，当房室瓣膜关闭时高血流状态导致大量心房充盈和收缩压升高，这种高的左心房压力通过肺循环，导致右心室后负荷升高。右心室后负荷越大，右心室扩张越大。

由于心包的限制，右心室容积的增加导致舒张早期室间隔向左心室偏移，可减弱左心室舒张早期的充盈，并进一步增加左心房压力。因此，右心室后负荷的增加成为健康受试者高强度运动中的一个临界限制。

在运动过程中，左室心排血量的增加使右心回心血量增加，并随之逐渐增大。与三尖瓣侧壁厚度的增加和舒张功能的改变有关。高强度耐力运动可引起右心室急性功能障碍，停止训练后短期内可恢复。然而，慢性结构变化和右心室功能下降在一些运动员中很明显。此外，与非运动对照组相比，耐力运动员在休息时的整体和局部右心室收缩功能轻度降低。这些发现可以被认为是对高强度运动的“生理”适应。

3. 心房适应

研究表明，除了左心室和右心室的重塑，训练有素的运动员心房增大也较常见。大多数研究检查左心房，也有右心房增大的报道。一般来说，心房的扩大与心室的扩大成正比，并受所进行的训练类型的影响。心房增大可能与运动员室上性心律失常发生率增加相关。

左心房重构是一种重要的生理适应，存在于训练有素的运动员中，最常见的是从事静态和动态运动的运动员（如自行车和划船），并在很大程度上与左室腔增大和容积过载相关。较大的左心房最早是在 1985 年一项针对耐力运动员的小型研究中发现的。另一项研究显示，有显著运动训练史的老年人左心房增大。Peliccia 等人发现 20% 的运动员左房横向尺寸增大（≥ 40mm），约 2% 的运动员左房横向尺寸增大（≥ 45mm），重要的是，左心房增大似乎是良性的，而且主要局限于耐力训练。

第二节　肥厚型心肌病

一、概述

肥厚型心肌病（HCM）是一种主要由编码肌节收缩蛋白的基因突变引起的遗传性心肌疾病，其表型特征为左室肥厚和未扩张，其定义为左心室（LV）壁至少有一段增厚，在成年人＞ 15mm 或＞ 9 Z 评分（青少年和儿童＞ 2 Z 评分），不能完全用异常负荷条件解释，有阳性家族史或已知基因突变的个体中，LV 肥厚（LVH）程度较轻也可做出诊断。临床表达的 HCM 和基因携带者的联合患病率约为 1∶200。对于 LV 壁厚小于 15mm 时，诊断需要其他特征，包括 HCM 家族史或确定致病基因突变、心电图异常或其他心脏影像学典型特征。有些个体可能是基因型阳性而表型阴性。每年发病率（0.3~0.5）/10 万，许多病例显示与年龄相关的患病率，在 25 岁以下确诊的患者中发病率较低。HCM 被认为是年轻运动员（＜ 40 岁）最常见的死亡原因，在 1866 名年轻运动员中进行的一项大型心源性猝死（SCD）病例研究中，近 40% 病例的病因为 HCM，近 2/3 的运动员年龄在 17 岁或以下。研究还揭示了 SCD 在男性中发病率更高，特别是在从事剧烈运动和肾上腺素能激增的运动（如足球或篮球）的非裔美国运动员中。不幸的是，超过 80% 的 SCD 患者在 SCD 前没有症状，通常发生在运动期间或运动后。先前的指南限制临床表现明显的 HCM 患者参加竞争性强的运动。

二、灰色地带

大约 4% 的白人运动员和 18% 的黑人运动员患有左室肥大，且心室壁厚处于“灰色地带”，即低于 HCM 的诊断阈值，但高于通常测量值，男性为 13~14mm，女性为 12~13mm，与形态学上轻度 HCM 患者的测量值重叠。一项对 3000 多名英国优秀运动员的研究显示，只有形态学上轻度表现的 HCM 患病率为 1∶1500。部分运动员的 LV 壁厚度为 13~16mm，这与形态学上的轻度肥厚型心肌病重叠。有研究将患 HCM 的运动员和生理性 LVH 的运动员进行直接比较，在大多数情况下，表型表达的 HCM 和运动员心脏之间有明显的区别。当心室壁厚处于“灰色地带”时，生理性 LVH 和 HCM 之间的区别是至关重要的，人们认为 HCM 是年轻运动员在运动中非创伤性猝死的最常见原因，错误的诊断有可能导致严重的后果。诊断 HCM 要求取消大多数体育项目的参赛资格，以最大限度地减少突然死亡的风险，并对身体、社会和心理产生深远影响。相反，对运动员心脏的错误诊断可能会危及生命。

三、运动员心脏与肥厚型心肌病的鉴别

目前有多种临床工具可有助于鉴别诊断，包括临床症状和家族史、ECG、超声心动图和心脏 MRI（CMR）、运动负荷试验和基因检测。

1. 病史

患有左心室肥厚的运动员出现心绞痛、与所进行的运动量不成比例地呼吸困难、心悸、头晕或在用力时晕厥，这些都高度提示其为病理性而非生理性。若 LVH 运动员的一级亲属有 HCM 家族史应引起 HCM 的怀疑，因为该疾病具有常染色体显性遗传特征。区分 LVH 和 HCM 时，与人口统计学相关。在女性运动员、任何年龄为 16 岁的青少年运动员或任何参加低强度耐力运动的运动员中发现左心室肥厚高度指示了 HCM，因为过去 30 年的所有研究都证实了参加高强度耐力运动的成年男性运动员中存在左心室肥厚。

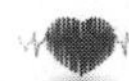

2. 心电图（ECG）

HCM 心电图显示，只有 5%~10% 的 HCM 患者心电图正常，通常表现为 LVH、ST 段抬高或压低、侧壁导联和（或）下壁导联 T 波倒置（TWI）、病理性 Q 波和左束支阻滞，前壁导联和（或）侧壁导联 T 波深倒置的识别是心尖 HCM 的公认特征。

有研究纳入了 2578 名优秀运动员，其中 494 人存在心电图的初始筛查异常，根据《急性心力衰竭诊断和治疗指南》（ESC 2005）或西雅图标准，最常见的心电图异常是心房扩大和左心室肥厚，而根据国际标准，最常见的是 ST 段偏移和 T 波倒置。在没有可检测到结构性心脏病的情况下，一小部分健康成年运动员心电图复极异常，在这些复极模式中，TWI 研究最多。尽管 TWI 在成年白人运动员中罕见，但在多达 1/4 的非洲裔 / 非洲—加勒比裔运动员（黑人运动员）中可以观察到 TWI，并且最常局限于胸前导联（V1~V4）。数据提示，这种特定的复极模式代表了运动员心脏的良性种族表现。运动员心电图中出现 TWI 是运动员潜在心血管疾病有 SCD 风险的预警信号。侧壁导联 TWI 是与结构性心脏病相关的最常见复极模式。《运动员心电图判读国际建议书》优化了该检查的灵敏度和特异性。

3. 超声心动图

在训练有素的运动员中，超声心动图在区分生理性左室肥厚和 HCM 是至关重要的。左室肥厚的大小和分布、左室腔大小、相关左室流出道梗阻和舒张功能指标等信息对于鉴别诊断至关重要。

在大样本研究的基础上，高训练运动员左心室肥厚的生理上限为 16mm。因此，左心室壁厚度＞ 16mm 应被认为是病理性的，除非同时存在超声心动图特征或后续调查显示相反。生理性 LVH 均匀对称；运动员左心室相邻心肌节段之间很少有＞ 2mm 的差异，舒张末期室间壁厚度与左心室后壁厚度之比＜ 1.5∶1。大多数 HCM 患者（60%）表现为不对称的室间隔肥厚，10% 表现为局限于左心室尖的肥厚，这种肥厚的不对称分布被认为是 HCM 的重要诊断特征。

左室腔大小是生理性左室肥厚和病理性左室肥厚的最重要的鉴别指标。几乎所有患有生理性左室肥厚的运动员都伴有左室腔增大。左室肥厚运动员左室腔大小的标准值在 55~65mm，尽管根据经验，10% 的左室肥厚运动员左室腔大小正常。HCM 的特征是心室不对称肥厚而无心室腔增大，大多数 HCM 患者左室腔＜ 45mm。在一项小型研究中，左室腔大小＜ 54mm，将久动的 HCM 患者与有生理性重塑的运动员区分出来。在另一项研究中，将有 HCM 和生理性重塑的运动员区分出来的是左室腔＜ 51mm。与运动员相比，HCM 患者的心室扩张是由于进行性心肌纤维化引起的疾病终末期的标志，并与收缩功能受损和明显的功能限制有关。

大约 25% 的 HCM 患者表现为室间隔基底部运动致左心室流出道梗阻，多达 70% 的患者在运动时出现梗阻，这是由于前二尖瓣前叶在收缩期前移所致。应使用压力超声心动图对左室流出道梗阻（LVOTO）进行评估，特别是在有劳力症状的个体中。左室肥厚运动员在休息时或运动后立即出现收缩期二尖瓣前叶前移和相关左室流出道梗阻应考虑 HCM 的诊断。

采用传统的二尖瓣流入多普勒测量和肺静脉多普勒测量评估舒张功能，LVH 运动员的左室舒张功能正常。与此相反，HCM 患者的 LVH 与肌细胞紊乱和心肌纤维化引起的肌肉僵硬度增加有关，伴有肌浆钙动力学受损，导致心肌舒张受损，表现为 E/A ＞ 1，E 减速时间（＞ 240ms）或等容弛豫时间（＞ 90ms）延长，肺静脉 S/D ＞ 1。另一项研究表明，与久坐不动的 HCM 患者相比，患有 HCM 的运动员舒张功能指标正常，从而降低了其在“灰色地带”中区分某些病例的能力。

利用彩色和脉冲组织多普勒超声心动图区分生理性左心室肥厚和形态学上的轻度左心室肥厚更灵敏，特异性更高。数字化 M 型彩色多普勒测量跨壁心肌速度梯度显示，与运动员相比，HCM 患者在舒张期快速充盈期心肌充盈受损，左心室后壁心肌速度梯度降低。一项比较 25 名 HCM 患者和 21 名生理性 LVH 运动员的小型研究表明，舒张早期测量的跨壁心肌速度梯度＜ 7cm/s，可以被视为区分 HCM 患者和生理性 LVH 运动员的一种敏感而特异的方法。

在二尖瓣环水平用脉冲组织多普勒对纵向心功能进行评估，E ＜ 9cm/s 有利于诊断病理性 LVH，其敏感性接近 90%。E 值也可用于区分生理性左心房肥厚和 HCM，E ＞ 12 表示左心房充盈压力高，这是 HCM 公认的病理生理特征，但大多数训练有素的运动员表现为 E ＜ 8。

应变及应变率显像（SRI）是显示心肌形变特性的一种无创性超声心动图新技术，提高了量化局部心肌功能的能力。研究表明，在 HCM 患者中，即使在心脏 MRI 上没有心肌纤维化，应变率和应变率也会异常。相反，对 LVH 运动员的研究显示，其周向、径向和纵向曲线均正常，可能有助于区分运动员心脏和 HCM。

4. 心脏核磁共振（CMR）

超声心动图对左室壁厚度的测定很大程度上依赖于声窗，由于心外膜边界（尤其是左室游离壁）没有准确显示，并且超声心动图测量最大舒张末期室壁厚度（EDWT）

并不总是完全垂直于心肌中心线，故与超声心动图相比，CMR 可能会低估运动员 EDWT。对于声窗差或某些左室区域（如前外侧壁、左室尖和右心室）显示不清楚的患者，心脏磁共振成像有助于 HCM 的诊断。CMR 在 HCM 的诊断、表型和预后中起着关键作用，而且在评估左室流出道梗阻、微循环缺血、心肌纤维化、心栓塞风险和手术计划中也起着关键作用。

心脏 MRI 是评估运动员和非运动员 HCM 的金标准。CMR 能够描绘 LV 肥大，揭示潜在的纤维化或使用更新的技术，如 T1 映射，使 CMR 在成像模式的设备中具有独特的地位。当将患有 HCM 的运动员与久坐不动的受影响者进行比较时，心肌纤维化的存在没有明显差异，然而，患有 HCM 的运动员在没有机械性左心室流出道梗阻、严重左室肥厚和微循环疾病的情况下，可能有较低的缺血负荷。T1 定位和细胞外体积（ECV）含量测量有助于在 CMR 上区分生理性 LVH 和轻度 HCM。HCM 患者表现出高 T1 信号、细胞外间隙炎症和纤维化导致 ECV 增加；相反，生理性左心室肥厚是由心肌细胞肥厚和 ECV 的相对减少引起的。一项对 30 名耐力运动员和 15 名久坐患者的研究显示，运动员和对照组之间左室质量的 ECV 成分相似，但运动员显示出明显高于对照组的细胞质量。此外，通过 T1 映射，显示最高功能容量的运动员与 CMR 上的 ECV 呈负相关。来自同一组的另一项研究调查了 16 名 HCM 患者和 10 名生理性 LVH 运动员，ECV ＞ 22.5% 可将生理性 LVH 与 HCM 区分开来，灵敏度为 100%，特异性为 90%。

除了对左室壁厚度、心室大小和功能以及二尖瓣结构的评估外，CMR 在评估心肌纤维化方面还有额外的优势。晚期钆增强（LGE）在 HCM 患者中很常见（约 65% 的病例），最常出现在室壁最厚段和右心室插入处的前间隔段和下间隔段，而在年轻运动员中很少见（3%~13%）。晚期钆增强（LGE）典型表现为左室壁肥厚，可提供预后信息。Chan 证实，广泛的 LGE 定义为≥左室质量的 15%，与无症状病例 SCD 风险增加相关。

CMR 的运动指标是诊断 HCM 和区分运动员心脏的重要工具，在患有 HCM 的运动员中，基于阈值量化（TQ）的运动指标 EDWT/LVEDVI TQ ＜ 0.17 的临界值、LVM/LVEDVI TQ ＜ 1.27 的临界值，可区分生理性和病理性左室肥厚，具有较高的敏感性和特异性。

5. 心肺运动试验（CPET）

心肺运动试验可能对区分 HCM 和 EICR 有一定帮助。肥厚型心肌病降低患者的心功能，导致其无法参与高强度运动。舒张功能受损、左心室腔较小、动态左心室流出道梗阻和微循环冠状动脉疾病导致心内膜下血流减少均可导致运动时每搏输出量增加和峰值耗氧量降低。一项研究将基因证实患有 HCM 和轻度左室肥大的运动员与年龄、体型和左室壁厚度匹配的优秀运动员进行了比较，结果显示优秀运动员中有更大的摄氧量峰值（pVO_2）、无氧阈值和氧脉冲。pVO_2 50mL/kg/min 或预测 VO_2max 的 20% 以上、无氧阈值为预测 VO_2 max 的 55%、氧脉冲为每次 30mL，可将运动员心脏与 HCM 区分出来。然而，考虑到临界值主要是基于白人男性运动员，因此该值的广泛适用性有一定的局限性。

6. 停止训练

停止训练包括停止严格的运动，以评估对心脏结构和功能的影响。虽然停止运动和训练（身体停止训练）可能导致生理适应（左心室肥厚和舒张）的减少，但在“灰色地带”病例中，支持这种方法区分运动员心脏和病理性重构的现有数据有限。尽管在非运动员的严格卧床期间观察到左室质量下降率约为每周 1%，但由于缺乏健康运动员左室肥厚预期消退率和完整规范的数据，该策略应始终谨慎使用。而 HCM 运动员无论是否进行了一段时间的训练，均将继续表现出病理表型。然而，在那些发展出更明显的 HCM 表型的运动员中，去训练减少了肥厚症状，这再次证明了在使用去训练作为“灰色地带”肥厚病例的诊断方法时必须采取的谨慎态度，尤其对于那些工作或生计都依赖于保持最佳体能表现的精英运动员来说。去训练为临床医生和患者提供了完成评估的时间，在这段时间内，影像学的变化可能会逐步完善诊断。

7. 基因检测

HCM 呈常染色体显性遗传。编码心肌肌节蛋白的超过 12 个基因，有 400 多个特异性突变，最常见的是肌球蛋白结合蛋白 C（MYBPC3）和 β 肌球蛋白重链（MYH7），大约占 50%。虽然 HCM 被认为是一种单基因疾病，但在以不同病程和预后为标志的临床疾病严重程度方面，HCM 具有异质性，即使在具有相同突变的单个家族中也是如此。此外，随着分子遗传学领域的发展，临床基因检测的广泛应用揭示了一个新的人群，他们携带基因突变，但缺乏任何临床疾病证据（称为基因型阳性—表型阴性）。研究表明，在基因型阳性—表型阴性的患者中，心肌松弛轻度受损并且细胞外心脏基质增加，尽管幅度不大。相反，美国对基因型阳性—表型阴性青少年开展的研究显示，在 12 年随访期间，疾病的外显率低，36 例患者中只有 2 例（6%）患病。基因检测应该在有 HCM 家族史的个体中进行，其指标家族成员有一个已确定的致病基因突变。在此背景之外，对患有轻度左室肥大的运动员进行基因检测是有争议的，应该只在心血管遗传学家的指导下进行。

环境因素（如高强度训练）和（或）修饰基因可能增加临床表现的风险，特别是

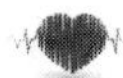

在运动期间。与一般人群相比，在运动员中可能会发现更频繁的HCM临床和仪器症状。与有明确HCM表型的患者相比，基因检测可能有助于正确解读处于“灰色地带”的临界患者。然而，外显率降低、遗传异质性和意义未明变异频率高使得解读遗传变异的临床意义具有挑战性。

四、风险评估

体育活动可以改变血容量、电解质、新陈代谢、儿茶酚胺水平和自主神经张力，其中任何一种都可能导致室性心律失常的风险增加。明尼阿波利斯心脏研究所基金会的美国运动员猝死国家登记处报告称，HCM是美国运动员SCD的首要原因。另一项使用类似方法分析高中和大学运动员死亡的研究发现，一半的SCD是由HCM引起的。然而，这一发现并没有在其他人群中重现，最近的研究表明，30%~40%的SCD事件发生在35岁以下的儿童和成人中，即使经过广泛的毒理学和组织学检查，也没有任何可证明的病理。最近的一项荟萃分析发现，在年轻人死后发现结构正常的心脏比HCM更常见。虽然存在一些区域差异，但HCM在所有分析的患者亚组中都不是更常见的死亡原因，包括运动员。

重要的是，探讨患有HCM的年轻运动员的SCD风险时，大多数患有该疾病的人预期寿命都是正常的。此外，大多数HCM患者死因与HCM无关。对于那些死因与HCM相关的人来说，死亡通常发生在与运动无关的活动中。在一般成人HCM人群中，SCD的年发病率估计为1%，而在患有HCM的年轻运动员中，SCD的预估风险与普通HCM人群相当。目前有足够的数据来计算HCM患者中SCD的相对发病率，而这一发病率非常低，根据已发表的运动员SCD发病率的报告和已知的HCM患病率，估计患有HCM的运动员参加体育比赛时每年发生SCD的风险在0.03%~0.1%。在一项对接受跑步机或自行车测功器运动测试的HCM患者的研究中，1380例患者中只有3例出现运动诱发的室颤（VF）。此外，回顾性研究表明，在HCM患者中，只有一小部分SCD（16%~30%）发生在显著的运动时。此外，无论运动中是否发生死亡，HCM似乎对SCD的风险有同样的贡献，这些研究表明，在实践中，与运动相关的SCD风险被严重高估了。

对于HCM患者SCD风险最高的人群的预测仍然不完善。既往心脏骤停、心室颤动或室性心动过速（VT）复苏病史是预后的最强预测因子，年化事件率约为10%。随着时间的推移，反复的微血管缺血产生瘢痕，成为增加SCD风险的折返性室性心律失常病灶。这可能有助于解释为什么显著的左室壁厚可以独立预测室性心律失常的发生率，因为纤维化与室间隔厚度呈线性相关。与 SCD 风险增加相关的其他因素具有较低的阳性预测值，针对一个或多个风险因素植入的 ICD 的年放电率约为 4%。ESC 风险评分使用 7 个变量（年龄、晕厥、家族史、最大左室壁厚度、左房直径、左室流出道梗阻、非持续性室性心动过速）来评估 HCM 患者 SCD 的风险。将这些信息输入在线计算器，评估患者 5 年 SCD 风险，以及是否需要植入预防性 ICD。5 年 SCD 风险定义：＜ 4% 为低风险，4%~6% 为中风险，≥ 6% 为高风险。在 Maron 等人最近的一项纵向观察研究中，随访了 2094 名 HCM 患者 17 年，以评估预防性植入 ICD 的 SCD 预测模型的可信度。

在存在一个或多个风险因素的情况下植入 ICD，这些风险因素基于传统描述的 SCD 风险因素的组合，包括：① SCD 家族史，在 50 岁或 50 岁以下的一级亲属中确定或可能与 HCM 相关。②严重 LVH，LV 壁厚≥ 30mm。③ 5 年内出现不太可能是神经心源性的不明原因晕厥。④ NSVT（定义为 3 次或 3 次以上的心动过速，频率≥ 130bpm）。

更新的风险因素包括：① CMR 测 LGE ＞左室质量的 15%。②左室射血分数＜ 50%。③ LV 心尖动脉瘤。

15.6% 植入 ICD 的个体经历了器械治疗。只有 5 名没有植入 ICD 的患者突然死亡，其中 2 例拒绝进行 ICD，2 例没有危险因素，1 例在被确认为危险因素之前患有心尖室壁瘤。总体而言，2094 例患者中只有 2 例在无危险因素的情况下发生 SCD，这一比例与普通人群类似。值得注意的是，HCM 患者 SCD 的欧洲心脏病学会 5 年风险评分在识别高危患者时不太敏感。本研究支持 SCD 风险不一致的概念，HCM 患者可以合理地归为“低风险”类别，不存在上述风险因素。

五、HCM 运动的益处

研究表明，运动也可能有益于 HCM 的潜在病理生理学。在一项针对 HCM 小鼠模型的研究中，在 HCM 表型发展之前进行常规锻炼可预防随后的纤维化、肌细胞紊乱和诱导肥大标志物，在已经表达 HCM 表型的小鼠中，这种锻炼有效地逆转了结构紊乱和诱导肥大标志物。这些变化被认为是通过改变细胞凋亡和改善代谢介导的。同样，这样的变化也会发生在人类身上。有规律的运动增加迷走神经张力，可能会中和使 HCM 患者易患风险升高的电活动改变。通过这一机制，常规锻炼可以降低 HCM 患者 SCD 的风险至与普通人群中一样。

限制身体活动可能会导致其他有害的长期后果。可能是这种限制的原因，与未确诊的患者相比，HCM 患者在统计上有显著的高体重指数，这本身与心血管发病率和死

 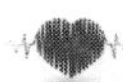

亡率的增加有关。此外，体育活动已被证明可以提高生活质量和自我报告的健康状况，并降低住院频率和慢性心力衰竭患者的总死亡率。在一项对 426 名在克利夫兰诊所接受压力测试并随访（8.7 ± 3 年）的 HCM 患者的研究中，达到最大年龄预测心率 100% 的组有 1% 的事件发生率，而达到最大年龄预测心率 85% 的组有 12% 的事件发生率。通过经常锻炼，可以获得和保持更好的功能。此外，HCM 患者久坐的生活方式会导致功能能力降低和最大摄氧量降低，与长期预后差密切相关。

许多研究强调了运动对 HCM 的有益影响。一项前瞻性、非随机对照试验招募了 20 名 HCM 患者参加结构化锻炼计划，进行平均 41 小时的中等强度锻炼，结果显示功能显著改善。RESET–HCM 试验是一项多中心随机对照试验，136 名 HCM 患者接受了 16 周的中等强度运动训练或常规活动，与对照组相比，运动组的人在运动能力和生活质量方面都有适度改善，没有任何不良反应。虽然这些数据没有解决 HCM 患者进行高强度竞技运动的安全性问题，但它们确实强调了对 HCM 患者进行定期中、低强度运动的安全性的重要性。

六、肥厚型心肌病运动员的管理

管理 HCM 运动员的首要目标是降低他们发生 HCM 潜在并发症（包括 SCD）的风险。再加上这种疾病的不同临床病程使得这些并发症难以预测，因此任何形式的运动处方都非常谨慎。美国（AHA/ACC）和欧洲（ESC）的建议都禁止中等、高等程度动态 / 静态的竞技运动，包括许多主流运动，其竞技参与仅限于低动态和低静态的运动，如保龄球和高尔夫，与第 36 届贝塞斯达会议上发表的指南没有显著差异。以上建议同样适用于植入 ICD 的 HCM 患者。

目前，美国心脏协会 / 美国心脏病学会的建议并没有绝对禁止完全知情的运动员参加竞技体育项目，只要这个决定是与他们的医生和第三方（如高中和大学）一致做出的。尽管这份专家共识报告作为一份关于运动资格或取消资格的指导方针，但对于个别学生运动员患者时，要有一定程度的灵活性。ESC 建议完成基线评估后，医生应考虑：①症状。② ESC 风险评分。③静息性或运动诱发左室流出道梗阻。④运动时的血流动力学（BP）改变。⑤在建议适当的运动形式和强度之前，是否存在休息或运动诱发的心律失常。根据以上情况共同决策 HCM 运动员的锻炼强度和运动类型。

随着 HCM 的家族遗传筛查变得越来越普遍，基因型阳性—表型阴性的人群越来越广泛，最常见的是青少年和年轻人，其中有些人希望参加竞技体育。通常 12~20 岁的青春期出现左心室肥厚，中年及以上的患者也可观察到。然而，这些变化是不可预测的，一些基因型阳性的人可能永远不会发展为 HCM 表型。美国心脏协会 / 美国心脏病学会对基因型阳性—表型阴性的运动员给出了建议：二维超声心动图和 CMR 未显示 LV 肥厚的无症状、基因型阳性 HCM 患者可以参加竞技体育，特别是在没有 HCM 相关猝死家族史的情况下。

对于大多数定期锻炼的 HCM 患者，建议每年随访一次。对于那些表型和存在 SCD 风险，且更容易发生运动相关 SCD 的青少年和年轻人，应进行更频繁（6 个月）的随访。随访应集中于疾病进展的评估和风险分层，出现新症状提示停止运动并对运动员重新进行评估。

第三节　致心律失常性右室心肌病

一、概述

致心律失常性右心室心肌病 / 发育不良（ARVC/D）主要是一种常染色体显性心肌疾病，其病理特征是右心室（RV）心肌被纤维脂肪替代，导致节段性或弥漫性室壁变薄。在疾病的早期阶段，可能没有或仅有轻微的结构改变，局限于右室的局部区域，典型的部位是右室流入道、流出道或心尖，即“发育不良三角”，现在已经证实在大多数情况下，双心室都受影响。遗传学研究表明，ARVC 是一种桥粒心肌病，由遗传缺陷的细胞黏附蛋白（如斑珠蛋白、斑菲蛋白 -2、桥粒斑蛋白、桥粒胶蛋白 -2 和桥粒芯糖蛋白 -2）引起。ARVC 是年轻人和运动员猝死的原因之一，特别是在意大利东北部（威尼托）地区，但在美国似乎不太常见。

ARVC 的一般诊断标准包括已知的疾病家族史、左束支型室性心律失常、心前区导联 V1~V3 的 T 波倒置、Epsilon 波、右心室扩张或右心室节段壁运动异常、右心室壁瘤形成和用 CMR 确定的右心室壁脂肪沉积。2010 年修订的标准包括以下组成部分：超声心动图或 CMR 确定的整体或局部心室功能障碍和结构改变，组织改变包括心肌内膜活检检测到的纤维脂肪替换，ECG 去极化或复极化异常，室性心律失常和家族史。每一个组成部分都由主要标准和次要标准组成，见表 3–1。

 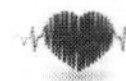

表 3-1　致心律失常性右室心肌病的主要和次要标准

	主要标准	次要标准
整体或局部功能失调和结构改变	超声： RV 局部运动障碍、运动障碍或动脉瘤和下列之一（舒张末期）： PLAX RVOT ≥ 32mm [根据体表面积校正（PLAX/BSA）≥ 19mm/m^2]; PSAX RVOT ≥ 36 mm[根据体表面积校正（PSAX/BSA）≥ 21 mm/m^2]; RVFAC ≤ 33%	超声： 局部右室运动不全或运动障碍，以及下列之一（舒张末期）： 29 ≤ PLAX RVOT ＜ 32 mm （16 ≤ PLAX/BSA ＜ 19 mm/m^2）； 32 ≤ PSAX RVOT ＜ 36mm （18 ≤ PSAX/BSA ＜ 21 mm/m^2）； 33% ＜ RVFAC ≤ 40%
	MRI： 右室局部运动不全或运动障碍或右室不同步收缩及下列之一： 右室舒张末期容积 / 体表面积≥ 110mL/m^2（男）或≥ 100 mL/m^2（女）； 右室射血分数≤ 40%	MRI： 右室局部运动不全或运动障碍或收缩不同步及下列之一（舒张末期）： 100mL/m^2 ≤ 右室舒张末期容积 / 体表面积 ＜ 110mL/m^2（男）或 90mL/m^2 ≤右室舒张末期容积 / 体表面积＜ 100mL/m^2（女）； 40% ＜右室射血分数≤ 45%
	右室血管造影： 局部右室运动障碍、运动障碍或动脉瘤	
室壁组织特征	通过形态学分析，剩余的心肌细胞＜ 60%，在≥ 1 个样本中，右心室游离壁心肌被纤维替代，心内膜心肌活检显示有或无脂肪替代	通过形态学分析，剩余心肌细胞占 60%~75%，在≥ 1 个样本中，右心室游离壁心肌被纤维替代，心内膜心肌活检显示有或无脂肪替代
复极化异常	14 岁以上患者右胸前导联（V1、V2 和 V3）T 波倒置（无完全性 RBBB，QRS 波≥ 120ms）	14 岁以上患者 V1 和 V2 导联或 V4、V5、V6 导联 T 波倒置（无完全性 RBBB）， 14 岁以上存在完全性 RBBB 患者 V1、V2、V3 和 V4 导联出现 T 波倒置
去极化 / 传导异常	右心前区导联（V1~V3）的 ε 波（QRS 波结束至 T 波开始之间可重复出现的低振幅信号）	标准 ECG 无 QRS 时限 ≥ 110ms 的情况下，SAECG 在 3 个参数中≥ 1 个晚电位； QRS 波时限≥ 114 ms； QRS 波终末时限＜ 40 μV（低振幅信号时限）≥ 38ms； 终末 40ms 均方根电压≤ 20 μV； V1、V2 或 V3 在无完全性 RBBB 的情况下，从 S 波最低点至 QRS 波末（包括 R）的 QRS 波终末激活持续时间≥ 55ms
室性心律失常	非持续性或持续性室速呈 LBBB 形态，电轴上偏（Ⅱ、Ⅲ、aVF 导联 QRS 波为负向或不确定，aVL 导联为正向）	LBBB 形态的非持续性或持续性 RVOT 室速，电轴下偏（Ⅱ、Ⅲ、aVF 导联 QRS 波正向，aVL 导联负责向）或不确定电轴，24 小时室性期前收缩＞ 500 次
家族史	在一级亲属中确诊的 ARVC/D 符合目前的 TFC，在一级亲属中尸检或手术病理证实的 ARVC/D，确定与患者的 ARVC/D 相关或可能相关的致病突变	一级亲属的 ARVC/D 病史，无法确定该家庭成员是否符合当前的 TFC； 过早猝死（＜ 35 岁），一级亲属疑似 ARVC/D； 二级亲属经病理或当前 TFC 证实有 ARVC/D

注：RV：右心室；PLAX：胸骨旁长轴视图；RVOT：右室流出道；BSA：体表面积；PSAX：胸骨旁短轴视图；RVFAC：右室面积分数变化；RBBB：右束支传导阻滞；SAECG：信号平均心电图；LBBB：左束支传导阻滞；TFC：专业工作组；ARVC/D：致心律失常性右心室心肌病 / 发育不良。

患者具有2个主要标准，或1个主要标准和2个次要标准，或4个次要标准，则符合ARVC诊断。有1个主要标准和1个次要标准，或3个次要标准为临界患者。可能存在ARVC的患者有1个主要标准或2个次要标准。临界或可能的ARVC的运动员，以及基因型阳性—表型阴性的运动员，应该继续接受随访，因为ARVC可能在表型上进展，并随着时间的推移变得更加明显。一些标准与持续性耐力运动训练中常见的生理适应情况重叠，包括左右心室舒张末期容积指数（RVEDVI）增加、右室射血分数（RVEF）轻度降低、去极化异常（RBBB和QRS时限延长）以及复极异常（TWI）。

ARVC的概念已经演变为包括隐性或亚临床表型和双心室疾病，导致出现了新的术语心律失常性心肌病（ACM），但是大多数关于运动对疾病进展和SCD风险的影响的文献来自经典ARVC的样本。在已提出的解释ACM表达能力变化的发病辅助因素中，体育锻炼使ACM患者发生SCD的风险比久坐患者高5倍。长期高强度运动训练大鼠模型出现训练依赖性的RV纤维化和慢性耐力运动后心律失常的诱发率增加。在实验小鼠模型中，有证据表明，运动增加了ARVC突变携带者的外显率和心律失常风险。这些数据在基因阳性的患者中得到了证实，这与运动员尤其相关，不仅引起了人们对竞技体育的关注，也引起了人们对参加中等至极端休闲体育活动的关注。

ARVC患者的室性快速性心律失常和猝死通常发生在体力活动期间，包括竞技运动。频繁的耐力锻炼会增加室性心动过速/心室颤动和心力衰竭的风险。目前普遍认为，心脏性猝死、持续性室性心动过速或晕厥病史是最重要的预后因素，并明确了许多最适合接受ICD一级预防的高危患者。

二、ARVC和EICR鉴别

1. 心电图

心电图（包括ACM诊断的主要标准 ε 波）的表现相似，但只有ACM患者存在病理性Q波。右心室肥厚的电压标准和不完全性RBBB是运动员常见的心电图表现。Zaidi等研究了右心室肥厚的Sokolow-Lyon电压标准（V1导联R波+V5或V6导联S波＞1.05mV），高水平健康运动员右心室肥厚的发生率较高，且与右心室壁厚度无关。此外，ACM或肺动脉高压患者均未单独出现RV肥厚的电压标准。目前认为，RV肥厚的电压标准是运动员心电图的另一个电特征，代表了训练诱发电适应的正常频谱。据报道，多达3%的运动员存在完全性RBBB，并且RBBB与RV大小相关，出现在RV最大的运动员中。信号平均心电图（SAECG）参数受损在典型ARVC病例中报道较多。

2. 超声心动图

ARVC 患者的左心室和（或）右室扩张和功能障碍更严重，EF 值更低，但右心室大小的增加在 ARVC 和运动诱导的 ARVC 患者中相似。运动训练可促进 4 个心腔的均衡扩大，因此运动诱发的心脏重构有望在左、右心腔之间达到平衡。相反，右优势 ARVC 表型的特征是右室不成比例地扩张。在训练有素的耐力运动员中，右室扩张明显，通过右室面积变化分数评估的右室整体收缩功能可能略有下降。然而，运动员的右室功能通常是保留的，因此对于局部室壁运动异常应高度怀疑 ARVC。有人提出，在运动员人群中，右心室流入径（心尖切面）与左心室舒张末期径（胸骨旁长轴切面）的值比＞ 0.9 可作为区分病理性和生理性右心室重构的临界值。欧洲心血管影像学学会（EACI）ARVC 的专家共识文件推荐使用整体 RV 应变，而 ARVC 患者的 RV 应变通常降低，运动员的 RV 应变正常。有人提出了区分生理和病理的临界值为 20%（绝对值）。此外，正常人通常不存在右室收缩的机械性离散，这被认为是 ARVC 的早期征象，并可作为未来心律失常事件的早期预测指标。在静息状态下，右心室明显扩张，右心室收缩功能临界或降低的运动员可考虑运动超声心动图检查。在运动中，健康的运动员通过增加每搏输出量和整体右室功能，反映出良好的收缩储备。相反，如果右心室功能对运动刺激的反应迟钝或增加不足，则应怀疑潜在心肌病。

3. 心脏磁共振成像（CMR）

影像学检查可准确评估心室质量和体积，并被认为是评估右室整体和局部收缩功能的参考标准。在健康运动员中，右心腔的扩大应伴有左心腔的平行扩大。当面对扩大的右室时，与其单独考虑右室大小，不如评估右室 / 左室的尺寸比值。CMR 评估的 RV/LV 容积比大于 1.2 是区分运动员病理性和生理性双心室重构的临界值。CMR 评估右心室整体收缩功能时，应同时考虑 ARVC 的次要和主要 TFC。CMR 已证明在运动过程中评估右心室功能也是可行的。

在组织重塑方面，ARVC 患者的一个典型特征是纤维–脂肪替代，而仅在运动诱导的 ARVC 个体中发现纤维化。此外，ARVC 患者表现出 LGE，ARVC 患者的 LGE 特征是心外膜下或中壁，并累及左室后侧壁和下壁。三维 LGE 已被应用于 RV 纤维化评估，并取得了很有前景的结果，这一创新技术可能在不久的将来提供更准确的 RV 组织特征。有研究报道，与非运动员相比，在训练有素的运动员中，RV 插入点轻度局部纤维化的发生率较高。然而，这一发现的意义尚不清楚，目前不应将其视为病理征象。LGE 的应用表明，在右侧优势型 ARVC 患者中，LV 受累的时间比之前基于传统成像模式所认为的要早。此外，在左侧优势型 ARVC 中，LGE 阳性可能是基础心肌病的第一个征象。除利用 CMR 建立 RVEF 外，RV 应变分析可为 ARVC 的诊断及与运动员心脏的鉴别提供重要工具，对于 RVEF 正常、RVGLS 正常、训练有素的运动员，CMR 局部应变及应变率值有助于鉴别 ARVC。此外，组织学异常以及心脏炎症和氧化应激是这两类患者共有的。

4. 动态监测和运动测试

运动员可发生右心室来源的孤立性室性期前收缩（PVBs）或非持续性室性心动过速（NSVT），尤其是在右心室广泛形态和功能评估正常的情况下。运动员最常见的室性心律失常是 PVBs。它们的发生已被证明与训练相关的生理左心室重构指数无关，并且对训练运动员短暂的去适应反应敏感。心室二联律、三联律和 NSVT 在运动员中并不常见，即使在没有明显结构性 RV 疾病的情况下也需要进一步评估。在这些情况下，应进行动态心电图监测和最大运动压力测试，以评估 PVB 对运动的反应、负担和心律失常的模式。高 PVB 负荷（每天≥ 2000 PVB）、不常见的 PVB 形态（左束支阻滞和中间 / 上轴或完整的 RBBB）、运动中 PVB 频率增加或 NSVT 运行可能是潜在心脏病的征兆。在随访的动态心电图监测中，去适应引起的 PVBs 减少提示良性疾病。

5. 侵入性检测

在运动员中有关于引导下右心室活检的电解剖标测的报道，但不建议将这些操作作为常规操作。

6. 基因检测

基因检测有助于早期发现可能增加危及生命的心律失常和心脏性猝死风险的遗传性心脏病。基因型也可能具有预后价值。在 ARVC 变异中，许多研究报告显示，在同一座桥体基因中存在多个致病性变异或≥ 2 个基因突变的携带者，其心律失常的风险几乎是单突变的 4 倍。特定的基因型，如 *DSP* 和 *TMEM*43，以及 *LMNA* 和 *FLNC*，与其他 ARVC 表型相关，具有高心律失常负荷的倾向，可早于结构表型。当早期诊断可以纳入可能挽救生命的决策时尤其重要，如减少 ARVC 初始 / 隐性患者的运动训练负荷。但是不能仅仅根据分子筛查的阴性结果排除临床诊断，因为有相当一部分患者的遗传异常无法通过现有的基因筛查识别。

7. 鉴别诊断生理性或病理性右心室重构的工作流程

鉴别诊断生理性或病理性右心室重构的工作流程见图 3–1。心电图被认为是运动员参赛前筛查的首选辅助检查，如果心电图异常（右心室重构异常的心电图征象包括 T

 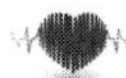

波倒置和右心室运动适应异常的复极模式）进入第二步。第二步的目的是通过超声心动图评估右心室尺寸是否超过运动员人群的预期值。如果是进入第三步，则进一步评估右室功能和LV/RV比值，当这些功能参数低于正常范围和（或）RV尺寸超过运动员人群提供的上限时，应排除基础疾病。在不确定的情况下，需要进一步评估（第四步）。运动心电图有助于评估PVBs、运动诱发的心律失常、血压异常反应，以及检测提示缺血或基础疾病的复极变化。右心室收缩功能障碍和/或室壁运动异常（CMR和/或运动超声心动图），以及LGE阳性应考虑病理征象。每一步都必须考虑运动员的流行病学特征和他们的运动训练史，特别注意与RV重塑相关的明显特征，如高训练负荷和持续时间、动态运动、年龄较大、男性。

三、ARVC运动员的管理

与非运动性ARVC患者相比，运动员ARVC患者在基线时具有更高的体能和心室功能。但如果不停止高强度的体育活动，随访期间ARVC运动员的运动能力和左心功能均恶化。所有ARVC患者，无论基线时是运动员还是非运动员，都需要严格遵守停止高强度体育活动的建议，以停止疾病进展。所有植入ICD的致心律失常性右心室心肌病患者均应建议限制运动，减少运动不能充分减少高危患者的心律失常，无桥粒突变的患者和有一级预防ICD的患者从减少运动中获益更多。欧洲与美国指南对ARVC的运动员的建议与2005年第36届贝塞斯达会议建议相同，有可能或明确诊断为ARVC的运动员应被排除在大多数竞技体育项目之外，可能的低强度（1A类）运动除外。2020年ESC指南建议ARVC患者不应参加高强度运动，这一建议也适用于ARVC致病变异的遗传携带者，即使没有明显的疾病表型。2015年AHA/ACC关于心血管异常竞技运动员资格和取消资格建议的科学声明第3工作组建议如下：①确诊为ARVC的运动员不应参加大多数竞技运动，ⅠA类低强度运动可除外（Ⅲ类；证据级别C）。②处于ARVC边缘诊断的运动员不应参加大多数竞技运动，ⅠA类低强度运动可除外（Ⅲ类；证据级别C）。③可能被诊断为ARVC的运动员不应参加大多数竞技运动，ⅠA类低强度运动可除外（Ⅲ类；证据级别C）。④对于患有ARVC的运动员，不建议仅为了允许参加高强度体育比赛而使用预防性ICD，因为有可能出现器械相关的并发症（Ⅲ类；证据级别C）。

对于大多数定期锻炼的ARVC患者，建议每年随访一次。对于那些ARVC表型、存在SCD风险的青少年和年轻人，如果他们从事中到高强度的运动，应该考虑频繁（6

个月）的随访。对于具有高心律失常风险基因型（如*DSP*、*TMEM*43）和多种致病变异携带者的个体，也应考虑更频繁的随访。新的症状应提示中断运动并重新评估。

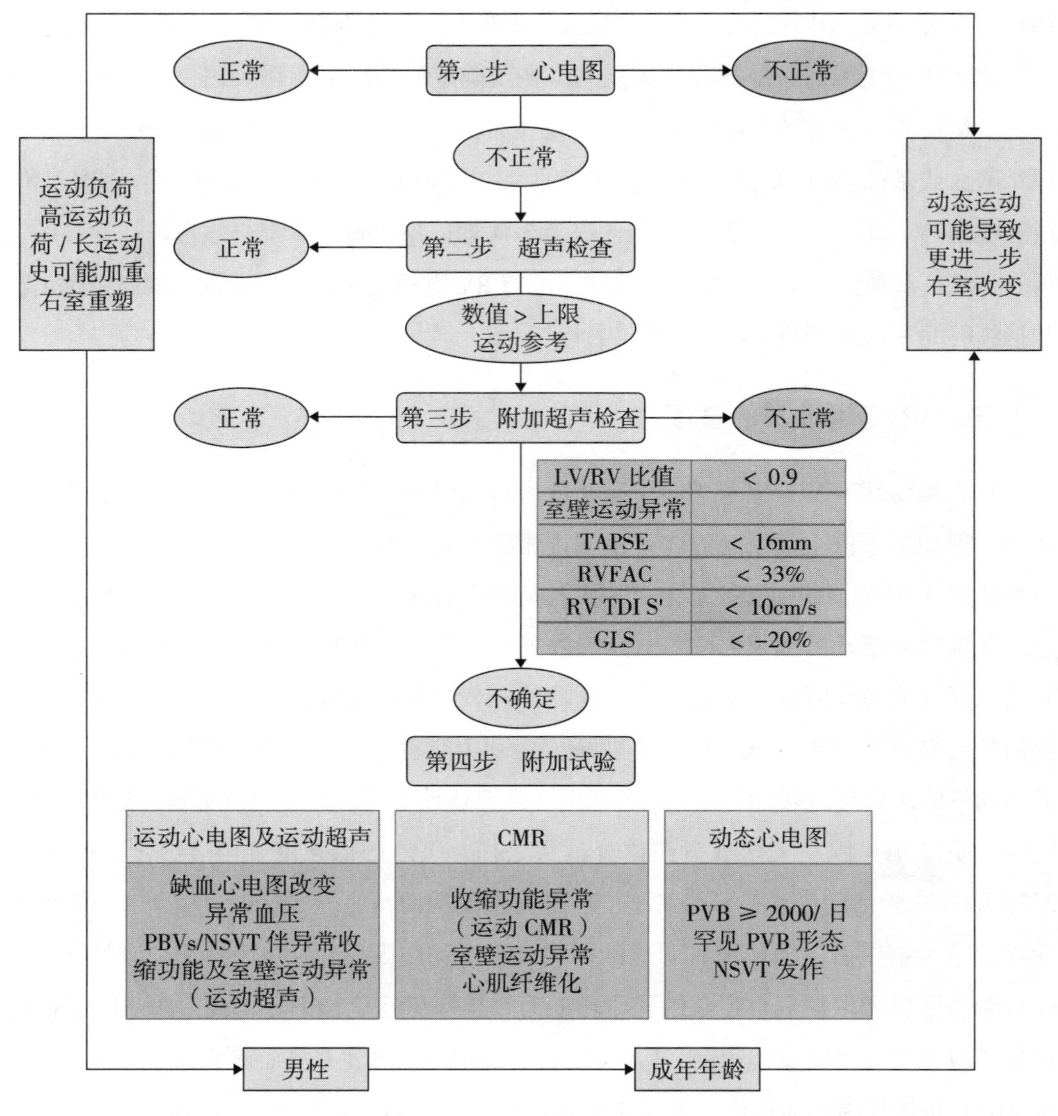

图 3-1　鉴别诊断生理性或病理性右心室重构的工作流程

注：TAPSE：三尖瓣环收缩偏移；RVFAC：右室面积分数变化；RV TDIS：右室组织多普勒成像；GLS：静息整体纵向应变；PVBs：室性期前收缩；NSVT：非持续性室性心动过速。

 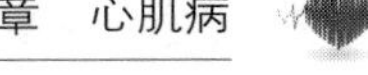

第四节　扩张型心肌病

一、概述

扩张型心肌病目前的定义是存在左室（LV）或双室舒张和收缩功能障碍，除了引起收缩功能障碍的异常负荷条件（高血压、瓣膜疾病）或冠状动脉疾病，DCM 的病因可分为遗传或非遗传两种，但在某些情况下，遗传易感性与外在或环境因素相互作用。临床症状通常为心律失常、血栓栓塞事件，如卒中、心力衰竭。有些症状需要数年时间才能表现出来，患病的严重程度各不相同。

耐力运动员的心脏经历了特征性的生理重构，主要表现为所有心腔的扩大。超声心动图和心脏磁共振（CMR）研究表明，40%~70% 的男性耐力运动员的左心室（LV）大小似乎超过了参考值上限。因此，左心室的大小可能与扩张型心肌病（DCM）患者相似。然而，病理学的指示性标志物（即左室射血分数降低）却罕见，因为 AH 的射血分数很少低于 55%。然而，在左心室明显增大和左心室收缩功能交界的运动员中，区分生理重塑和病理是困难的。这种诊断鉴别在临床上很重要，因为 DCM 是运动员心源性猝死的可确定原因之一，占所有病例的 8%。

二、DCM 和 EICR 的鉴别

1. 心电图

大约 1/3 的 DCM 患者存在左束支阻滞（LBBB），有时在结构表现型之前，具有不良预后价值。复极异常常见于 DCM，通常反映左室损害。T 波倒置（TWI），特别是胸前导联，是某些遗传形式（如丝蛋白 C 或桥粒体疾病）的公认特征。高达 40% 的 DCM 患者可发现室性期前收缩（PVBs）。此外，某些 PVBs 形态通常在运动员中被发现，并被认为是良性的，包括漏斗状和束状形态，相反，PVBs 的其他形态如 LBBB/ 中、上轴，或 RBBB/ 中、上轴，以及宽 QRS 可能是潜在心肌疾病的征象。虽然 LVH 的电压标准或左轴偏移高度提示正常，但低电压、LBBB、负极化异常和病理性 Q 波更可能是 DCM 的表现。虽然窦性心动过缓和一度房室传导阻滞是运动员的正常表现，但极度心动过缓（每分钟 30 次）和晚期房室传导阻滞提示病理征象，应进一步检查。总之，不明原因的扩张和（或）收缩功能障碍是一种表型的描述，但不是一种诊断，正确的心电图解释结合详细的个人和家族史可能为最终诊断提供有用的线索。

2. 超声心动图

目前的指南建议，如果运动员左心室舒张末期直径（LVEDD）≥ 60mm，静息LVEF降低，应考虑DCM的可能。然而，高达15%的训练过的运动员会有左室腔明显增大，男性舒张末期尺寸可达70mm，女性可达66mm，经过训练的运动员的射血分数已被证明可低至45%。虽然静息整体纵向应变（GLS）已被提出作为一种附加超声心动图分析来帮助区分DCM和EICR，但在健康运动员和患有DCM的个体中都可以看到GLS值的降低。在一项对650名优秀混合运动的运动员的研究中，37%的LVEF低于正常的无症状运动员GLS正常，而58%的LVEF正常运动员的GLS异常，这表明GLS在检测左室收缩功能方面的效用不确定。

3. 心脏磁共振成像（CMR）

特发性DCM患者左心室基底段和根尖段收缩壁增厚的生理性梯度消失。在高达1/3的特发性DCM患者中存在典型的间隔内层纤维化的LGE。局灶性中隔纤维化（中壁体征）与室性心律失常和心源性猝死有关。另一项比较早期特发性DCM和正常LVEF较低的运动员的研究表明，运动员的T1和细胞外体积正常，而两者在特发性DCM中均升高。目前有研究表明，在区分生理和病理左心室扩大时，左心室整体周向和径向应变峰值及其舒张应变率具有非常好的敏感性和特异性。

4. 压力测试

健康的运动员和患有DCM的个体可能都有临界的静息LVEF，但在运动中增加心排血量的能力已被提出作为区分这两组的有用方法，尽管目前缺乏显著的证据支持。压力超声心动图显示，低正常值静息LVEF的健康运动员可通过运动增加LVEF，而DCM患者则不能。在运动过程中评估左室功能可提供重要的诊断线索，与基线值相比，峰值运动时EF未增加＞10%，可能提示有病理情况。舒张功能障碍或CPET峰值耗氧降低也可为鉴别诊断提供支持信息。运动过程中的心脏功能评估可能是DCM和EICR最好的有辨识力的检查。

5. 基因检测

基因检测对于已知突变家族的诊断确认、鉴别诊断、复发风险评估和产前诊断是有用的。扩张型心肌病患者如果有编码层蛋白A/C或丝蛋白C突变的致病性基因变异，运动可能会加速其表型并促进致死性心律失常。

三、DCM 运动员的管理

2015 年 AHA/ACC 关于心血管异常竞技运动员资格建议的科学声明建议有症状的 DCM 运动员不应该参加大多数竞技运动，可能的例外是低强度（ⅠA 类运动）的特定病例（Ⅲ类，证据级别 C）。2020 年 ESC 建议有症状的 DCM 患者应避免大多数竞争性和休闲运动或与中高强度运动相关的娱乐运动。无症状的 DCM 患者，其左室功能轻度受损（LVEF ＞ 50%），无运动性心律失常或明显心肌纤维化，可参加大多数竞技运动。

对于要求运动的 DCM 患者的临床评估：①确定潜在的病因。②评估临床状况，包括运动史和功能能力。③复查左室扩张和功能障碍的程度。④评估运动后的血流动力学反应。⑤评估是否存在运动引起的症状或心律失常。在没有明显的 DCM 特征的情况下，允许大多数与 DCM 相关的致病性变异体的个体进行高强度运动和竞技运动是合理的。而对于层蛋白 A/C 或丝蛋白 C 突变的个体，运动可能对心脏功能有不良影响，并有潜在的致命心律失常的风险，无论左室功能障碍的严重程度如何，受影响的患者应避免剧烈运动。

第五节　左心室致密化不全

一、概述

左心室致密化不全（LVNC）是一种未分类的心肌病，其特征是明显的小梁和与左室腔相通的深隐窝。LVNC 的临床表现包括进行性左室收缩功能障碍、室性快速性心律失常和血栓栓塞。运动员经常表现出左室小梁增多，高达 8% 的运动员符合左室小梁病变的超声心动图诊断标准。但是，尚不清楚异常心肌形态是病理性 LVNC 的表现，还是负荷条件增加导致心脏适应的现象。

目前，基于超声心动图和心脏磁共振（CMR）的标准较多，但没有诊断的“金标准”或具体的临床指南来帮助区分生理性小梁过多和病理性 LVNC。

二、LVNC 和 EICR 的鉴别

1. *超声心动图*

超声心动图通常作为评价左室超小梁的首选。第一个标准由 Chin 等人提出，并将 LVNC 定义为舒张末期心外膜致密心肌层（X）与心内膜非致密心肌层（Y）之比≤ 0.5。

第二个标准是由 Jenni 等人提出的，将 LVNC 定义为在收缩末期拍摄的短轴图像上的非压实–压实心肌比率＞ 2.0。第三个标准将 LVNC 定义为沿左室心内膜边界存在 3 个或 3 个以上的小梁（不同于乳头肌、假肌腱和与紧致心肌同步运动的异常肌带）。Gerbhard 等人最近的一项研究比较了 LVNC 和中重度主动脉瓣狭窄患者的心肌厚度，发现心肌压实厚度小于 8 mm 可将病理性 LVNC 与生理性小梁过渡形成区分开来。

2. 心脏磁共振成像（CMR）

CMR 在鉴别非致密心肌区域和更明确诊断 LVNC 方面通常优于超声心动图。第一个标准使用任何左室长轴视图的舒张末期图像，并将 LVNC 定义为非致密–致密心肌比率＞ 2.3。这一标准已被证明具有较高的患病率和较差的相关性临床结果。最新的标准是由 Captur 和他的同事提出的，他们使用了一种被称为分形分析的方法来量化生物结构中的复杂几何图案。分形维数（衡量物体如何完全填充空间的无单位度量指标）≥ 1.3 与 LVNC 是一致的。虽然分形分析在临床实践中并不常用，但最近的研究表明，在所有诊断为 LVNC 的患者中都观察到较高的分形维数，并可作为区分 LVNC 与扩张型心肌病的生物标志物。

为了提高整体诊断的准确性，已研究出临床诊断流程（图 3–2）帮助指导临床医生评估疑似 LVNC 患者。建议所有符合任何影像学标准（超声心动图或 CMR）的小梁增多患者都应行 LV 功能障碍和 LGE 评估。对于这些患者，临床管理应继续按照标准临床指南进行，并应包括家庭筛查和（或）基因检测。对于左室功能正常且无 LGE 的患者，应筛查 LVNC 或 SCD 家族史、晕厥、室性心律失常和血栓栓塞，以帮助预测不良事件的风险和进一步评估的需要。

三、LVNC 运动员的管理

在一项横断面超声心动图研究中，超过 1100 名运动员的左室高小梁发生率高于对照组，但在长期随访中，所有运动员均无症状，无不良事件。在随后对 2500 多名运动员的研究中发现，36 名运动员有明显的小梁，至少满足一项超声心动图标准。其中，只有 3 例患者被认为是病理性的，要么有左室功能障碍，要么有 LVNC 家族史，要么有已知的致病基因突变。在其他研究中，没有报道有高小梁血症的运动员发生心源性猝死。

对于运动员，有人建议只有符合 LVNC 标准且左心室功能受损的运动员才应禁止参加运动，而无症状且心室功能正常的运动员则不需要限制活动。

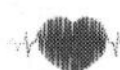

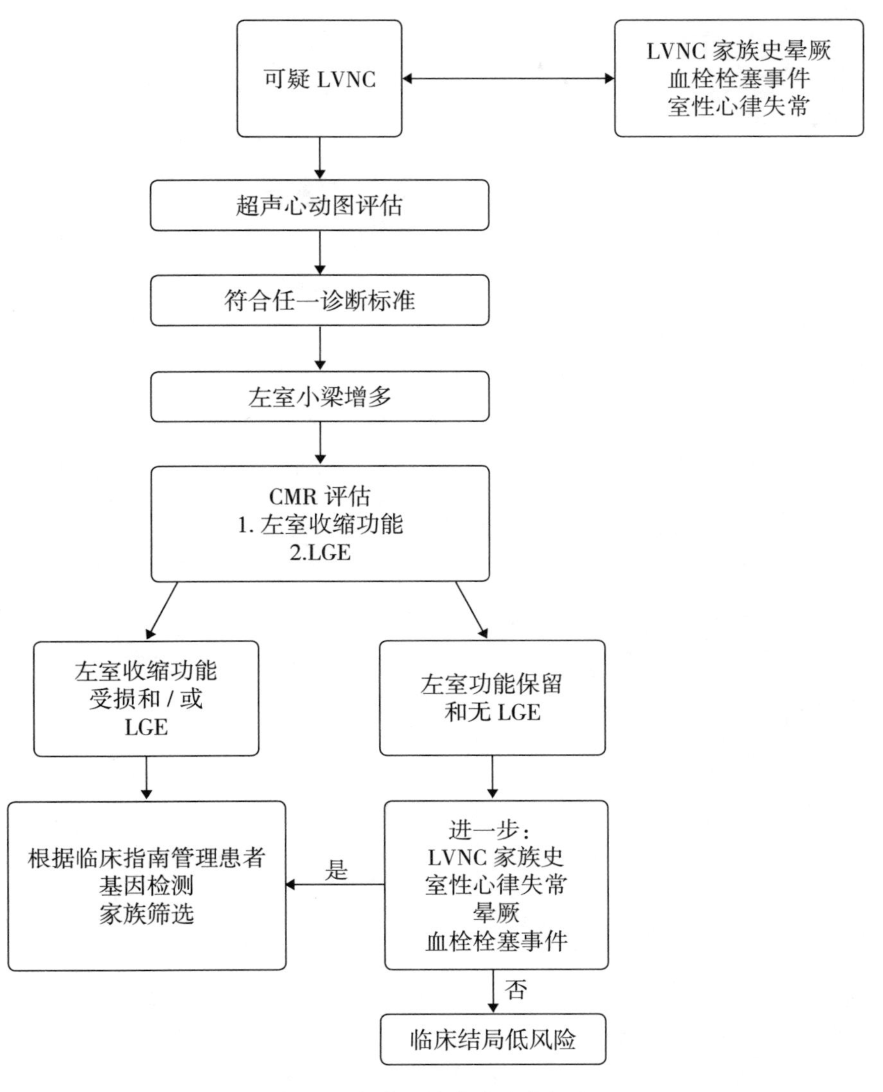

图 3-2 左室小梁过多的诊断流程

注：LVNC：左心室致密化不全；LGE：晚期钆增强。

AHA/ACC 工作组指南指出：①在获得更多的临床信息之前，对于无症状、诊断为 LVNC 且收缩功能正常、在动态监测或运动测试中无严重室性心动过速的患者，特别是既往无不明原因晕厥史的患者，可考虑参加竞技运动（Ⅱb 类；证据级别 C）。②在动态监测或运动测试中明确诊断为 LVNC 伴收缩功能受损、严重的房室或室性过速心律失常的运动员（或有晕厥史），不应参加竞技运动，在获得更多临床信息之前 I A 类低强度运动可能除外（Ⅲ类；证据级别 C）。

第四章

心脏瓣膜病

心脏瓣膜病（VHD）影响 1%~2% 的年轻人，其中许多人是运动员且长期参加多项运动项目并保持高度活跃的生活方式。瓣膜疾病引起固有的心脏瓣膜结构和功能发生病理变化，可由于炎症、黏液样变性、退行性变、血管性畸形、缺血性坏死等原因引起异常改变，进而导致瓣口狭窄和（或）关闭不全。然而瓣膜疾病也会随着运动的参与而进展，但运动强度对瓣膜疾病进展的影响尚未得到广泛研究。运动员瓣膜疾病进展的一个潜在病因是，与运动相关的肾上腺素激增有关，这会增加预先存在瓣膜损伤的心脏的血流动力学负荷。从而导致代偿性心肌肥厚、心室功能受损、心肌缺血、心律失常等。

第一节　二尖瓣狭窄

一、二尖瓣结构

二尖瓣是左心室流入道与流出道的分界标志。二尖瓣主要包含三种结构：二尖瓣叶、二尖瓣环、腱索和乳头肌，也可统称二尖瓣装置或二尖瓣复合体。

二尖瓣叶从其附着的瓣环部分到游离缘可分为三部分：基底部、透明部、粗糙部。粗糙部与腱索相连，粗糙部为前、后瓣叶对合的接触面，瓣叶关闭时在心房面形成嵴状的瓣叶关闭线，称为二尖瓣对合缘。在心室面有大量腱索附着于粗糙部。前瓣叶的粗糙部占瓣叶高度的 1/3，后瓣叶的粗糙部占 1/2，前、后瓣叶粗糙部对合的面积占瓣叶总面积的 20% ~ 40%，因此当二尖瓣环轻度扩大时，可以无明显的二尖瓣反流。二尖瓣对合缘对二尖瓣关闭功能至关重要，二尖瓣关闭不全的病理核心机制是二尖瓣对合缘的丧失，而二尖瓣修复治疗的核心也是恢复二尖瓣正常的对合缘，保证足够的对合缘长度，以保证近期和远期的手术效果。

二尖瓣叶由前瓣叶（大瓣）和后瓣叶（小瓣）组成，前叶是主动脉瓣的纤维延伸，后叶悬挂在左心室游离壁的顶部处的两个纤维三角之间。在舒张期前瓣叶和后瓣叶形成左心室流入道，在收缩期前瓣叶与室间隔构成左心室流出道。二尖瓣叶总面积是二尖瓣环面积的 1.5~2 倍，二尖瓣叶开口为卵圆形（瓣环成形后呈新月形）。另外，二尖瓣前、后瓣叶完全开放时的瓣口面积较二尖瓣环面积小，瓣叶开口面积约为2/3瓣环面积，前者称有效瓣口，后者称潜在瓣口。瓣叶开口与瓣环面积的差异确保了二尖瓣的功能储备，以适应不同血流动力学状态。

二尖瓣环在三维上看呈马鞍形，是位于左房和左室心肌间的纤维结缔组织，分为前瓣环和后瓣环。二尖瓣环并不是完整的肌性结构，后环有C形的肌性结构，前环并没有肌性的环状结构，而是从主动脉瓣延续下来的纤维状幕帘。

二尖瓣前瓣环和后瓣环的长度比例关系约为1∶2，前瓣环为前瓣叶的附着部，占整个瓣环周径的1/3，前瓣环位于左、右纤维三角之间，是主动脉瓣—二尖瓣的延续部分，下方无肌肉组织，中心点在左冠状窦与无冠状窦的交界处。后瓣环长度约占整个瓣环的2/3，为后叶附着部，因附着于左心室游离壁，在左心室收缩和舒张时具有高度的活动性。左右纤维三角则是主动脉瓣—二尖瓣延续部分和左心室游离壁的结合处。左纤维三角位于二尖瓣前叶与主动脉左冠状窦的结合部，右纤维三角是房室膜性间隔，是二尖瓣、三尖瓣和主动脉根部的交合点，也称中心纤维体。

腱索是连接于瓣叶粗糙部和乳头肌之间的条索状胶原纤维组织，十分纤细，表面有完整的心内膜覆盖。前瓣叶的中央部一般无腱索相连，两侧有大量腱索连接，其中有两个粗大的腱索称为支柱腱索，直接起源于前、后乳头肌的顶端，任何一根断裂均会造成严重的二尖瓣反流。后瓣叶有大量的腱索相连，前交界扇叶和后交界扇叶有较多发自乳头肌的较为粗大的腱索，任何一根断裂均可引起二尖瓣后叶脱垂至左房，造成二尖瓣关闭不全。后瓣叶有很多直接发自左室后壁的小腱索，连接于三个扇叶，中间扇叶连接的都是发自左室后壁的小腱索。一根小腱索断裂并不会造成后叶的明显脱垂，多根小腱索断裂可造成后叶明显脱垂，出现二尖瓣明显反流。

二、腱索和乳头肌

腱索按起源部位的不同一般分为三级，直接起源于乳头肌的腱索称为一级腱索，较为粗大；一级腱索的分支称为二级腱索；二级腱索的分支称为三级腱索。或者也可称为支柱腱索、次级腱索和第三级腱索。一级腱索断裂或延长会造成二尖瓣明显脱垂、瓣膜重度反流；二级腱索断裂可致瓣膜轻度脱垂、轻度关闭不全；三级腱索断裂一般不造成明显影响。

左室乳头肌分两组：前外侧组和后内侧组，也称前、后乳头肌。前乳头肌起始于左室前、侧壁中下1/3处，多为单一乳头肌；后乳头肌起始于室间隔与左室后壁交界处，

 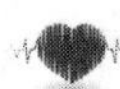

多数为多头。前、后乳头肌的腱索分布于前、后瓣叶的各一半。前乳头肌接受左冠状动脉对角支、钝缘支的血液供应；后乳头肌接受左冠状动脉钝缘支和右冠状动脉后降支、左室后支的血液供应。左心室收缩时乳头肌与邻近心肌呈协调运动。

三、二尖瓣环的运动

Glasson 的研究结果表明，二尖瓣环是一个极具动态性的结构，在心动周期中，二尖瓣环有三种运动方式：括约肌样收缩、漂移运动和瓣环折叠。

括约肌样收缩取决于后二尖瓣环的运动，这种运动和二尖瓣环不是一个刚性的 C 形结缔组织环有关。由于二尖瓣后叶的一部分附着在心室心肌上，合页线会跟随心室基底螺旋纤维收缩和舒张。在心脏等容舒张期二尖瓣环的面积和直径最大，有助于快速早期充盈，直到舒张早期（快速充盈期）结束。等容收缩期面积和直径最小，为收缩期有效的瓣叶做准备，并持续至收缩早期。受心房收缩的影响，括约肌样收缩能让二尖瓣环面积减少 20% ~30%。另外，前后径的减少有助于二尖瓣的折叠，确保了瓣膜功能。

漂移运动是由于左心室长轴缩小，反映了心内膜下肌纤维和心外膜下肌纤维的收缩，这些肌纤维常呈纵向/斜向分布。在心室舒张期，二尖瓣环与左室心尖相反方向运动。这种漂移促进左室充盈，多出了一部分存在于左心房至二尖瓣瓣叶下方的空间。相反，在心室收缩期，二尖瓣环朝向心尖移动。这一运动缩小了左室流出道和主动脉间的容量，同时还扩大了左心房的容量。随之而来的左心房压力下降有助于肺静脉血液回流。前、后二尖瓣环平移的程度不一样，前二尖瓣环与主动脉瓣根部相连，其平移量小于后二尖瓣环。

瓣环折叠是对在收缩过程中出现鞍形结构的修正运动，可以避免沿合页处瓣叶变形（环状收缩的潜在后果），并通过增加其曲率来减弱对小叶的收缩应力。

二尖瓣环运动在心动周期中的形态变化在二尖瓣的生理功能中扮演着重要角色，尤其是二尖瓣环面积（MAA）的缩小对瓣膜的关闭起着重要作用。二尖瓣环在心动周期中基本保持椭圆形，而舒张早期二尖瓣环更接近于圆形，舒张晚期二尖瓣环更接近椭圆形，这些作用有利于收缩期二尖瓣膜的关闭和前、后瓣叶间的充分结合。二尖瓣环在舒张期开放的面积最大，在收缩期二尖瓣后环会向心尖方向收缩，收缩期和舒张期瓣口面积变化可达 20%~30%。此外，二尖瓣环随着不同疾病的进展，其形态发生相应的变化。二尖瓣环可以扩张或趋于扁平，使二尖瓣叶上的应力增加并损害二尖瓣的功能。

四、功能

二尖瓣环形状的变化贯穿于整个心动周期，在舒张期呈类圆形，在收缩期呈肾形，瓣环前后径显著小于横径；瓣环收缩是心室收缩的延续，使瓣膜口面积减少20%~30%，增加瓣叶对合面，有利于二尖瓣的有效闭合，因此对于瓣环重塑成形手术是根据二尖瓣收缩期瓣环形态决定人工瓣环形态的。

二尖瓣前叶在血流通往心室的过程中起重要作用，在舒张期，前后瓣叶形成流入道使血流涌入心尖，然后血液分散，返涌到心底部，形成冲击力导致瓣膜关闭；在收缩期，前瓣叶和室间隔形成了流出道保证血流径直流入主动脉。二尖瓣平面与主动脉瓣环呈 120° 角，便于左室流入道充盈，如果主动脉瓣－二尖瓣夹角＜ 100° 就会导致二尖瓣的关闭功能障碍。

五、病因

二尖瓣狭窄（MS）是由慢性或反复发作的病变引起的二尖瓣交界处融合，前后叶瓣膜增厚、钙化和挛缩，以及腱索的增厚、钙化、挛缩和融合，二尖瓣舒张期开放受限。

二尖瓣狭窄的主要病因是风湿性心脏病。急性风湿热后形成明显 MS 至少需要 2 年，多数患者的无症状期为 10 年以上。风湿性心脏病患者中，单纯 MS 约占 25%，二尖瓣狭窄并关闭不全占 40%。少见病因中，主要为老年性二尖瓣环或环下钙化、婴幼儿先天性畸形。罕见病因中，包括类癌瘤、结缔组织疾病（如系统性红斑狼疮）。有人认为病毒可引起 MS。

根据病变累及部位和严重程度，风湿性二尖瓣狭窄可分为 4 种类型：

（1）隔膜型：纤维增厚、粘连局限于瓣尖和交界处致使瓣口狭窄，瓣叶本身病变较轻，启闭活动一般不受限，腱索偶有轻度粘连。

（2）隔膜增厚型：隔膜型的发展，除交界粘连外，前后瓣叶增厚，其活动轻度受限，腱索可有轻度粘连。

（3）隔膜漏斗型：除瓣膜狭窄外，瓣叶普遍性增厚，后瓣为甚，多有卷曲、挛缩；腱索也有粘连、缩短，常使瓣叶边缘组织向下牵拉，形成局限性漏斗状。

（4）漏斗型：瓣叶与瓣下腱索和乳头肌都有明显纤维化增厚，腱索明显增粗、粘连和缩短，瓣叶活动明显受限，常伴有二尖瓣关闭不全。

正常二尖瓣口面积 4~6cm^2，根据二尖瓣瓣口面积大小确定二尖瓣狭窄的程度，见表 4–1。

 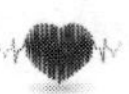

表 4–1　二尖瓣狭窄程度判定

狭窄程度	瓣口面积 / cm^2	平均压力阶差 / mmHg	肺动脉压 / mmHg
轻度	＞ 1.5	＜ 5	＜ 30
中度	1.0~1.5	5~10	30~50
重度	＜ 1.0	＞ 10	＞ 50

六、病理生理

二尖瓣狭窄使左心房压升高，严重狭窄时左心房压高达 20~25mmHg，才能使血流通过狭窄的瓣口，使左心室充盈并维持正常的心排出量。

由于左心房和肺静脉之间没有瓣膜结构，肺静脉和肺毛细血管压随左心房压升高出现瘀血扩张，水肿，肺脏顺应性下降、呼吸道阻力增加。心率增快时（如房颤、妊娠、感染或贫血时），心脏舒张期缩短，左心房压更高，进一步增加肺毛细血管压力。当压力超过 4.0kPa（30mmHg）时，导致肺泡水肿，出现呼吸困难、咳嗽、发绀等临床表现。

肺静脉长期瘀血会导致肺小动脉异常收缩痉挛、肺血管器质性阻塞性改变、局部血栓形成和血栓栓塞等病变，出现肺动脉压力升高，最后出现肺动脉高压。而长期肺动脉高压又引起肺小动脉痉挛，最终导致肺小动脉硬化，更加重肺动脉高压。长期发展会导致右心系统后负荷增加，出现功能性三尖瓣反流及右心衰竭。此时肺动脉压力有所降低，肺循环血液有所减少，肺瘀血会一定程度缓解。

左心房扩张和左房心肌病变会导致流体力学改变，出现心房颤动等心律失常。因血液瘀滞、心房颤动等因素，左心房容易出现附壁血栓。

七、临床表现

1. 症状

正常二尖瓣口面积为 4~6cm^2，当二尖瓣口面积＜ 1.5cm^2 时，开始出现临床表现。

呼吸困难：电肺静脉高压、肺瘀血引起。为最常见也是最早期的症状，在运动、情绪激动、妊娠、感染或快速型房颤时最易被诱发。随着病情进展，依次出现静息时呼吸困难、夜间阵发性呼吸困难，甚至端坐呼吸。阵发房颤时，心室率增快亦可诱发呼吸困难。右心衰竭时，肺动脉压力有所降低，肺循环血液有所减少，肺瘀血一定程度缓解。

咳嗽：由左心房极度增大压迫总支气管或喉返神经引起。多在夜间睡眠或劳动后出现，为干咳无痰或泡沫痰。

咯血：由长期肺静脉高压支气管小血管破裂引起。①大咯血：由于严重二尖瓣狭窄，左心房压力突然增高，肺静脉压增高，支气管静脉破裂出血所致，可为二尖瓣狭窄的首发症状，多见于二尖瓣狭窄早期。②痰中带血或血痰：常伴夜间阵发性呼吸困难，与支气管炎、肺部感染、肺毛细血管破裂有关。③肺梗死时咯胶冻状暗红色痰，为二尖瓣狭窄合并心力衰竭的晚期并发症。④粉红色泡沫痰：为急性肺水肿的特征，由毛细血管破裂所致。

血栓栓塞：为二尖瓣狭窄的严重并发症，多合并房颤。

其他症状：左心房显著扩大、左肺动脉扩张压迫左喉返神经引起声音嘶哑；压迫食管可引起吞咽困难；右心室衰竭可出现食欲减退、腹胀、恶心等消化道瘀血症状；部分患者有胸痛表现。

2. 体征

重度二尖瓣狭窄者可出现二尖瓣面容及颈静脉压升高。可呈二尖瓣面容，双颧绀红。右心室扩大时剑突下可触及收缩期抬举样搏动。右心衰竭时可出现颈静脉怒张、肝颈回流征阳性、肝大、双下肢水肿等。

心音：二尖瓣狭窄时，如瓣叶柔顺有弹性，在心尖区多可闻及亢进的第一心音，呈拍击样，并可闻及开瓣音；如瓣叶钙化僵硬，则该体征消失；当出现肺动脉高压时，P2 亢进和分裂。

心脏杂音：①二尖瓣狭窄特征性的杂音为心尖区舒张中晚期低调的隆隆样杂音，呈递增型，局限，左侧卧位明显，运动或用力呼气可使其增强，常伴舒张期震颤，房颤时杂音可不典型。当胸壁增厚 、肺气肿、低心排血量状态、右室明显扩大、二尖瓣重度狭窄时此杂音可被掩盖，称为“安静型二尖瓣狭窄”。②严重肺动脉高压时，由于肺动脉及其瓣环的扩张，导致相对性肺动脉瓣关闭不全，因而在胸骨左缘第 2 肋间可闻及递减型高调叹气样舒张早期杂音。③右心室扩大时，因相对性三尖瓣关闭不全，可于胸骨左缘第 4 、第 5 肋间闻及全收缩期吹风样杂音。

八、辅助检查

1. X 线检查

①胸部后前位片可见左房增大，左心缘变直，右心缘有双房影，晚期可见右心室增大。②胸片可见肺瘀血、间质性肺水肿（如 Kerley B 线）。③主动脉弓缩小，肺动脉主干突出，右心室增大，心脏呈梨形。

2. 心电图

由于晚期右心室增大，电轴右偏、右心室肥厚；此外窦性心律者可见二尖型 P 波。

3. 超声心电图

超声心动图是 MS 主要的诊断手段，其检查内容至少应包括疾病定性诊断、瓣口狭窄程度及二尖瓣装置受累程度的评估、心脏功能及肺动脉压力评估、并发症的筛查等方面。① M 型：二尖瓣前叶 EF 斜率减缓，A 峰消失，呈“城墙样”改变；二尖瓣回声增强变宽；前后瓣同向运动。单纯 MS 患者，左心室因前负荷减少而变小，其射血量较正常人减少，但射血分数多正常。②二维超声：舒张期瓣叶开放受限，前叶呈圆窿状，后叶活动差；短轴图可见瓣口缩小，开放呈鱼嘴状，可直接测量瓣口解剖面积。除此之外，还应多切面扫查排除有无左心房 / 心耳附壁血栓。若受肺气干扰，经胸超声心动图显示左心耳血栓不确切时，应建议行经食管超声检查。③多普勒：在存在三尖瓣关闭不全的情况下，通过多普勒超声心动图评估肺动脉收缩压。彩色多普勒超声心动图主要用于观察二、三尖瓣口血流并引导多普勒取样。重度主动脉瓣反流的患者，二尖瓣前瓣受反流束冲击可以出现相对性 MS。④经食管超声（TEE）：不作为 MS 的常规诊断手段。但 TEE 可提供清晰的二尖瓣、左心房及其附属结构的影像，在经胸超声图像质量欠佳时，可选用 TEE 对二尖瓣装置进行整体评估，以指导临床进行 PBMV 或外科手术治疗。MS 患者尤伴心房颤动时，左心耳充盈和排空速度均减低，局部血流瘀滞，容易形成附壁血栓。TEE 可更清晰地显示心脏结构及左心房内血栓。⑤负荷超声心电图：负荷超声心动图通过评估二尖瓣梯度和肺动脉压的变化提供额外的客观信息。运动期间肺动脉收缩压（sPAP）严重升高（即＞ 40mmHg）的个体可能会随着时间的推移对右心室（RV）功能产生不利影响。⑥实时三维超声心动图：实时三维超声心动图有经胸实时三维超声心动图与经食管实时三维超声心动图两种。部分患者左心耳内梳状肌较粗大，有时在 TEE 二维切面中，也难以排除是否有血栓形成。

4. 有创压力监测

有创压力监测仅适用于需要准确评估肺循环压力以用于治疗目的的特定病例。症状严重的 MS 患者需要经皮二尖瓣联合切开术作为解剖结构良好或二尖瓣置换术的一线治疗。

5. 运动测试（或心肺测试）

可以提供关于血流动力学反应和心律失常（尤其是 AF）发生的额外信息。

九、并发症

1. 心房颤动

房颤为二尖瓣狭窄最常见的心律失常，也是相对早期的常见并发症，可能为患者就诊的首发症状。发生房颤时，舒张期心房收缩功能丧失，左心室充盈减少，可使心排量减少 20%~25%。

2. 急性肺水肿

急性肺水肿为重度二尖瓣狭窄的严重并发症。表现为突发性呼吸困难和发绀，咳粉红色泡沫痰，双肺满布干、湿性啰音，常因剧烈体力活动或情绪激动、感染、心律失常而诱发。

3. 血栓栓塞

20% 的患者可发生体循环栓塞，其中 80% 伴房颤。血栓栓塞以脑栓塞最常见，约占 2/3，也可发生于四肢、脾、肾、肠系膜等动脉栓塞，栓子常来源于扩大的左心房伴房者。来源于右心房的栓子可造成肺栓塞。

4. 右心衰竭

右心衰竭为晚期常见并发症。右心竭时，右心排出量减少，肺循环血量减少，呼吸困难可有所减轻。

5. 感染性心内膜炎

较少见，在瓣叶明显钙化或合并房颤时更少发生。

6. 肺部感染

本病常有肺瘀血，易合并肺部感染。

十、运动建议

2020 欧洲心脏病协会（ESC）对患有二尖瓣狭窄的运动员的运动建议，见表 4–2。

表 4–2　2020 ESC 对二尖瓣狭窄心脏病运动员的运动建议

二尖瓣狭窄程度	建议
轻度	如果静息 sPAP < 40mmHg，患有轻度二尖瓣狭窄的运动员可以参加所有休闲运动和所有竞技运动
	对于无症状二尖瓣狭窄运动员可以参加所有休闲运动和所有竞技运动
中度	当静息 sPAP < 40mmHg 且运动压力测试显示良好的功能能力和正常的血压反应时，中度二尖瓣狭窄运动员可以参加低至中强度的休闲运动和低强度的竞技运动
	对于无症状二尖瓣狭窄运动员可以考虑参加所有低强度的竞技运动
重度	严重二尖瓣狭窄的运动员或静息 sPAP > 40mmHg 运动员不建议参加中、高强度的休闲运动
	对于无症状二尖瓣狭窄运动员不建议参加竞技运动

注：sPAP 指收缩期肺动脉压。

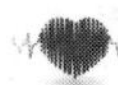

此外，接受过二尖瓣环成形术的患者参加运动的建议是基于狭窄的残余严重程度；对于无症状的冠状瓣膜置换术患者来说，只要瓣膜功能是令人满意的，没有血流动力学障碍的证据，是可以参加技术和混合运动项目。

十一、治疗

1. 药物治疗

包括预防风湿热复发，防止感染以及并发症的治疗。

（1）心力衰竭：遵循心衰治疗的一般原则，利尿、强心、扩血管治疗。急性肺水肿时避免使用扩张小动脉为主的扩血管药。

（2）心房颤动：治疗原则为控制心室率，争取恢复窦性心律，预防血栓栓塞。①急性发作伴快室率：血流动力学稳定者，可静注西地兰 0.2~0.8mg 将心室率控制在 100/min 以下。无效，可静注胺碘酮、普罗帕酮、β 受体阻滞剂（美托洛尔、艾司洛尔）或钙通道阻滞剂（维拉帕米、地尔硫卓），急性发作伴肺水肿、休克、心绞痛或昏厥时，应立即电复律。②慢性心房颤动：病程＜ 1 年，左房内径＜ 50mm，无病态窦房结综合征或高度房室传导阻滞者，可考虑行药物（常用转复药物有奎尼丁、胺碘酮）或电复律术转复窦性心律。复律前应做超声检查以排除心房内附壁血栓。转复成功后用胺碘酮或奎尼丁维持窦性心律。不宜转复者，口服地高辛 0.125~0.25mg/d，或联用地尔硫卓、倍他乐克、阿替洛尔将心室率控制在静息时每分钟 70 次左右。

（3）抗凝：适应证：①左房血栓。②曾有栓塞史。③人工机械瓣膜。④房颤。如无禁忌证，首选华法林 2.5~5mg/d，控制血浆凝血酶原时间（PT）延长 1.5~2 倍；国际标准化比率（INR）3.0~4.0。

2. 手术治疗

手术选择：二尖瓣狭窄手术包括成形术及换瓣手术两大类，一般情况下首选成形术，病变难以成形或成形手术失败者，考虑进行瓣膜置换。

（1）介入。PBMV 是二尖瓣交界分离术的重要组成部分，是治疗二尖瓣狭窄的常用手段。主要优点为操作简单、适应证广，缺点为费用较贵。

适应证：①二尖瓣口面积≤ 1.5cm^2，瓣膜柔软，无钙化和瓣下结构异常，Wilkins 超声评分≤ 8 分。②窦性心律，无体循环栓塞史。③不合并有二尖瓣关闭不全及其他瓣膜病变，且无风湿活跃。④有明确临床症状，心功能为 NYHA Ⅱ – Ⅲ级者。⑤二尖瓣狭窄合并重度肺动脉高压，不能耐受手术者。⑥其他手术前需要治疗二尖瓣狭窄以保证手术安全者。⑦合并有其他可做介入治疗的先天性心脏病，如房间隔缺损等。

（2）外科手术治疗。多数二尖瓣狭窄患者可通过球囊扩张解除狭窄，但由于二尖瓣狭窄患者合并有二尖瓣反流者越来越多；加之许多风湿性心脏病患者集中在农村或偏远地区，就诊时瓣膜病变已较为严重，失去了球囊扩张指征。因此，对病变较重或血流动力学明显异常者，即使没有症状也应该考虑手术治疗。外科手术主要包括二尖瓣闭式分离、直视交界切开及二尖瓣置换术。

适应证：①风湿热反复发作，二尖瓣及瓣下结构已有明显病变，NYHA 心功能分级≥Ⅲ级。②患者虽无症状，但反复血栓形成或栓塞，且抗凝治疗效果欠佳。③既往或目前有感染性心内膜炎。④球囊扩张、闭式扩张或直视切开术后再狭窄。⑤伴有明显的二尖瓣关闭不全，且不能通过修复技术消除关闭不全。

（3）人工瓣的选择。按照个体化原则对患者选取人工瓣。年轻患者（＜ 40 岁）及有慢性肾功能衰竭的患者可因瓣膜钙化而加速生物瓣的毁损。除了患有较重凝血性疾病或希望妊娠的妇女外，对这些患者均适合选用机械瓣。年龄＞ 70 岁的患者和不能服用抗凝药的患者适于选用生物瓣。

第二节　二尖瓣关闭不全

一、病因

根据急慢性分类：

1. 慢性病变

慢性二尖瓣关闭不全（MR）进展缓慢、病程较长，病因包括以下四点：①风湿性心脏病，在不发达国家风湿性心脏病引起者占首位，其中半数以上合并二尖瓣狭窄。②退行性病变，在发达国家，二尖瓣脱垂为最多见原因；二尖瓣黏液样退行性变、二尖瓣环及环下区钙化等退行性病变也是常见原因。③冠心病，常见于心肌梗死致乳头肌功能不全。④其他少见原因，如先天性畸形、系统性红斑狼疮、风湿性关节炎、心内膜心肌纤维化等。

2. 急性病变

急性二尖瓣关闭不全进展快、病情严重、病程短，病因包括以下四点：①腱索断裂，可由感染性心内膜炎、二尖瓣脱垂、急性风湿热及外伤等原因引起。②乳头肌坏死或

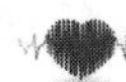

断裂，常见于急性心肌梗死致乳头肌缺血坏死，使牵拉作用减弱。③瓣膜毁损或破裂，多见于感染性心内膜炎。④心瓣膜替换术后人工瓣膜裂开。

可分为原发性二尖瓣关闭不全、继发性二尖瓣关闭不全。

（1）原发性二尖瓣关闭不全。原发性二尖瓣关闭不全顾名思义是瓣膜本身疾病，继发性二尖瓣关闭不全指由于心室疾病（或者心房）引起的继发病变。包括二尖瓣退行性疾病（二尖瓣脱垂或者连枷样改变）、风湿性二尖瓣病变、二尖瓣瓣环钙化、心内膜炎等。

这种分类法方法虽然简单明了，但不足以覆盖 MR 伴发的复杂类型。因此，2010 年 Adams 进一步提出退行性二尖瓣关闭不全（DMR）可以继续归类为四种亚型：①单独弹性纤维缺乏，瓣膜菲薄透明，通常发生小腱索断裂（FED 亚型）。②长期脱垂，脱垂瓣叶区域可继发黏液瘤样病理改变（FED+）。③瓣膜脱垂：多为冗余瓣膜继发黏液瘤样，通常累及瓣叶分区。④弥漫型黏液瘤样改变，瓣膜组织冗余，受累瓣膜范围大，增厚，腱索冗长常常伴有脱垂（Barlow's 病）。

（2）继发性二尖瓣关闭不全。

1）亚型。继发性二尖瓣关闭不全（又称功能性二尖瓣反流，FMR）非高度同源的疾病，而是具有异质性的疾病谱系。主要亚型包括心室源性及心房源性，心室源性顾名思义即左心室收缩功能受损或重构导致 FMR，包括非缺血性 FMR 与冠脉病变引起的缺血性心脏病 FMR；心房源性 FMR 多源于慢性心房纤颤。

2）机制。无论何种基础病因，FMR 归根到底还是二尖瓣栓系增强和闭合力量减弱（左心室收缩力量减弱的标志），栓系增强可发生在乳头肌水平（乳头肌牵拉）和瓣环水平（瓣环扩张）。

二尖瓣脱垂是原发性二尖瓣关闭不全的最常见原因，可能与单叶或双叶突出到左心房超过长轴环状平面至少 2mm 有关。心律失常（即心动过缓或快速心律失常）、心内膜炎、晕厥或全身性血栓栓塞在这些个体中比一般人群更常见。无节律性心源性猝死（SCD）在 MVP 中是罕见的（每年 0.2%~0.4%），在女性中更为常见，无论反流程度如何，都可发生，常与双瓣脱垂、二尖瓣环分离（MAD）和乳头肌心肌纤维化相关。

MR 反流基于瓣叶活动度的 Carpentier 分型，包括如下类型：① Carpentier Ⅰ型：瓣叶活动正常，主要包括瓣叶穿孔；需要注意房性 FMR 也属于Ⅰ型，主要由瓣环扩张引起，而非瓣膜本身活动异常。② Carpentier Ⅱ型：瓣叶活动过度，常见于二尖瓣退行性病变，如二尖瓣脱垂或者连枷样病变，按照病因分型则属于原发性二尖瓣 MR。

③ Carpentier Ⅲ型：瓣膜活动受限。Ⅲ a 类病变主要见于风湿性二尖瓣病变，瓣叶舒张期与收缩期活动都受限，病因型分类属于原发性 MR；Ⅲ b 类主要为收缩期瓣叶活动受限，病因型分类属于心室源性栓系导致的 FMR。

MR 严重程度分类见表 4-3。

表 4-3　二尖瓣关闭不全程度判定

关闭不全程度	射流面积 /cm^2	每搏反流量 /mL	反流分数 /%
轻度	＜ 4	＜ 30	＜ 30
中度	4~8	30~59	30~49
重度	＞ 8	＞ 60	＞ 50

二、病理生理

急性 FMR 时，收缩期左心室射出的部分血液经关闭不全的二尖瓣口反流左心房，使左心房容量负荷增加，致使左心房压和肺毛细血管楔压急剧升高，导致肺瘀血、急性肺水肿的发生。反流入左心房的血液与肺静脉至左心房的血液汇总，在舒张期充盈左心室，致左心房和左心室容量负荷骤增，左室舒张末压急剧上升。

慢性 FMR 时，左心室舒张期容量负荷增加，可通过 Frank-Starling 机制使左心室每搏量增加，射血分数维持在正常范围，因此代偿早期可无临床症状。随着病情进展，左心房接收左心室反流血液，持续严重的过度容量负荷终致左心房压和左心室舒张末压明显升高，内径扩大。当失代偿时，肺静脉压和肺毛细血管楔压增高，继而发生肺瘀血、左心衰竭。晚期出现肺动脉高压，导致右心室肥厚、右心衰竭，终致全心衰竭。

三、临床表现

1. 症状

急性二尖瓣关闭不全：轻者可仅有轻微劳力性呼吸困难，重者可很快发生急性左心衰竭，甚至急性肺水肿、心源性休克。

慢性二尖瓣关闭不全：慢性二尖瓣关闭不全患者的临床症状轻重取决于二尖瓣反流的严重程度及关闭不全的进展速度、左心房和肺静脉压的高低、肺动脉压力水平及是否合并有其他瓣膜损害和冠状动脉疾病。如轻度二尖瓣关闭不全者可以持续终身没有症状；对于较重的二尖瓣关闭不全，通常情况下，从罹患风湿热至出现二尖瓣关闭不全的症状一般超过 20 年，但一旦发生心力衰竭，则进展非常迅速。

程度较重的二尖瓣关闭不全患者，由于心排出量减少，可表现为疲乏无力，活动

 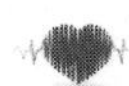

耐力下降；同时，肺静脉瘀血导致程度不等的呼吸困难，包括劳力性呼吸困难、静息性呼吸困难、夜间阵发性呼吸困难及端坐呼吸等。发展至晚期则出现右心衰竭的表现，包括腹胀、食欲缺乏、肝脏瘀血肿大、水肿及胸、腹腔积液等。在右心衰竭出现后，左心衰竭的症状反而有所减轻。另外，合并冠状动脉疾病的患者因心排血量减少，可出现心绞痛的临床症状。

2. 体征

（1）急性二尖瓣关闭不全。心尖冲动呈高动力型，为抬举样搏动。肺动脉瓣区第二心音分裂，左心房强有力收缩可致心尖区第四心音出现。心尖区收缩期杂音是二尖瓣关闭不全的主要体征，可在心尖区闻及＞ 3/ 6 级的收缩期粗糙的吹风样杂音，累及腱索、乳头肌时可出现乐音性杂音。由于左心房与左心室之间压力差减小，心尖区反流性杂音持续时间变短，于第二心音前终止。出现急性肺水肿时双肺可闻及干、湿啰音。

（2）慢性二尖瓣关闭不全。心界向左下扩大，心尖冲动向下向左移位，收缩期可触及高动力性心尖冲动；右心衰竭时可见颈静脉怒张、肝颈回流征阳性、肝大及双下肢水肿等。

心音：二尖瓣关闭不全时，心室舒张期过度充盈，使二尖瓣漂浮，第一心音减弱；由于左心室射血期缩短，主动脉瓣关闭提前，导致第二心音分裂；严重反流可出现低调第三心音，但它未必提示心衰，而可能是收缩期左心房存留的大量血液迅速充盈左心室所致。

心脏杂音：二尖瓣关闭不全的典型杂音为心尖区全收缩期吹风样杂音，杂音强度≥ 3/6 级，可伴有收缩期震颤。前叶损害为主者杂音向左腋下或左肩胛下传导，后叶损害为主者杂音向心底部传导。二尖瓣脱垂时收缩期杂音出现在喀喇音之后，腱索断裂时杂音可似海鸥鸣或乐音性。严重反流时，由于舒张期大量血液通过二尖瓣口，导致相对性二尖瓣狭窄，故心尖区可闻及短促的舒张中期隆隆样杂音。相对性二尖瓣关闭不全杂音与心功能状况呈正相关，心功能改善和左心室缩小时杂音减轻，而器质性二尖瓣关闭不全产生的收缩期杂音，心功能不全时杂音减轻，心功能改善时杂音增强，可伴二尖瓣狭窄产生的舒张期隆隆样杂音。

四、辅助检查

（1）心电图：病情轻者无明显异常，重者 P 波延长，可有双峰，同时左心室肥大、电轴左偏，病程长者心房颤动较常见。急性者，心电图可正常，窦性心动过速常见。

（2）X线检查：慢性二尖瓣关闭不全早期，左心房、左心室形态正常，晚期左心房、左心室显著增大且与病变严重程度成比例，有不同程度肺瘀血及间质水肿，严重者有巨大左心房、肺动脉高压和右心力衰竭征象。急性者心脏大小正常，反流严重者可有肺瘀血及间质水肿征象，1~2周内左心房、左心室开始扩大。

（3）超声心动图：① M型：急性者心脏大小正常，慢性者可见左心房、左心室肥大，左心房后壁与室间隔运动幅度增强。②二维超声：可确定左心室容量负荷，评价左心室功能和确定大多数病因，可见瓣膜关闭不全，有裂隙，瓣膜增厚变形、回声增强，左心房、左心室肥厚，肺动脉增宽。③多普勒：MR的严重程度可以通过带有彩色血流和多普勒研究的二维超声心动图来评估。显示收缩期起自二尖瓣口至左房的五彩异常反流束，二尖瓣前叶脱垂时反流束沿左房后侧壁走行，后叶脱垂时沿二尖瓣前叶和房间隔走行；连续多普勒显示收缩期二尖瓣口高速反流信号，占据全收缩期。④经食管超声（TEE）：当TTE无法准确量化MR的严重程度时，提倡经食道超声心动图或心脏CMR。MR的严重程度根据反流射流分类，对主动脉瓣的形态结构显示更为清楚，通过彩色多普勒观察瓣膜的反流情况。⑤三维超声心动图：三维回声可以为患有复杂瓣膜病变的患者提供额外的信息。

（4）心导管检查：一般没有必要，但可评估心功能和二尖瓣关闭不全的程度，确定大多数病因。

（5）运动负荷测试（或心肺测试）：在患有原发性MR的运动员中，LVEDD的截肢值在男性中为35mm，在女性中为40mm，结果证明对于识别具有临床相关性LV扩大的个体是有用的；但是，在规定锻炼时，建议在这种情况下逐案评估。建议对MR运动员进行运动负荷测试，以检查功能能力、血流动力学反应和复杂心律失常。

（6）心肌核磁（CMR）：运动员的运动建议还应考虑LV大小和功能以及肺动脉压。重要的是要考虑到一些运动员，特别是参加耐力运动的男性，可能会表现出生理上扩大的左心室腔大小。在这种情况下，应根据功能容量、心肌储备和肺动脉压做出决策。CMR可能对量化反流体积更有用，并有助于检测相关的心肌纤维化。

（7）动态心电图：建议进行24小时动态心电图监测以识别MVP中的复杂室性心律失常。SCD的风险与MR的严重程度无关，因此，这些个体的风险分层具有挑战性。MVP家族中心律失常性SCD的危险因素有过早心源性猝死、下壁导联T波倒置、静息或运动时具有RBBB形态的室性期前收缩（VPB）、MAD、非持续性室性心动过速（NSVT）和在某些情况下CMR上基底下壁的晚期钆增强。

五、并发症

（1）心房颤动：3/4 的慢性重度二尖瓣关闭不全患者可发生心房颤动。

（2）感染性心内膜炎：较二尖瓣狭窄者常见。

（3）体循环栓塞：常见于左心房扩大、慢性房颤者，但较二尖瓣狭窄者少见。

（4）心力衰竭：在急性者早期出现，慢性者仅在晚期出现。

（5）二尖瓣脱垂的并发症：包括感染性心内膜炎、脑血管栓塞、心律失常、猝死、腱索断裂、心衰等。

六、运动建议

2020 欧洲心脏病协会（ESC）对患有二尖瓣关闭不全的运动员的运动建议，见表 4-4。

表 4-4　2020 ESC 对二尖瓣关闭不全心脏病运动员运动建议

二尖瓣关闭不全程度	建议
轻度	患有轻度二尖瓣关闭不全的无症状运动员可以参加所有休闲运动项目和竞技运动
中度	患有中度二尖瓣关闭不全的无症状运动员符合以下标准可以参加所有休闲运动项目和竞技运动： ● 左心室舒张末期尺寸（LVEDD）≤ 60mm（或男性 35.3mm/m^2，女性 40mm/m^2）； ● 左心室射血分数≥ 60%； ● 静息肺动脉压 < 50mmHg； ● 最大运动负荷试验显示良好的功能能力，正常的血流动力学反应
重度	患有重度二尖瓣关闭不全的无症状运动员符合以下标准可以参加所有涉及低强度和中等强度的休闲运动项目和低运动强度的竞技运动： ● 左心室舒张末期尺寸（LVEDD）≤ 60mm（或男性 35.3mm/m^2，女性 40mm/m^2）； ● 左心室射血分数≥ 60%； ● 静息肺动脉压 < 50mmHg； ● 最大运动负荷试验显示良好的功能能力，正常的血流动力学反应
	LVEF < 60% 的人不建议参加竞技运动

七、治疗

慢性二尖瓣关闭不全患者在相当长时间内无症状，但一旦出现症状，则预后差。

1. 内科治疗

急性二尖瓣重度反流时，患者常有心衰症状，甚至发生休克。内科治疗的目的是减少反流量，降低肺静脉压，增加心排出量。动脉扩张剂可减低体循环血流阻力，故能提高主动脉输出流量，同时减少二尖瓣反流量和左心房压力。

慢性二尖瓣关闭不全在相当时期内可无症状，此时无须治疗，但应定期随访，重点是预防风湿热及感染性心内膜炎的发生。

2. 手术治疗

手术治疗是治疗二尖瓣关闭不全的根本性措施，应在左心室功能发生不可逆损害之前进行。常用的手术方法有二尖瓣修补术和二尖瓣置换术。前者适用于瓣膜损坏较轻、瓣叶无钙化、瓣环有扩大，但瓣下腱索无严重增厚者，手术死亡率低，术后射血分数的改善较好，不需终生抗凝治疗，占所有适合手术患者的 70% 。后者适用于瓣膜损坏严重者，其手术死亡率约为 5%。急性二尖瓣关闭不全应在药物控制症状的基础上，采取紧急或择期手术治疗。

慢性二尖瓣关闭不全的手术适应证：①重度二尖瓣关闭不全伴 NYHA 心功能分级Ⅲ或Ⅳ级。② NYHA 心功能分级Ⅱ级伴心脏大，左心室收缩末期容量指数（LVESVI）> $30mL/m^2$。③重度二尖瓣关闭不全，LVEF 减低，左心室收缩及舒张末期内径增大，LVESVI 高达 $60mL/m^2$，虽无症状也应考虑手术治疗。

第三节　三尖瓣狭窄

一、三尖瓣结构

三尖瓣位于房室口，解剖上分为瓣环、瓣叶、腱索三部分，三尖瓣顾名思义有三个瓣膜，前瓣通过腱索与前乳头肌相连，后瓣通过腱索与后乳头肌相连。还有一个瓣靠着室间隔叫隔瓣，通过腱索与内侧乳头肌和圆锥乳头肌相连。三尖瓣如同一个单向活门，保证血液循环由右心房向右心室方向流动和通过一定流量。当右心室收缩时，挤压室内血液，血液冲击瓣膜。三尖瓣关闭，血液不倒入右心房。

三尖瓣解剖有很大的复杂性，主要表现在以下几方面：

（1）与其他瓣膜相比，三尖瓣拥有最大的瓣环且瓣膜面积最大，正常成年人三尖瓣瓣口面积为 $7\sim9cm^2$。

（2）瓣膜的变异性最大。三尖瓣瓣叶除了三叶式外，还可表现为二叶式、四叶式、五叶式和六叶式，此外腱索和乳头肌的数量、强度和位置等变异性也较大。

（3）和二尖瓣相比，三尖瓣瓣环组织更脆弱，且瓣叶和腱索较二尖瓣更薄。

（4）三尖瓣瓣环邻近房室结、右希氏束、右冠状动脉和冠状静脉窦，置入器械有损伤传导系统、冠状动脉的风险；存在冠状静脉窦，甚至腔静脉和右室流出道梗阻或闭塞的风险。

（5）非平面的瓣环形态，瓣环呈半月马鞍形，形状不规则且最容易扩张。隔叶附着处与纤维环相延续，稳定性较好，而外侧瓣环部分约占周长的2/3，因缺乏固定组织而易扩张。

二、病因

三尖瓣狭窄（TS）以风湿性多见。单纯三尖瓣狭窄罕见，常合并二尖瓣病变。少见病因有某些引起右房排空障碍的疾病，如先天性三尖瓣闭锁、右心房肿瘤、类癌综合征；某些引起右室流入障碍的疾病，如心内膜纤维化、三尖瓣赘生物、心外肿瘤。

三、临床表现

乏力，水肿，颈部震动样不适，2/3的患者有风湿热的病史。阵发性夜间呼吸困难不常见，肺水肿及咯血罕见。因并发二尖瓣狭窄的概率较高且与二尖瓣病变的体征类似，其诊断常被遗漏。体征表现为消瘦，周围性发绀，颈静脉怒张，腹水，可扪及肝脏搏动。听诊胸骨左下缘可闻及全收缩期杂音，吸气增强，常较二尖瓣狭窄的杂音柔和，音调高，间期短。

四、实验室检查

1. 心电图

Ⅱ、Ⅲ、AVF导联的P波异常增宽，常见明显的双相波。V1导联的QRS波群振幅降低（常含有Q波），而V2导联的QRS波群则变得更高。

2. X线检查

关键性的X线表现为心脏明显增大，右心房显著增大（即右心室边缘明显外突），无肺动脉扩张。二尖瓣病变的特征性肺血管改变则被掩盖，很少或无间质性水肿和血管再分布，但可见左房增大。

3. 超声心动图

其改变与二尖瓣狭窄病变相似。二维超声特征性地显示瓣叶尖舒张期的圆顶形，特别是三尖瓣前叶、其他瓣叶增厚和运动受限，三尖瓣口直径减少。经食管超声探查，瓣膜结构的显示更为清晰。多普勒超声显示前向血流的斜率延长。

五、治疗

轻度三尖瓣狭窄经限制钠盐摄入及应用利尿药可改善症状，严重的三尖瓣狭窄最根本的治疗措施为外科治疗或球囊扩张。大多数三尖瓣狭窄的患者同时合并需手术治疗的其他瓣膜性疾病，因此行外科治疗或球囊扩张术也取决于二尖瓣或主动脉瓣病变的严重程度。其球囊扩张术的禁忌证与二尖瓣球囊扩张术相同。而外科治疗则生物瓣较机械瓣更适宜于三尖瓣置换术。

第四节　三尖瓣关闭不全

一、病因

1. 解剖学上瓣膜异常

（1）风湿性。

（2）非风湿性：感染性心内膜炎，Ebstein 畸形或脱垂，先天性类癌综合征，乳头肌功能异常，外伤，结缔组织病，放射性损伤。

2. 解剖学上正常瓣膜（功能性）

右心室收缩压升高（瓣环扩张）。

3. 三尖瓣关闭不全（TR）

通常继发于左心疾病、肺动脉高压或右心室（RV）功能障碍。在大多数继发性 TR 患者中，运动受限与潜在病理有关。轻度 TR 在运动员中很常见，并伴有下腔静脉的生理性扩张，在吸气时很容易塌陷。重度 TR 的特征是增加三尖瓣环扩张和 RV 重构，最终导致 RV 功能障碍和无反应性下腔静脉。由于运动时心输出量反应受损，重度 TR 患者的运动能力也可能降低。此外，他们在运动过程中可能会经历增加的右侧和左侧充盈压力，后者是由于舒张期心室相互作用所致。

二、临床表现

在无肺动脉高压时，三尖瓣关闭不全一般常能承受，但肺动脉高压和三尖瓣关闭不全同时存在时，心排血量下降，右心衰竭的表现明显。患者感乏力、虚弱、颈部搏

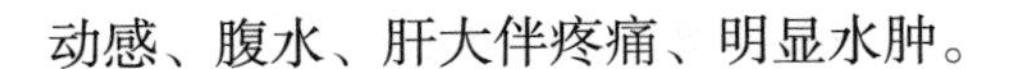

动感、腹水、肝大伴疼痛、明显水肿。

望诊可见消瘦、恶病质、发绀、黄疸、颈静脉怒张，严重者可有颈静脉的收缩期震颤和杂音。肝大，腹水。听诊常为心房颤动。伴有肺动脉高压时，杂音常为高音调，全收缩期，于胸骨旁第 4 肋间最响，偶尔也可在剑突下区，P2 亢进。不伴有肺动脉高压时，杂音一般为低调，局限于收缩期的前半期。轻度三尖瓣关闭不全，则杂音短促。一般吸气时杂音增强。如右心房明显扩大而占据心脏表面时，杂音在心尖区最明显且难以与二尖瓣关闭不全相鉴别。

三、实验室检查

1. 心电图

一般为非特异性的改变，常见有不完全性右束支阻滞可见高尖的 P 波，V1 呈 QR 型，心房颤动和心房扑动常见。

2.X 线检查

功能性三尖瓣关闭不全的患者因常继发于右心室扩大而表现为明显的心脏增大，右心房突出明显，常见有肺动脉和肺静脉高压的表现。腹水可引起横膈向上移位。

3. 超声心动图

其目的是发现三尖瓣关闭不全，估计其严重程度、肺动脉压力和右心室功能。如继发于三尖瓣环扩张，超声心动图可显示右心房、右心室及三尖瓣环明显扩张。彩色多普勒是非常准确、敏感和特异性的评估三尖瓣关闭不全的方法，且对手术治疗的选择和估计术后结果均有帮助。

4. 血流动力学检查

三尖瓣关闭不全使右心房、右心室的舒张期压力明显增高。右心房压力波形与右心室相似，随着关闭不全严重程度增加，两者更为相似，深吸气时右心房压力不是通常所见的下降，而是升高或无改变。肺动脉（或右心室）收缩压可能对判断三尖瓣不全是器质性还是功能性有一定帮助，肺动脉或右心室收缩压力低于 40mmHg 有利于原发病因的诊断，而压力超过 60mmHg 则提示为继发性的。

四、运动建议

一般而言，那些功能良好、右心室未扩张、心室功能保留、sPAP $<$ 40mmHg、无复杂性心律失常的无症状 TR 患者，可以参加所有休闲运动和竞技运动。

五、三尖瓣关闭不全的治疗

无肺动脉高压的三尖瓣关闭不全一般不需手术治疗，对继发于肺动脉高压的三尖瓣关闭不全者，做二尖瓣手术时通过瓣膜触摸可估计关闭不全的严重程度，轻度三尖瓣关闭不全一般不需手术，在二尖瓣手术成功后，肺血管压力也下降，轻度三尖瓣关闭不全也趋于消失。严重的风湿性三尖瓣关闭不全及交界处粘连的患者则需手术治疗，但严重功能性三尖瓣关闭不全的治疗则有争论。

器质性病变引起的三尖瓣关闭不全，如 Ebstein 畸形或类癌综合征，如严重需手术者，一般采用瓣膜置换术。三尖瓣采用机械瓣，其栓塞的危险较二尖瓣和主动脉瓣为大，目前三尖瓣置换术常选择生物瓣。

海洛因吸入者的三尖瓣心内膜炎是治疗的难题。抗生素治疗失败后，瓣膜置换术常会引起再感染和持续感染。因此，病变的瓣膜组织应予切除，以根除心内膜炎，然后继续进行抗菌治疗。在瓣膜切除 6~9 个月和控制感染后，可置入生物瓣。

第五节　主动脉瓣狭窄

主动脉瓣狭窄（AS）是一种主要表现在高龄成人（＞65 岁的人口占 2%~7%），也常见于年轻运动员和顶级运动员的瓣膜疾病。据报道，近 4% 的运动员心脏性猝死是由主动脉瓣狭窄引起的。主动脉瓣由 3 个半月瓣组成，位于左心室和主动脉之间，抑制射入主动脉的血流回流到左心室。

一、病因

主动脉瓣狭窄最常见的致病因素是先天性畸形、风湿性心脏病及老年退行性变。瓣叶结构异常致使血流紊乱，主动脉瓣叶增厚粘连，瓣叶纤维化、钙化，从而使主动脉瓣口缩小，出现狭窄。

二、病理

1. 先天性畸形

单叶瓣畸形：其发病率约占瓣膜疾病的万分之二，多见于男性，是引起婴幼儿死亡最常见的瓣膜狭窄病变。

二叶瓣畸形：最常见的先天性畸形为二叶瓣畸形。二尖瓣病变在人群中的发生率为 1.5%~2.0%，在年轻运动员中较为常见。其产生是由于发育过程中瓣尖融合而形成两片瓣。易并发感染性心内膜炎。

三叶瓣畸形：少数人可发生主动脉瓣狭窄，很少孤立存在，多与其他畸形合并存在。

2. 风湿性心脏病

属于自身免疫性疾病，由于风湿性炎症累及心脏瓣膜而造成瓣膜病变，多合并主动脉瓣关闭不全和二尖瓣病变 。

3. 老年钙化性瓣膜病

老年钙化性瓣膜病是由瓣膜退行性变所致，是老年人单纯性主动脉瓣狭窄的常见原因，多发生在年龄超过 65 岁的患者中，在我国，发病率随老龄化而升高，目前，与年龄相关的退行性主动脉瓣狭窄已成为成人最常见的主动脉瓣狭窄的原因。

三、病理生理

主动脉瓣狭窄严重程度分类见表 4–5。

表 4–5　主动脉瓣狭窄严重程度判定

主动脉瓣狭窄严重程度	射流速度 /（m/s）	平均压力阶差 /mmHg	主动脉瓣口面积 /cm^2
轻度	＜ 3	＜ 25	＞ 1.5
中度	3~4	25~40	1.0~1.5
重度	＞ 4	＞ 40	＜ 1.0

正常成人主动脉瓣口面积 3~4cm^2。当主动脉瓣口面积＜ 1.0cm^2 时，左心室收缩压明显升高，致使室壁向心性肥厚，左心室游离壁和室间隔厚度增加，顺应性下降，室壁松弛速度减慢，使左心室舒张末压进行性升高；该压力通过二尖瓣传导至左心房，使左心房后负荷增加；长期左心房负荷增加，将导致肺静脉压、肺毛细血管楔压和肺动脉压等相继增加，临床上出现左心衰竭的症状。严重的主动脉瓣狭窄引起左心室肥厚、左心室射血时间延长，使心肌耗氧量增加；主动脉瓣狭窄时常因主动脉根部舒张压降低、左心室舒张末压增高压迫心内膜下血管，使冠状动脉灌注减少及脑供血不足。上述机制导致心肌缺血缺氧和心绞痛发作，进一步损害左心功能，并可导致头晕、黑矇及晕厥等脑缺血症状。

四、临床表现

主动脉瓣狭窄患者在发病之初相当长时间内无症状。当瓣口面积≤ $1.0cm^2$ 时才出现临床症状，心绞痛、晕厥和呼吸困难是典型主动脉瓣狭窄的常见三联征。受影响的个体在休息时甚至运动时的心排血量可能都是正常的，因此，一些 AS 个体具有良好的运动表现。

1. 呼吸困难

劳力性呼吸困难为晚期患者常见的首发症状，见于95%有症状的患者。随病情发展，可出现阵发性夜间呼吸困难、端坐呼吸乃至急性肺水肿。

2. 心绞痛

对于重度主动脉瓣狭窄的患者来说，心绞痛是最早出现也是最常见的症状。产生心绞痛的原因有四点：①左心室壁增厚、心室收缩压升高和射血时间延长，增加心肌耗氧量。②左心室肥厚，导致心肌毛细血管密度相对减少。③舒张期心腔内压力增高，压迫心内膜下冠状动脉，导致心肌灌注不足。④左心室舒张末压升高，致使舒张期主动脉—左心室压差降低，减少冠状动脉灌注压。

3. 晕厥

见于 15%~30% 有症状的患者，部分仅表现为黑矇，可为首发症状。晕厥多与劳累有关，发生于劳力当时，少数在休息时发生。机制可能为：①劳力时，外周血管扩张而心排出量不能相应增加，同时心肌缺血加重，心肌收缩力减弱引起心排出量的进一步减少。②劳力停止后回心血量减少。左心室充盈量及心排出量下降。③休息时晕厥多由于心律失常（如房颤、房室传导阻滞或室颤等）导致心排出量骤减所致。

五、体征

1. 心界

正常或轻度向左扩大，心尖区可触及收缩期抬举样搏动，收缩压降低、脉压减小、脉搏细弱。严重的主动脉瓣狭窄患者，同时触诊心尖部和颈动脉可发现颈动脉搏动明显延迟。

2. 心音

第一心音正常。如主动脉瓣严重狭窄或钙化，左心室射血时间明显延长，则主动脉瓣第二心音成分减弱或消失。由于左心室射血时间延长，第二心音中主动脉瓣成分延迟，严重狭窄者可呈逆分裂。主动脉第二心音的消失是严重 AS 特有的，尽管不是一个敏感的迹象。肥厚的左心房强有力收缩产生明显的第四心音。如瓣叶活动度正常，可在胸骨右、左缘和心尖区听到主动脉瓣射流音，如瓣叶钙化僵硬则射流音消失。

3. 心脏典型杂音

收缩期粗糙而响亮的喷射性杂音，3/6 级以上，呈递增—递减型，在胸骨右缘第 2 肋间和胸骨左缘第 2、第 3 肋间处听诊最明显，多伴细小震颤，可向颈部、胸骨缘和心尖区传导。一般来说，杂音愈响，持续时间愈长，高峰出现愈晚，提示狭窄程度愈重。左心室衰竭或心排出量减少时，杂音消失或减弱。长舒张期之后，如期前收缩后的长代偿间期之后或房颤的长心动周期时，心搏量增加，杂音增强。

六、实验室和其他检查

1. X 线检查

心影一般不大，形状可略有变化，即左心缘下 1/3 处稍向外膨出；左心房可轻度增大，75%~85% 的患者可呈现升主动脉扩张。在侧位透视下有时可见主动脉瓣膜钙化。

2. 心电图（ECG）

轻者心电图正常，中度狭窄者可出现 QRS 波群电压增高，伴轻度 ST–T 改变，严重者可出现左心室肥厚伴劳损和左心房增大的表现。

3. 超声心动图（UCG）

超声心动图是明确瓣膜形态、判定狭窄程度的重要方法。超声心动图也是评估 AS 严重程度的首选技术。二维超声心动图可见主动脉瓣瓣叶增厚、回声增强，提示瓣膜钙化，瓣叶收缩期开放幅度减小（常＜ 15mm），开放速度减慢。左心室后壁与室间隔呈对称性向心性肥厚，左心房可增大，主动脉根部狭窄后扩张等，可发现二叶、三叶主动脉。彩色多普勒超声心动图上可测定心脏及主管内的血流速度。通过测定主动脉口的最大血流速度，可计算最大跨力阶差（左心室—主动收缩期峰压差）及瓣口面积并评估其狭窄程度。对于患有 AS 的运动员，建议每年进行超声心动图评估，以监测狭窄的进展情况，并监测左心室功能和结构。

4. 运动耐力压力试验

2014 年美国心脏病学会（ACC）/ 美国心脏协会（AHA）瓣膜性心脏病指南和 2012 年欧洲心脏病协会（ESC）瓣膜性疾病管理指南指出，运动测试（表 4–6）在无症状严重瓣膜性心脏疾病中的应用可评估运动时血流动力学反应，并可为预后提供指导。

表 4-6　AHA/ACC 对主动脉瓣狭窄心脏病运动员运动测试的建议

主动脉瓣狭窄严重程度	休闲运动及竞技体育的类型	运动耐量试验[a]
严重	低强度运动	不可以
中等	低、中静态 / 动态运动	可以
轻度	所有运动	可以

注：a 为在无症状、ST 段压低、血压异常反应或室性心动过速的情况下进行比赛或训练的运动耐量试验。

5. 心导管检查

当 UCG 不能确定狭窄程度并考虑行人工瓣膜置换时，应行心导管检查。根据所得跨瓣可计算出瓣口面积。瓣口大于 1.0cm^2 为轻度狭窄，0.75~1.0cm^2 为中度狭窄，小于 0.75cm^2 为重度狭窄。如以跨瓣压差判断，平均压差超过 50mmHg 或峰压差超过 70mmHg 为重度狭窄。

七、诊断与鉴别诊断

1. 诊断

典型主动脉瓣区射流样收缩期杂音，较易诊断主动脉瓣狭窄，确诊有赖于超声心动图。合并关闭不全和二尖瓣病变者多为风湿性心脏瓣膜病；65 岁以下、单纯主动脉瓣病变者多为先天性畸形；超过 65 岁者以退行性老年钙化性病变多见。

2. 鉴别诊断

临床上主动脉瓣狭窄应与下列情况的主动脉瓣区收缩期杂音相鉴别，上述情况超声心动图可予以鉴别。

（1）梗阻性肥厚型心肌病收缩期二尖瓣前叶前移，致左心室流出道梗阻，可在胸骨左缘第 4 间闻及中或晚期射流性收缩期杂音，不向颈部和锁骨下区传递，有快速上升的重搏脉。超声心动图示左心室壁不对称肥厚，室间隔明显增厚，左室后壁比≥ 1.3。

（2）其他先天性主动脉瓣上狭窄、先天性主动脉瓣下狭窄等，均可闻及收缩期杂音，前者在右锁骨下杂音最响，后者常合并轻度主动脉瓣关闭不全，无喷射音。如杂音传导至胸骨左下缘或心尖区时，应与二尖瓣关闭不全、三尖瓣关闭不全或室间隔缺损的全收缩期杂音区别。

八、并发症

（1）心律失常，10% 患者可发生房颤，导致左心房压升高和心排出量明显减少，临床症状迅速恶化，可致严重低血压、晕厥或肺水肿。主动脉瓣钙化累及传导系统可致房室传导阻滞，左心室肥厚、心内膜下心肌缺血或冠状动脉栓塞可导致室息性心律失常。

（2）心脏性猝死，无症状者发生猝死少见，多发生于先前有症状者。

（3）充血性心力衰竭，发生左心衰竭后自然病程缩短，若不行手术治疗，50% 的患者于 2 年内死亡。

（4）感染性心内膜炎，不常见。

（5）体循环栓塞，少见，多见于钙化性主动脉瓣狭窄者。

（6）胃肠道出血，部分患者有胃肠道血管发育不良，可合并胃肠道出血。多见于老年的瓣膜钙化患者，出血多为隐匿和慢性。人工瓣膜置换术后出血可停止。

九、运动建议

2020 年欧洲心脏病协会（ESC）对患有主动脉瓣狭窄的运动员的运动建议，见表 4–7。

表 4–7　ESC 对主动脉瓣狭窄心脏病运动员运动建议

主动脉瓣狭窄程度	建议
轻度	患有轻度主动脉瓣狭窄的无症状运动员可以参加所有休闲和竞技运动
中度	患有中度主动脉瓣狭窄的无症状运动员符合以下标准可以参加所有低至中等强度的休闲运动： LVEF ≥ 50%、功能能力良好和正常运动测试的个体
	患有中度主动脉瓣狭窄的无症状运动员符合以下标准可以参加所有低至中等强度的竞技运动： LVEF ≥ 50%、功能能力良好和运动时血压正常的个体
重度	患有重度主动脉瓣狭窄的无症状运动员不建议参加中至高等强度的休闲和竞技运动

十、治疗

1. 内科治疗

针对主动脉瓣狭窄，内科主要的治疗是预防感染性心内膜炎。无症状者无须治疗，应定期随访。轻度狭窄者每 2 年复查一次，体力活动不受限制；中度及重度狭窄者应避免剧烈体力活动，每 6~12 个月复查一次。一旦出现症状，即需手术治疗。心力衰竭患者等待手术过程中，慎用利尿剂以缓解肺充血。出现房颤，应尽早电转复，否则可能导致急性左心衰竭。ACEI 及 β 受体拮抗剂不适用于主动脉瓣狭窄患者。

2. 手术治疗

凡出现临床症状者，均应考虑手术治疗。若不做主动脉瓣置换，3 年死亡率可达 75%。主动脉瓣置换后，存活率接近正常。

（1）人工瓣膜置换术是治疗成人主动脉瓣狭窄的主要方法，手术主要指征为重度狭窄伴心绞痛、晕厥或心力衰竭症状。无症状患者，若伴有进行性心脏增大和（或）左心室功能进行性减退，活动时血压下降，也应考虑手术。手术死亡率≤ 5%，远期预后优于二尖瓣疾病和主动脉瓣关闭不全的换瓣患者。

（2）直视下主动脉瓣分离术，适用于儿童和青少年的非钙化性先天性主动脉瓣严重狭窄者，甚至包括无症状者。

（3）经皮主动脉瓣球囊成形术，经动脉逆行将球囊导管推送至主动脉，用生理盐水与造影剂各半的混合液体充盈球囊，裂解钙化结节，伸展主动脉瓣环和瓣叶，解除瓣叶和分离融合交界处。其优点是无须开胸，缺点是不能降低远期死亡率，且操作死亡率可达 3%，1 年死亡率可达 45%。

与经皮球囊二尖瓣成形术不同，经皮球囊主动脉瓣成形术的临床应用范围局限，它主要的治疗对象为高龄者，用于改善心功能症状。其适应证包括：①由于严重肺动脉瓣狭窄的心源性休克者。②严重主动脉狭窄需急诊非心脏手术治疗，因有心力衰竭而具极高手术危险者，作为以后人工解膜置换的过渡。③严重主动脉瓣狭窄的妊娠妇女。④严重主动脉瓣狭窄，拒绝手术治疗的患者。

（4）经皮主动脉瓣置换术（TAVI），自 2002 年首例患者接受经皮主动脉瓣置换术以来，目前全球已有超过 1 万名患者获益。此手术可以通过两种途径进行：一是经股动脉穿刺途径把人工瓣膜输送到原来瓣膜位置后，扩张以后取代原来的瓣膜行使正常功能；二是经胸部切开一个小的切口，通过心尖直接把人工心脏瓣膜植入，该法手术风险较高且成功率低。目前，经皮主动脉瓣置换术还不是治疗主动脉瓣狭窄的首选方法，在一些不适合外科手术的高危患者中（如极高龄、慢性肺部疾病、肾衰竭、贫血、肿瘤），它的出现无疑是这类患者的福音。

第六节　主动脉瓣关闭不全

主动脉瓣关闭不全（AI）是指血液从主动脉流向左心室的舒张期逆转。可由主动脉瓣原发疾病或瓣膜周围器官和结构异常（如主动脉根部和升主动脉）引起。根据发病情况又分为急性和慢性两种。

一、病因

1. 急性主动脉瓣关闭不全

病因主要包括：①感染性心内膜炎。②胸部创伤致主动脉根部、瓣叶支持结构和瓣叶破损或瓣叶脱垂。③主动脉夹层血肿使主动脉瓣环扩大，瓣叶或瓣环被夹层血肿撕裂。④人工瓣膜撕裂等。

2. 慢性主动脉瓣关闭不全

（1）主动脉瓣本身病变包括：①风湿性心脏病：约 2/3 主动脉瓣关闭不全由风湿性心脏病所致，多合并主动脉瓣狭窄和二尖瓣病变。②先天性畸形：包括二叶式主动脉瓣、主动脉瓣穿孔、室间隔缺损伴主动脉瓣脱垂等；先天性主动脉半月瓣发育异常通常合并主动脉扩张和冠状动脉起源位置异常，部分患者同时还合并有主动脉弓缩窄和大脑中动脉瘤。③感染性心内膜炎：为单纯主动脉瓣关闭不全的常见病因，由于瓣膜赘生物致瓣叶破损或穿孔，瓣叶因支持结构受损而脱垂或赘生物介于瓣叶间妨碍其闭合而引起关闭不全，即使感染已控制，瓣叶纤维化和挛缩可继续。④退行性主动脉瓣病变：老年退行性钙化性主动脉瓣狭窄中 75% 合并关闭不全。⑤主动脉瓣黏液样变性：可致瓣叶舒张期脱垂入左心室。

（2）主动脉根部扩张引起瓣环扩大，瓣叶舒张期不能对合，为相对关闭不全。包括：①马方综合征：属于遗传性结缔组织病，通常累及骨、关节、眼、心脏和血管，典型者四肢细长，韧带和关节过伸，晶状体脱位和主动脉呈梭形瘤样扩张。②梅毒性主动脉炎：炎症破坏主动脉中层，致主动脉根部扩张，30% 发生主动脉瓣关闭不全，其他病因有高压性主动脉环扩张、特发性升主动脉扩张、主动脉夹层形成、强直性脊柱炎、银屑病性关节炎等。

二、病理生理

1. 急性

舒张期血流由主动脉反流入左心室，使左心室舒张末压迅速升高。收缩期，左心室难将左心房回血及主动脉反流血充分排空，前向搏出量下降；舒张期，因舒张压迅速上升，致使二尖瓣提前关闭，有助于防止左心室压过度升高，但左心房排空受限，左心房压力增高，引起肺瘀血、肺水肿。心率加快虽可代偿左心室前向排出量减少，使左心室收缩压及主动脉收缩压不致发生明显变化，但在急性主动脉瓣关闭不全的患者，血压常明显下降，甚至发生心源性休克。

2. 慢性

舒张期血流由主动脉大量反流入左心室，使左心室舒张末容量增加。左心室对慢性容量负荷增加代偿反应为左心室扩张，舒张末压可维持正常，扩张在 Frank–Starling 曲线上升段，可以增强心肌收缩力。另外，由于血液反流，主动脉内压力下降，更有利于维持左心室泵血功能。由于左心室舒张末压不增加，左心房和肺静脉压也保持正常，故可多年不发生肺循环障碍。随病情进展，反流量增多，左心室进一步扩张，左心室舒张末容积和压力显著增加，最终导致心肌收缩力减弱，心搏出量减少，左心室功能降低，最后可发展至左心功能不全。左心室心肌肥厚使心肌耗氧量增加，同时主动脉反流致舒张压降低而使冠状动脉灌流减少，引起心肌缺血，加速心功能恶化。

许多患有 AI 的运动员多年来一直没有症状，可以忍受左心室尺寸、容量和由主动脉反流量逐渐增加引起的压力的逐渐增加。当病理性左心室重塑开始时，通常会出现症状。这个过程的特点是间质纤维化导致左心室顺应性下降，收缩末期和舒张末期压力增加，进一步扩张左心室，不可避免地导致左心室功能障碍、心室内压升高和心脏破裂。运动员面临的挑战在于区分与慢性 AI 相关的早期病理性左心室扩张和生理性左心室扩大，这些左心室扩大被视为运动诱导的心脏重塑（EICR，运动员心脏）的一部分。

三、临床表现

（一）症状

慢性主动脉瓣关闭不全可在较长时间无症状，轻症者一般可维持 20 年以上。随反流量增大，出现与每搏输出量增大有关的症状，如心悸、心前区不适、头颈部强烈动脉搏动感等。心力衰竭的症状早期为劳力性呼吸困难，随着病情进展，可出现夜间阵发性呼吸困难和端坐呼吸。可出现胸痛，可能是由于左心室射血时引起升主动脉过分牵张或心脏明显增大所致。心绞痛发作较主动脉瓣狭窄时少见。晕厥罕见，改变体位时可出现头晕或眩晕。

急性主动脉瓣关闭不全轻者可无任何症状，重者可出现突发呼吸困难，不能平卧，全身大汗，频繁咳嗽，咳白色或粉红色泡沫痰，更重者可出现烦躁不安，意识模糊，甚至昏迷。

（二）体征

1. 慢性

（1）面色苍白，头随心搏摆动。心尖冲动向左下移位，范围较广，心界向左下扩大。心底部、胸骨柄切迹、颈动脉可触及收缩期震颤。颈动脉搏动明显增强。

（2）心音：第一心音减弱，为舒张期左心室充盈过度、二尖瓣位置过高所致；主动脉瓣区第二心音减弱或消失；心尖区常可闻及第三心音，与舒张早期左心室快速充盈增加有关。

（3）心脏杂音：主动脉瓣区舒张期杂音，为高调递减型叹气样杂音，舒张早期出现，坐位前倾时呼气末明显，向心尖区传导。轻度反流者，杂音柔和、高调，仅出现于舒张早期，只有患者坐位前倾、呼气末才能听到；中重度反流者，杂音为全舒张期，性质较粗糙。当出现乐音性杂音时，常提示瓣叶脱垂、撕裂或穿孔。严重主动脉瓣关闭不全，在主动脉瓣区常有收缩中期杂音，向颈部及胸骨上窝传导，为极大量心搏量通过畸形的主动脉瓣膜所致，并非由器质性主动脉瓣狭窄导致。反流明显者，常在心尖区闻及柔和低调的隆样舒张期杂音，其产生机制是：①由于主动脉瓣反流，左心室血容量增多及舒张期压力增高，将二尖瓣前侧叶推起处于较高位置引起相对二尖瓣狭窄所致。②主动脉瓣反流血液与由左心房流入的血液发生冲击、混合，产生涡流，引起杂音。

（4）周围血管征：动脉收缩压增高，舒张压降低，脉压增宽，可出现周围血管征，如点头征、水冲脉、股动脉枪击音和毛细血管搏动征，听诊器压迫股动脉可闻及双期杂音。

2. 急性

重者可出现面色晦暗、唇甲发绀、脉搏细数、血压下降等休克表现。二尖瓣提前关闭致使第一心音减弱或消失；肺动脉高压时可闻及肺动脉瓣区第二心音亢进，常可闻及病理性第三心音和第四心音。由于左心室舒张压急剧增高，主动脉和左心室压力阶差急剧下降，因而舒张期杂音柔和短促、低音调。周围血管征不明显，心尖冲动多正常。听诊肺部可闻及哮鸣音，或在肺底闻及细小水泡音，严重者满肺均有水泡音。

四、实验室和其他检查

1. X 线检查

慢性主动脉瓣关闭不全者左心室明显增大，向左下增大，心腰加深，升主动脉结扩张，呈“主动脉型”心脏，即靴形心。急性者心脏大小多正常或左心房稍增大，常有肺瘀血和肺水肿表现。

2. 心电图

慢性者常见左心室肥厚劳损伴电轴左偏。如有心肌损害，可出现心室内传导阻滞，房性和室性心律失常。急性者常见窦性心动过速和非特异性 ST–T 改变。

3. 超声心动图

M 型超声显示舒张期二尖瓣前叶快速高频的振动，二维超声可显示主动脉瓣关闭时不能合拢。多普勒超声显示主动脉瓣下方（左心室流出道）探及全舒张期反流，为诊断主动脉瓣反流高度敏感及准确的方法，与心血管造影术有高度相关性，可定量判断其严重程度（表 4–8）。

表 4–8　主动脉反流严重程度的判定

反流程度	射流宽度	每搏反流量 /mL	反流分数 /%
轻度	<左心室流出道的 25%	< 30	< 30
中度	左心室流出道的 25% ~ 65%	30~59	30~49
重度	>左心室流出道的 65%	> 60	> 50

五、运动测试

运动测试可以揭示以前被归类为无症状或症状不明确的有症状患者。

来自意大利的数据表明，运动员的左心室舒张末期和收缩末期尺寸存在重叠，主要是动态和混合动态–静态运动员，以及患有慢性 AI 的非运动员。在意大利混合运动精英男性运动员中，近 50% 的运动员观察到左心室舒张末期直径（LVEDD）> 55mm，但 LVEDD > 60mm 并不常见，LVEDD > 70mm 极为罕见。在训练有素的意大利混合运动女运动员中，< 10% 的运动员存在 LVEDD > 55mm，而 LVEDD 超过 60mm 的情况很少见，仅 1% 的运动员存在。报告的左心室收缩末期正常上限意大利精英男性和女性运动员的尺寸（LVESD）分别为 49mm 和 38mm。

AI 和 LVESD 和（或）LVEDD 大于这些参考值的运动员应首先将这些尺寸作为体表面积指标，以确定对腔室尺寸的准确评估。如果指标仍然高于参考值，则应通过运动压力测试进一步评估，以评估运动能力和运动血流动力学（表 4–9）。TTE 评估还应包括 AI 严重程度的多普勒评估、左心室功能评估、主动脉瓣形态以及主动脉尺寸和形态。

 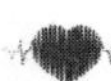

表 4–9　AHA/ACC 对主动脉瓣关闭不全心脏病运动员运动测试的建议

主动脉瓣反流严重程度	竞技体育的类型	运动耐量试验[a]
严重[b]	所有运动项目	可以
LVEF ＜ 50% 或严重左室扩张[c]	无	不可以
轻度至中度	所有运动项目	可以
中度左室扩张[d]	所有运动项目	可以

注：a: 在无症状、ST 段压低、血压异常反应或室性心动过速的情况下进行比赛或训练时的运动耐量试验。b: 如果运动耐受正常，LVEF ＞ 50%，左室收缩期末内径（LVESD）＜ 50mm（男性）或＜ 40mm（女性）或 LVESD 指数＜ 25mm/m^2，且无主动脉反流严重程度或左室扩张严重程度进展的证据。c：LVEF ＜ 50%，LVESD ＞ 50mm 或指数 LVESD ＞ 25mm/m^2，或 LV 舒张末期直径（LVEDD）严重增加（男性＞ 70mm 或 35.3mm/m^2；女性＞ 65mm 或＞ 40.8mm/m^2）。d：LVESD ＜ 50mm（男性）或＜ 40mm（女性）或 LVESD 指数＜ 25mm/m^2。

六、诊断与鉴别诊断

1. 诊断

有典型主动脉瓣关闭不全的舒张期杂音伴周围血管征，可诊断为主动脉瓣关闭不全，超声心动图可明确诊断。慢性者合并主动脉瓣狭窄或二尖瓣病变，支持风湿性心脏病诊断。

2. 鉴别诊断

主动脉瓣关闭不全杂音于胸骨左缘明显时，应与 Graham–Steel 杂音鉴别。Austin–Flint 杂音应与二尖瓣狭窄的心尖区舒张中晚期杂音鉴别。前者常紧随第三心音后，第一心音减弱；后者紧随开瓣音后，第一心音常亢进。

七、并发症

感染性心内膜炎较常见，常加速心力衰竭发生；充血性心力衰竭，慢性者常于晚期出现，急性者出现较早；室性心律失常常见，但心脏性猝死少见。

八、运动建议

2020 年欧洲心脏病协会（ESC）对患有主动脉瓣关闭不全的运动员的运动建议，见表 4–10。

表 4–10　2020 年 ESC 对主动脉瓣关闭不全心脏病运动员运动建议

主动脉瓣关闭不全程度	建议
轻度	患有轻度主动脉瓣关闭不全的无症状运动员可以参加所有休闲和竞技运动
中度	患有中度主动脉瓣关闭不全的无症状运动员符合以下标准可以参加所有休闲运动：左室未扩张，LVEF ＞ 50% 和运动压力试验正常的个体
	患有中度主动脉瓣关闭不全的无症状运动员符合以下标准可以参加所有竞技运动：LVEF ＞ 50% 和运动压力试验正常的个体
重度	患有重度主动脉瓣关闭不全的无症状运动员符合以下标准可以参加所有低或中等强度的休闲运动：轻或中度左室扩张，LVEF ＞ 50% 和运动压力试验正常的个体。若 LVEF ≤ 50% 和（或）运动性心律失常，则不建议参加任何中至高等强度的休闲运动
	患有重度主动脉瓣关闭不全的无症状运动员符合以下标准可以参加大多数低至中等强度的竞技运动：轻或中度左室扩张，LVEF ＞ 50% 和运动压力试验正常的个体。若 LVEF ≤ 50% 和（或）运动性心律失常，则不建议参加任何中或高强度的竞技运动

九、治疗

1. 慢性

（1）内科治疗。无症状且左心室功能正常者不需要内科治疗，但需随访；轻中度主动脉瓣关闭不全者，每 1~2 年随访一次；重度者，每半年随访一次。随访内容包括临床症状，超声检查左心室大小和左心室射血分数。预防感染性心内膜炎，预防风湿活动，左心室功能有减低的患者应限制重体力活动，左心室扩大但收缩功能正常者，可应用血管扩张剂（如肼屈嗪、尼群地平、ACEI 等），可延迟或减少主动脉瓣手术的需要。

（2）手术治疗。慢性主动脉瓣关闭不全者若无症状，且左心室功能正常，可不需手术，但要定期随访。中度以上的主动脉瓣反流，易导致左心室扩大，心律失常，即使心功能正常，也应该尽早手术。 手术应在不可逆的左心室功能不全发生之前进行，若出现下列的严重主动脉瓣关闭不全应手术治疗：①有症状和左心室功能不全者。②无症状伴左心室功能不全者，经系列无创检查显示持续或进行性左心室收缩末容量增加或静息射血分数降低者应手术。③若症状明显，左心室功能正常者，手术的禁忌证为 LVEF ≤ 15%~20%，LVEDD ≥ 80mm 或 LVEDVI ≥ 300mL/ ㎡。原发性主动脉瓣关闭不全，主要采用主动脉瓣置换术；继发性主动脉瓣关闭不全，可采用主动脉瓣成形术；部分病例（如创伤、感染性心内膜炎所致瓣叶穿孔）可行瓣膜修复术。

2. 急性

急性主动脉瓣关闭不全的危险性比慢性主动脉瓣关闭不全高得多，因此应及早考

 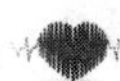

虑外科治疗。内科治疗一般为术前准备过渡措施，包括吸氧、镇静、静脉应用多巴胺或多巴酚丁胺，或硝普钠、呋塞米等。治疗应尽量在Swan-Ganz导管床旁血流动力学监测下进行，主要目的是降低肺静脉压、增加心排出量、稳定血流动力学。人工瓣膜置换术或主动脉瓣修复术是治疗急性主动脉瓣关闭不全的根本措施。

十、预后

急性重度主动脉瓣关闭不全如不及时手术治疗，常死于左心室衰竭。慢性者无症状期长，一旦症状出现，病情便迅速恶化，心绞痛者5年内死亡50%，严重左心衰竭者2年内死亡50%。重度患者经确诊后内科治疗5年存活率为75%，10年存活率为50%。术后存活者大部分有明显临床改善，心脏大小和左心室重量减少，左心室功能有所恢复，但恢复程度和术后远期存活率低于主动脉瓣狭窄者。

第七节　肺动脉瓣狭窄

肺动脉瓣为右心室的出口，肺动脉瓣疾病主要影响右心室的结构和功能。肺动脉瓣狭窄（PVS）是指室间隔完整的单纯性狭窄，原因大多为先天性，是一种常见的心脏异常，发生率占先天性心脏畸形的10%~20%。肺动脉瓣狭窄可分三型：①肺动脉狭窄。②右心室漏斗部狭窄。③瓣膜型肺动脉口狭窄。

一、病因

肺动脉瓣狭窄多由胚胎发育过程中瓣膜发生障碍所致，是一种常见的先天性心脏疾病，占全部先天性心脏疾病的9%~12%。狭窄可发生在肺动脉分支或肺动脉干、瓣膜、漏斗部，并可合并多种心血管病变，其中单纯的肺动脉瓣狭窄最为常见，占8%左右。

二、临床表现

本病男女之比约为3∶2，发病年龄大多为10~20岁，症状与肺动脉狭窄密切相关，轻度肺动脉狭窄患者一般无症状，但随着年龄的增大症状逐渐显现，主要表现为劳动耐力差、乏力和劳累后心悸、气急等症状。重度狭窄者可有头晕或剧烈运动后昏厥发作，晚期病例出现颈静脉怒张、肝脏肿大和下肢水肿等右心衰竭的症状，如并存房间隔缺损或卵圆窝未闭，可见口唇或末梢指（趾）端发绀和杵状指（趾）。

三、体格检查

主要体征是在胸骨左缘第2肋骨处可听到Ⅲ～Ⅳ级响亮粗糙的喷射性吹风样收缩期杂音，向左颈部或左锁骨下区传导，杂音最响亮处可触及收缩期震颤，杂音强度因狭窄程度、血流流速、血流量和胸壁厚度而异。肺动脉瓣区第二心音常减弱、分裂。漏斗部狭窄的患者，杂音与震颤部位一般在左第3或第4肋间处，强度较轻，肺动脉瓣区第二心音可能不减轻，有时甚至呈现分裂。轻度狭窄患者的杂音柔和短促，中重度狭窄患者的杂音响亮，严重狭窄患者伴右心衰竭时杂音可减轻，震颤可消失。

重度肺动脉口狭窄患者，因右心室肥厚可见胸骨左缘向前隆起，在心前区可扪及抬举样搏动，三尖瓣区因三尖瓣相对性关闭不全，在该处可听到吹风样收缩期杂音，伴有心房间隔缺损而心房内血流出现右向左分流时，患者的口唇及四肢、指（趾）端可出现发绀、杵状指（趾）。

四、辅助检查

（1）心电图：电轴右偏，P波高尖，右心室肥厚。

（2）X线检查，右心室扩大，肺动脉圆锥隆出，肺门血管阴影减少、纤细。

（3）彩色多普勒超声心动图：示右室肥厚且瓣叶厚度增加，开口变小成圆顶状，肺动脉可能在狭窄后出现扩张，肺动脉瓣环也有出现变小的可能。

（4）心导管检查：右心室与肺动脉的收缩期压力阶差超过1.3kPa。

五、运动建议

目前，关于运动员瓣膜疾病的ESC指南并未对肺动脉瓣疾病提供运动建议。

六、治疗原则

（1）患者无明显临床症状，心电图正常，X线检查心影正常，可不需手术治疗。

（2）症状明显，心电图或X线显示右心室肥大，右心室肺动脉收缩期压力差在8kPa以上，都应做手术治疗。

（3）手术治疗：在体外回流下行肺动脉狭窄矫治术。

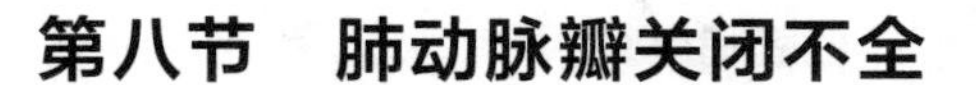

第八节　肺动脉瓣关闭不全

肺动脉瓣关闭不全（PVI），最常见病因为继发于肺动脉高压或动脉扩张所致的瓣环扩张，常见于风湿性心脏病二尖瓣狭窄、肺源性心脏病、原发性肺动脉高压、艾森曼格综合征等。器质性的肺动脉瓣关闭不全比较少见，可由于风湿性单纯肺动脉瓣炎、马方综合征、感染性心内膜炎引起瓣膜毁损、瓣膜分离术后或右心导管术损伤致肺动脉部关闭不全。生理性肺动脉瓣反流在健康人群中，尤其是在青少年和妊娠期女性中相当常见，可达17%~100%。临床上，肺动脉瓣关闭不全的临床表现多数因原发病临床表现突出而被掩盖。

一、病因

最常见病因为继发于肺动脉高压的肺动脉干根部扩张，引起瓣环扩大，见于风湿性二尖瓣疾病、艾森曼格综合征等情况。少见病因包括特发性和马方综合征的肺动脉扩张。

肺动脉瓣原发性损害少见，可发生于感染性心内膜炎、肺动脉瓣狭窄或法洛四联症术后、类癌综合征和风心病。

二、临床表现

肺动脉瓣关闭不全早期临床症状是心悸、气促，易患呼吸道感染，心力衰竭时出现水肿、阵发性呼吸困难、肝大、尿少、心律不齐等。

三、检查

1. 体征

（1）心音：肺动脉高压时，第二心音肺动脉瓣成分增强。右心室心搏量增多，射血时间延长，第二心音呈宽分裂。右心搏量增多使已扩大的肺动脉突然扩张产生收缩期喷射音，在胸骨左缘第2肋间最明显。胸骨左缘第4肋间常有第三和第四心音，吸气时增强。

（2）心脏杂音：继发于肺动脉高压者，在胸骨左缘第2~4肋间有第二心音后立即开始的舒张早期叹气样高调递减型杂音，吸气时增强，称为Graham Steell杂音。由于肺动脉扩张和右心搏量增加，在胸骨左缘第2肋间喷射音后有收缩期喷射性杂音。

2. 心电图检查

肺动脉高压者可出现右心室肥厚征。

3. X 线检查

主要表现为右心室和肺动脉干扩大。

4. 超声心动图检查

多普勒检查对确诊肺动脉瓣关闭不全极为敏感，可半定量反流程度。二维超声心动图检查有助于明确病因。

四、治疗

单纯的肺动脉关闭不全一般不必治疗，仅需预防细菌性心内膜炎的并发。以治疗导致肺动脉高压的原发性疾病为主，严重的肺动脉瓣反流导致顽固性右室衰竭时，应对该瓣膜进行手术治疗。目前，肺动脉瓣置换术是治疗肺动脉瓣反流的主要方法。

目前，关于竞技运动员瓣膜疾病的 AHA/ACC 指南并未对肺动脉瓣疾病提供建议。

第五章

先天性心脏病

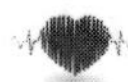

第一节　概述

先天性心脏病简称先心病（CHD），先天性心脏病是新生儿最常见的先天畸形，每年影响约 1% 的新生儿。心脏发育障碍会导致各种缺陷，对动物模型和人类的研究表明，大约有 400 个基因与先天性心脏病的遗传病因存在相关性，包括对心脏发育重要的转录因子、细胞信号分子和结构蛋白等。最近的研究表明，编码染色质修饰物、纤毛相关蛋白和纤毛转导的细胞信号通路的基因在先心病的发病机制中同样起着重要作用。这些基因编码的许多蛋白质协同工作或通过功能网络连接，这表明一个广泛的相互作用网络可能与先心病的发病存在相关性。然而，约 60% 的先心病病例仍未得到解释，是因为人类受试者的遗传多样性混淆了对先心病遗传病基因的研究。先天性心脏病包括多种类型，包括房室间隔缺损、法洛四联症、肺动脉狭窄、动脉导管未闭、二尖瓣关闭不全等。目前，通过先进的心血管内科及外科技术进行干预，可以使患者到达成年，但患者多数会遭受着晚期并发症的折磨，最常见的是心力衰竭和心律失常等。

一、心脏四腔心的发育形成过程

心脏是胚胎发育过程中最早发育的器官之一。小鼠早期胚胎，对内胚层和外胚层来源的 Wnt、Fgf 和 Bmp 信号通路做出反应，来自中胚层的胚胎前体细胞在心脏新月体形成过程中分化为心脏组细胞。这些细胞沿着中线迁移和融合，形成线性的心管，之后是心管的环状，环形心管形成未来的心室，静脉极变成心房的附属体。并行出现的，圆锥干流出物经过分离形成主动脉和肺动脉。迁移到心脏中的神经脊细胞在调节流出道分隔中起着关键作用。流出道的正确排列，使主动脉与左心室和肺动脉与右室有适当的连接，是通过将流出物楔入心垫之间形成的，从而实现二尖瓣与主动脉瓣的连续性。心脏瓣膜的形成是通过心内膜细胞上皮向间充质转化，形成称为心内膜垫的肿胀。这些心内膜垫在发育早期起到原始瓣膜的作用，但后来经过改造形成成熟的薄瓣。房室瓣由房室上、下两个软垫形成，这些软垫后来与房室之间生长的肌肉隔膜融合。流出道垫形成主动脉和肺动脉干的半月瓣。而线性心管是由来自第一心生区的细胞组成的，最终会发展为早期的心室和部分心房，第二心生区来源的细胞迁移到线性心管的任一极，从而产生流出道，右心室和心房中的一部分。当线性心管经历环状时，两侧对称性被破坏，环状方向反映了左—右体轴。由于心脏是人身体中左—右不对称的器官之一，这种左—右格局至关重要。这种不对称性是血液有效氧合所必需的，建立从心脏右侧到肺的循环以供氧合，而左侧则将含氧血液系统性地输送到全身。因此，当左—右模式被破坏时，总会导致复杂的先天性心脏病的发生。

二、分类和患病率

先天性心脏病包括多种心脏缺陷，通常根据结构性心脏缺陷的性质进行分类。先天性心脏病会产生血流模式的变化，且有家族性复发的风险和共同的易感基因。表型通常被分成几大类，如右侧病变、左侧病变、圆锥干缺陷、偏侧缺陷和孤立性间隔缺陷等。右侧病变包括右心发育不全综合征、埃布斯坦畸形和肺动脉闭锁。左侧病变包括主动脉瓣狭窄、二尖瓣主动脉瓣、主动脉缩窄和左心发育不全综合征。圆锥干缺陷包括肺动脉干闭锁、法洛氏四联症和右心室双出口，除外错位的血管或左心发育不全综合征。偏侧缺陷包括房室间隔缺损、异位畸形、肺静脉异常反流、血管错位、大动脉转位、右位心、完全性内脏转位。孤立性间隔缺损包括房间隔缺损和室间隔缺损。全球先天性心脏病出生患病率的分析显示，轻度病变的房间隔缺损、室间隔缺损和动脉导管未闭占先天性心脏病的57.9%。自1970年以来，这些轻度病变以及严重的复杂先天性心脏病的患病率每5年上升约10%。与先天性心脏相关的染色体异常占所有先天性心脏的8%~10%。先天性心脏病与非综合征性疾病有着不同的遗传因素，多是由于蛋白截断变异和基因错义突变造成的。

三、危险因素

先天性心脏病的发生是一个复杂的过程，影响先天性心脏病的危险因素主要是由遗传因素和环境因素决定的，遗传因素包括染色体异常、单基因缺陷、转录因子、信号转导通路、细胞外基质蛋白、先天性代谢异常等。环境因素主要包括吸烟、饮酒、宫内感染及药物等。目前研究表明，先天性心脏病的发病机制复杂，单一因素引起先天性心脏病的比例小，多数为遗传因素和环境因素共同作用的结果，但基因缺陷和染色体异常通常表现为一类综合征，常常合并心脏畸形或先天性心脏病。

1. 染色体异常与先天性心脏病

染色体异常可分为结构异常及数目异常，通常表现为一类综合征，往往都合并有各种类型的先天性心脏病，如13—三体综合征、18—三体综合征、21—三体综合征等，以上均属于染色体数目异常范畴。其中21—三体综合征最为常见，合并的先天性心脏病类型多为间隔缺损。22q11 的微缺失属于染色体结构异常，常导致共同动脉干、法洛氏四联症以及主动脉弓断裂等先天性心脏病的发生。

2. 单基因缺陷与先天性心脏病

单基因缺陷导致先天性心脏病的比例较少，单基因可以存在于常染色体及性染色体上。单基因的缺陷不仅导致先天性心脏病的发生，往往合并有其他系统的异常，患儿常常以一类综合征的形式存在。二尖瓣脱垂综合征属于常染色体显性遗传病，与肾素—血管紧张素系统有着密切的关系，ACE 基因中的等位基因 I 的异常表达与重度二尖瓣脱垂综合征存在相关性。Noonan 综合征是以发育迟缓、特殊面容、身材矮小和先天性心脏病为主要临床表现的，属于常染色体显性遗传病，致病基因位于第 12 号染色体，*CBL*、*PTPN11*、*SOS1*、*RAF1*、*KRAS*、*BRAF*、*NRAS* 和 *SHOC2* 这 8 个基因是目前发现与 Noonan 综合征的发生存在密切相关性，参与丝裂原活化蛋白激酶信号通路（RAS-MAPK）。Noonan 综合征多数合并有先天性心脏病，包括肺动脉瓣狭窄、肥厚型心肌病、房间隔缺损等，以肺动脉瓣狭窄最为常见。Holt-Oram 综合征属常染色体显性遗传病，多以疾病综合征的形式存在，多表现为心脏畸形合并上肢异常，常见的心脏畸形为房室间隔缺损，有时还合并有各种心律失常的发生，T-BOX 转录因子家族中的 *TBX5* 基因的突变为 Holt-Oram 综合征的病因。Zellwege 综合征属于常染色体隐性遗传病，同时也伴有先天性心脏畸形的发生。

3. 转录因子在先天性心脏病中的作用

临床研究和使用小鼠模型的研究相结合，能够识别与先天性心脏病有关的转录因子和辅助因子，并发现它们在先天性心脏病发病机制中的作用。先天性心脏病患者转录因子的研究也观察到丰富的重生和功能突变的丧失。具有这种有害突变的蛋白质表现出转录或协同活性的变化，这可能会干扰下游靶基因的表达，导致细胞类型和分化的紊乱。

（1）Nkx2-5 与先天性心脏病。Nkx2-5 是编码一种在心脏发育中起重要作用的同源框转录因子，在心脏形成的最早阶段表达，Nkx2-5 可调节心肌细胞的分化和增殖。Nkx2-5 突变可导致房室传导阻滞和房间隔缺损，这一点在广泛的先天性心脏病中得到了证实。此外，Nkx2-5 突变的表型和外显性已被证明依赖于遗传背景和与其他突变的相互作用。房室传导阻滞和房间隔缺损相关 Nkx2-5 杂合突变的体外小鼠模型显示减少 Nkx2-5 入核，下调 BMP 和 Notch 信号通路，最终导致参与早期心肌细胞分化和功能的基因失调和心肌生成减少。Nkx2-5 基因的突变会导致房室间隔缺损、房室传导阻滞、法洛四联症等先天性心脏病的发生，与 Nkx2-5 有关的上游通路主要包括 BMP、Wnt、

FGF 信号通路。Nkx2-5 可能调节的下游基因包括 *TBX5*、*S100A1*、*CARP*、*CX43* 和 *ANKRD1* 等。

（2）GATA 家族与先天性心脏病。GATA4、GATA5 和 GATA6 是锌指转录因子，已被证明在发育中的心脏中表达，并在心脏发展中发挥作用。带有一个杂合的 GATA4 的突变在小鼠中可显示引起室间隔缺损和流出道，包括右心室双出口和房室间隔缺损。GATA4 中的非编码变体也被认为与二尖瓣主动脉瓣有关，说明进一步研究基因组的非编码区和调节区的重要性。在先天性心脏病患者中也发现了 GATA6 杂合突变。对小鼠的研究表明，GATA6 突变可通过破坏 PlxNA2 和 Sema3c 的表达而导致严重的流出道缺陷。GATA4/ GATA6 双纯合子敲除小鼠显示出无心畸形和仅产生细胞祖细胞。直到最近，GATA5 基因突变才开始被认为是导致先天性心脏病的原因。现已发现一些罕见的序列突变可致法洛氏四联症、室间隔缺损、家族性房颤。在小鼠模型中发现 GATA5 缺失可致二尖瓣及主动脉瓣病。

（3）T-Box 家族与先天性心脏病。TBX 转录因子在心脏发育中表达，并在调节心肌细胞特性方面发挥关键作用。TBX1 基因突变在流出道前体细胞中表达，已在腭心面综合征患者中发现，这常常与心脏缺陷存在相关性。TBX1 基因转录靶点的缺失，如 Wnt5a，也会导致小鼠依赖第二心生区的结构发生严重的发育不良，类似于 TBX1 基因的损失。此外，影响 DGCR6 和 PROSH 的拷贝数已被报道可能影响 TBX1 的表达，并与颚心面患者的圆锥干缺陷有关。TBX5 和 TBX20 激活基因表达在心腔内，TBX2 和 TBX3 抑制流入和流出道前体心肌基因的表达，TBX18 在静脉极中表达。小鼠体内这些基因的缺失可能会导致多种心脏缺陷的发生。TBX5 和 TBX20 是来自第一心生区祖细胞的驱动因子。TBX5 的突变已知可导致霍尔特—心手综合征，以心脏和上肢畸形为特征。对小鼠的研究表明，TBX5 与 GATA4 和 GATA6 都存在相互作用，以致 GATA6 双杂合突变导致新生儿死亡，并且 GATA4 双杂合突变导致更严重的心脏畸形和胚胎死亡。TBX20 基因突变也与法洛四联症等先天性心脏病有关。小鼠体内 TBX20 基因的敲除表明它在第二心生区的发育过程中起到重要作用。

（4）Forkhead Box（FOX，叉头框）家族与先天性心脏病。几种叉头框转录因子也在心脏发育中起着重要作用，它的突变会导致心脏缺陷和胚胎死亡。减少 FOXF1、FOXL1 和 FOXC2 的拷贝数与先心病存在相关性，特别是在左心发育不良中，FOXC2 基因突变是法洛四联症的典型原因之一。曾在一例房室间隔缺损、左室发育不良、二尖瓣主动脉瓣患者中发现 FOXF1 突变，该患者也存在肠旋转不良，显示出左—右模式的紊乱。

另一位合并有 VACTERL 和 HTX 综合征的患者，也被鉴定为存在 FOXF1 和 ZIC3 的突变。

FOXA2 已被证明可以调节 TBX1 的转录和流出道的发育。已经在室间隔缺损、大动脉转位和偏侧缺陷的患者中发现 FOXH1 出现基因突变情况，具体突变是一个 Nodal 信号通路的下游靶点。而被称为纤毛发生的调节剂的 FOXJ1 基因如果发生突变，则被认为会引起复杂先天性心脏病。

（5）核受体家族与先天性心脏病。NR1D2 的脱氧核糖核酸结合域的突变，是一种以血红素依赖的方式起作用的核受体转录抑制因子，已在一组房室间隔缺损患者中发现。它被证明可以改变转录活性，基因敲除的小鼠被发现患有心血管畸形。另一种核受体 NR2F2，可编码一种多效性的转录因子，被证明是心房、冠状动脉和主动脉正常发育所必需的。在小鼠模型中，心肌细胞特异性 NR2F2 基因敲除可导致心室化的心房发生。NR2F2 基因的突变，在患有右心室双出口和室间隔缺损的家族中被发现，而在种族相同的对照组中没有。这种突变的 NR2F2 蛋白在小鼠模型中没有转录活性，从而消除了 NR2F2 和 GATA4 之间的协同转录激活过程。

（6）HAND 家族与先天性心脏病。HAND1 和 HAND2 是螺旋—环—螺旋转录因子，以剂量依赖的方式调控心室前体细胞的扩张。在 HAND1 缺失的小鼠中，心脏发育停滞在心脏发育的循环阶段。HAND2 突变与室间隔缺损相关，HAND2 可能与 Nkx2-5 和 GATA4 具有协同激活作用。

4. 信号传导通路与先天性心脏病

（1）Nodal 信号传导通路与先天性心脏病。Nodal 信号转导通路是心血管发育中的重要信号通路，调节左右结构。Nodal 的表达是从中心到左右结构，限于发育中的胚胎的左侧过程，启动了建立左右不对称的信号级联。Nodal 突变在大动脉转位和先天性心脏病家族史的患者中被发现。Nodal 的拷贝数变化在一组圆锥干缺陷症或左心发育不良综合征的患者中也被发现。ZIC3 一种作用于 Nodal 上游的转录因子发生基因突变，在前述的研究中被确定。Nodal 的几个下游靶点的突变，如 SMAD、TDGF1、FOXH1、GDF1 和 CFC1 也在先天性心脏病的患者中被发现。Nodal 的另一个下游目标 PITX2 编码成对的同源盒域转录因子，该转录因子是左右结构的核心效应因子。

（2）Notch 信号传导通路与先天性心脏病。Notch 信号通路调节心肌细胞以及心腔和瓣膜的形态。Notch1 中罕见的有害变异已经在有严重家族病史的患者中被发现。Notch 突变以前主要与左侧病变有关，但一项对家族性先天性心脏病患者 Notch1 突变的研究发现，个别患者存在右侧病变和圆锥干缺陷。然而 Notch1 中罕见的预测功能丧失和内含子变异会增加左心室流出道缺陷的风险。Notch1 罕见或可能的致病变异在需要主动脉根部置换术的双叶性动脉瓣患者中也已经被确认。并且在左心发育不良综合征的患者中也发现了新的和罕见的变异。在中国汉族先天性心脏病患者中发现了 MIB1 罕见的杂合编码突变，该突变通过促进泛素化、内吞和激活 Notch 配体来激活 Notch 信号转导途径。其中两个突变被证明降低了功能，导致 JAG1 泛素化减少和 Notch 的诱导。这个上游的效应器 JAG1 也与法洛氏四联症存在相关性。在 Sit/Robo 信号通路突变的小鼠中，Notch 及其下游靶标的表达减少，导致膜部室间隔缺损和双叶性动脉瓣。

（3）Wnt/β-Catenin 信号传导通路与先天性心脏病。Wnt/β-catenin 在心脏发育的许多不同方面起着重要作用，包括在第二心生区的细胞增殖的调控。Wnt 通路中先天性心脏病候选基因的恢复在二尖瓣主动脉瓣患者中可以观察到。在先天性心脏病患者中也观察到 Wnt 途径基因的丰富变异，伴有神经发育缺陷，表明有共同的遗传病因学。典型的 Wnt 信号负调控因子 APC 缺失，会导致小鼠心脏发育不全。Wnt 途径的上下游相关调节因子（如 BCL9 和 PYGO）也与心脏缺陷有关，如小鼠的房室间隔缺损或人类的法洛氏四联症。Wnt 信号受 Dkk1/2 之间相互作用的调节，Dkk1 和 Dkk2 双基因敲除的小鼠表现为心肌和心外膜发育不良和室间隔发展的后期阶段。

（4）Bmp 信号转导通路与先天性心脏病。BMP 信号对心脏中胚层的发育和分化是必需的，它能通过负反馈环调节 Nkx2-5 的表达。Bmp4 缺乏可导致间隔缺陷、有缺陷的心内膜垫重构和肺瓣膜形成异常，Bmp4 常见的变异与中国汉族人群中的先天性心脏病的发生存在相关性。已在先天性心脏病患者中发现 Bmp 信号抑制物 Smad6 的非同义突变体。针对小鼠内皮细胞的 Furin 缺失可降低 Bmp4 和 ET1，从而引起室间隔缺损与瓣膜畸形。还发现了 Smad2 的多个变异体，它通过调节下游靶基因转录来传导 Bmp 信号。在一组具有多种缺陷的先天性心脏病患者中，发现了 Smad2 发生蛋白截断、剪接和有害错义变异，这些缺陷是伴有或不伴有偏侧缺陷的复杂先天性心脏病，以及其他先天性异常和晚发的血管表型。突变也一直存在于 GALNT1，一种可促进 BMP 和 MAPK 信号转导的糖基转移酶，由于流出气垫中细胞增殖增加而导致异常瓣膜形成。其他研究表明，Bmp10 在维持 Nkx2-5 和其他关键生核心因子的表达方面发挥作用，可调节心脏生长发育。

（5）Sonic Hedgehog 信号转导通路与先天性心脏病。Shh 信号已被证明在第二心生区的发展中发挥重要作用，与流出道的分隔和流出道对齐有关。Shh 是由咽内胚层分泌的，配体被第二心生区细胞接收。Gata4 被证明是 Shh 受体细胞增殖所必需的，已有研究发现小鼠 Gata4 基因突变可引起右心室双出口。Bmp2 和 Bmp4 在流出道心肌中的信

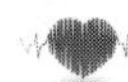

号转导相反会抑制 Shh 受体细胞的增殖，过度表达会导致第二心生区细胞过早分化和敲除导致胚胎死亡。Shh 对 SIX2+ 组细胞发育具有调控作用，它们对右心室、流入道、肺动脉干和动脉导管的形成具有重要作用。Shh 也是心脏神经脊细胞向流出道垫层迁移所必需的，Shh 基因突变导致小鼠神经脊细胞死亡和定位错误。

（6）RAS/MAPK 信号传导通路与先天性心脏病。RAS/MAPK 信号通路可以调节细胞的增殖、生长和其他细胞过程，在先天性心脏病中起着重要作用。因此，RAS/MAPK 通路的中断导致了许多相关的疾病，统称为心面皮肤综合征，是最常见的努南综合征。努南综合征有很高的先天性心脏病的发病率，尤其是肺动脉瓣狭窄。PTPN11 是编码 RAS 途径的上游调节因子，可引起努南综合征。

（7）VEGF 信号转导通路与先天性心脏病。VEGF 信号通路在房室内膜垫的形成及其向房室瓣膜的形态发生过程中是必需的。在法洛氏四联症患者中，在 VEGF 相关基因 *IQGAP*、*KDR*、*VEGFA*、*FLT4*、*FGD5*、*PRDM1*、*BCAR1* 和 *FOXO1* 中已发现有害的变异，这些变异与肺动脉瓣缺失和右主动脉弓相关。唐氏综合征和房室间隔缺损患者的研究中发现，与无心脏缺陷的唐氏综合征患者相比，其受损概率最高的变异是 VEGF-A 信号通路的基因 *COL6A1*、*FRZB*、*CRELD1*、*FBLN2*、*COL6A2* 和 *GATA5*。

第二节　肌丝和细胞外基质蛋白与先天性心脏病

构成肌节和细胞外基质的蛋白质对心肌的正常结构和功能是必不可少的。已知 *TTN*、*DCHS1*、*ELN*、*ACTC1*、*MYH6*、*MYH7* 和 *MYH11* 的基因突变可导致心脏缺陷。*MYH6* 基因突变与房间隔缺损相关，并且最近的一项关于冰岛人群的全基因组关联分析显示与主动脉缩窄有关。TPM1 是肌节的重要组成部分，与心肌病的发生有关。细胞骨架蛋白 ACTC1 的变异可导致房间隔缺损的发生，这种疾病被认为是由心肌细胞凋亡而引起的。肌动蛋白结合蛋白 NEXN 也与房间隔缺损有关。调节心脏必须基因剪接的基因也被认为是导致先天性心脏病的原因之一。剪接因子 RBM20 选择性剪接舒张期相关功能和离子转运相关的基因，以及肌节的组装，尤其是 TTN，其中较大的 RBM20 表达与较短的 TTN 亚型的表达相关。细胞必须能够做出反应并与其他细胞和细胞外基质黏附，以维持结构和转导细胞内信号。在小鼠中，肌质蛋白 CCN1 的缺乏可能调节细胞的黏附和迁移、增殖、存活和分化，进而导致严重的房室间隔缺损的发生。在法洛氏四联症患者中发现了 BVES 突变，这是一种细胞黏附蛋白，一项基于细胞的实验显示，一种 BVES 突变可以改变转录活性。Pcdha9 编码原钙黏附素细胞黏附蛋白，被证明在瓣膜形态发生中起着重要作用，由于 Pcdha9 基因突变可导致主动脉发育不全或闭锁，在左心发育不良综合征中，也可以引起二尖瓣主动脉瓣病。

第三节　表观遗传学与先天性心脏病

表观遗传学与先天性心脏病的关系近些年也受到了广泛关注和研究，表观遗传学不属于传统的基因突变或变异，它不影响基因的正常序列，而是对基因及蛋白进行修饰，对非编码 RNA、基因印记、染色质重塑等进行调控，是目前比较前沿的研究领域。尽管所有体细胞都含有相同的遗传物质，但高度调控的基因活动使得出现多种细胞类型和功能成为可能。基因的活性在很大程度上取决于转录调控水平，而转录调控又是由表观遗传机制协助的。DNA 甲基化、组蛋白修饰、高阶染色质结构等表观遗传机制已成为更好地了解人类疾病病因的关注的焦点，并可能提供一个新的治疗方向（图 5–1）。DNA 甲基化是指通过 DNA 甲基转移酶将甲基供体 S –腺苷甲硫氨酸的甲基共价加成到 DNA 内的胞嘧啶碱基上。在哺乳动物中，甲基化仅限于 CpG 岛中。富含 CpG 的基因启动子甲基化与染色质抑制和基因转录减少相关。人类基因组中约 80% 的 CPG 岛的 DNA 甲基化状态稳定。它在不同的细胞类型或发育阶段之间没有显著变化，因此预计不会导致疾病。

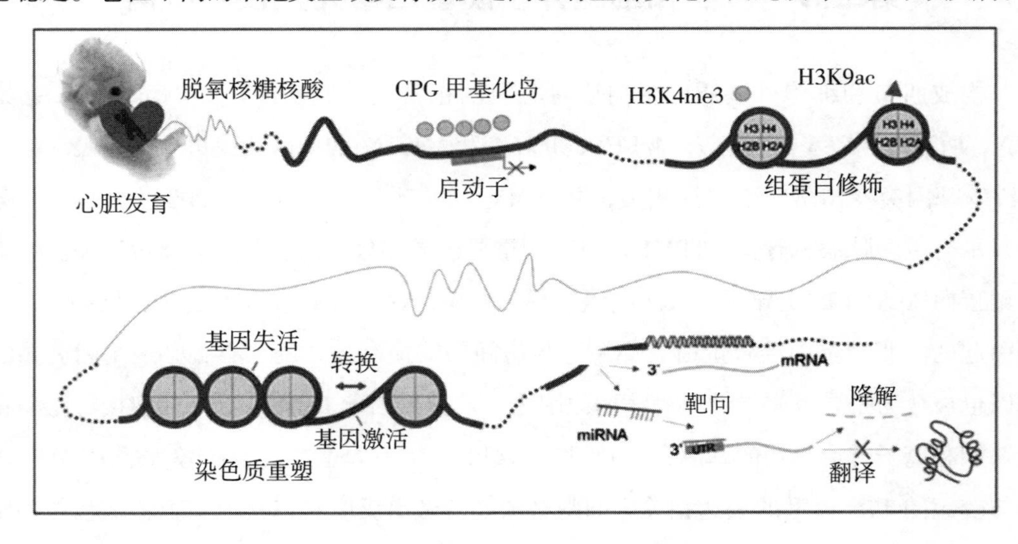

图 5–1　表观遗传修饰机制示意图

注：表观遗传修饰通常包括 DNA 甲基化、组蛋白修饰、ATP 依赖性染色质重塑和小 RNA。图示 H3K4me3 和 H3K9ac 为代表性组蛋白标记，然而，还有其他一些组蛋白标记没有显示出来。

 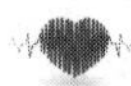

第四节　环境因素对先天性心脏病的影响

影响先天性心脏病发病的环境因素大致可以分为两类，一类为母体因素，另一类为外界环境因素。前者主要包括母体宫内感染、妊娠期疾病及用药、母体行为习惯等，外界环境因素包括空气及水污染、化学污染、物理辐射、心理问题等。风疹病毒、弓形虫、呼吸道病毒、微小病毒等均与母体宫内感染有关，影响心脏的发育，导致先天性心脏病的发生。母体合并糖尿病可使先天性心脏病的发病风险增加，由于高血糖的高糖毒性作用影响胚胎形成，导致胚胎死亡。母体合并糖尿病多导致房室间隔缺损、二尖瓣脱垂、肺动脉狭窄、法洛四联症等先天性心脏病的发生。法洛四联症、动脉导管未闭、室间隔缺损等则与母体合并苯丙酮尿症密切相关。妊娠期服用药物及吸烟、饮酒等外界刺激也能导致先天性心脏病的发病风险增加。因此增加孕期教育、孕前及孕期保健和预防、孕期筛查等措施，为疾病的预防、诊断及治疗提供了理论基础，从而减少先天性心脏病患儿的出生，给家庭和社会减轻负担。现今社会的飞速发展加快了城市化的进程，同时也给环境带来了破坏。空气污染与人们的生活息息相关，空气中的臭氧等使室间隔缺损、主动脉缺损等先天性心脏病的发病风险增加。饮水安全问题也逐渐受到了人们的重视，水中三氯乙烯、消毒剂等水污染物可导致先天性心脏病的发病增加，房间隔缺损的发生与水污染密切相关。物理辐射和噪声污染也是先天性心脏病发病的外界危险因素。随着社会的快节奏发展，人们工作和生活压力随之增加，带来了一系列的心理及生理问题，这些心理问题引起了机体内激素水平的不稳定，进而引起胚胎发育异常。环境因素与遗传因素在先天性心脏病的发病中起到了重要作用，二者相辅相成，共同导致心脏发育的异常，也导致了各种形式的先天性心脏病的发生。

第五节　先天性心脏病及其对运动参与的管理和建议

近几十年来，由于外科和医疗护理的重大进步，患有先天性心脏病的成年人人数迅速增加。尽管体力活动和锻炼的益处在慢性疾病的管理中得到了很好的认识，但锻炼对先天性心脏病患者群的治疗作用一直没有得到充分的研究和认识。出于安全的考量，复杂的先天性心脏病患者传统上被建议不要参加中度或剧烈的体力活动。然而，一小部分但不断增长的文献表明，经过适当的筛查，体力活动和锻炼对绝大多数先天性心脏病患者是安全和有益的。运动训练是一种改善心理健康和心肺健康的有效疗法，这可能对预后有重要的影响。运动疗法已成为运动受限人群和复杂先天性心脏病患者药物治疗之外的重要辅助方法。最近，越来越多的证据表明，锻炼对提高心肺适能力有帮助，可提高先天性心脏病患者的预后与生活质量。下面对先天性心脏病进行分类介绍，了解各种常见类型的先天性心脏病的临床特征、手术方式和运动的管理建议等内容。在 8 种最常见的先天性心脏病类型中，室间隔缺损、房间隔缺损、动脉导管未闭较为常见。除了极少数的例外，血流动力学不明显的先天性心脏病患者，如室间隔缺损、房间隔缺损和动脉导管未闭，可以参加所有运动项目。没有证据表明，血流动力学上无意义的室间隔缺损的儿童（开放或闭合）、房间隔缺损（开放或闭合）或动脉导管未闭（开放或闭合）需要运动限制，或者这些损害与公认的心脏性猝死存在相关性。继发于上述病变且血流动力学显著的相关肺动脉高压的患者，可出现急性症状，包括运动耐力下降、心律失常、晕厥、胸痛或猝死等。肺动脉高压定义为：平均肺动脉压大于 25mmHg 或肺血管阻力指数＞ 3 伍德单位。右向左分流的先天性心脏病患者在运动过程中可能会变得更青紫，至少部分原因是全身血管阻力与肺血管阻力的比率发生变化导致的，这可能导致低氧血症增加。因此，在进行任何体力活动之前，应考虑进行全面的临床评估，包括实验室和运动测试，因为这些人群具有非常高的猝死风险。当这些患者在高原锻炼时，应采取额外的预防措施，因为肺血管阻力普遍升高，增加了低氧血症的程度和心脏负荷。儿童开放型或闭合型室间隔缺损运动能力正常，尽管后者有轻微的变时性限制。一些数据表明，开放型或闭合型室间隔缺损患者的有氧能力降低，闭合型房间隔缺损患者也是如此。单纯性室间隔缺损患者也可出现右室和肺动脉压异常。建议的运动参与水平包括训练和竞赛两方面的考虑，但必须针对特定的患者，考虑到患者的功能状态和手术史。非侵入性检查包括标准 / 正式运动试验、动态心电监测、超声心动图和心脏磁共振成像检查。

一、房间隔缺损（ASD）

1. 房间隔缺损（ASD）的概述

房间隔缺损是一组先天性心脏畸形，可使心脏左右两侧连通，这些心房间的通信包含了心脏中体静脉和肺静脉的一些明显缺陷以及房间隔的缺陷。房间隔缺损是常见的先天性心脏病，估计约每 10 万名活产儿中有 56 人患病。其中 65%~70% 是继发性房间隔缺损患者，约 50% 是原发性房间隔缺损患者，40%~50% 的静脉窦缺损患者为女性。

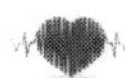

在大多数患者中，房间隔缺损会导致左向右分流。通过心房交通的血流的方向和大小由缺损处的大小和相对的心房内压力决定，它与左、右心室的顺应性有关。心室的大小和顺应性都会随着时间的推移而改变。出生时肺血管阻力高，右室顺应性低，随后逐渐转变为高顺应性－低阻力循环。继发孔型房间隔缺损常见的血流动力学改变为左向右分流，主要发生在心室收缩晚期和舒张期的早期，在心房收缩和呼气时增加。在较大的缺损处，肺体循环血流量比（QP/QS）可超过 1/5，并能引发心肌和肺血管的级联改变。最初主要的容量超负荷和后来的右心压力超负荷导致心腔扩大，舒张期间隔左移，不良的室间相互作用导致左心室顺应性降低，从而发生从圆形几何图形到 D 形短轴几何图形的转变。长期的分流导致右房储血和泵血功能受损，右室扩大、心肌细胞肥大和纤维化表现为血清心肌肌钙蛋白－I 浓度升高的细胞损伤。肺血管床重塑与肌内膜细胞增殖，中膜平滑肌增多和胶原增多，进而导致小动脉狭窄和肺动脉高压。有较大房间隔缺损的年轻患者中，肺动脉压轻度升高是常见的，但是也有少数女性患者随着时间的推移会发展成肺血管疾病。

2. 房间隔缺损（ASD）的手术治疗

1948 年穆雷第一次在没有直接可视化的情况下关闭了房间隔缺损，刘易斯和陶菲克于 1952 年在直视下使用低温和低密度封堵术关闭了房间隔缺损，自此，手术治疗 ASD 的经验越来越丰富。外科手术：在直视下使用体外循环，通过直接缝合心包或人造补片闭合缺损处。通过胸骨正中切开进入心脏，乳房下切口术，经剑突侧开胸术和其他方法。现代继发性缺陷闭合的效果很好，孤立缺陷的死亡率几乎为零。心律失常、出血、气胸、心包和胸膜渗出等症状通常是一过性的。对于年龄在 25 岁以下并且精算存活曲线与普通人群无差别的患者中，手术修复继发孔缺损的远期效果非常好，12 岁以下的手术患者为 98%~99%，12~24 岁的接受手术的患者为 93%~97%，年龄在 25~41 岁的手术患者为 84%~91%，41 岁以上患者的存活率低于健康人，为 40%~59%。自从 King 和他的同事在 1976 年报道了第一个经导管装置闭合继发性缺损以来，随着一系列的闭塞装置和输送系统的出现，这个领域已经有了很大的发展。经导管封堵术：在设备设计和易用性方面的改进，再加上可使患者避免心脏外科手术，因而许多中心采用经导管闭合治疗继发孔缺陷作为他们的第一选择。继发孔口最大直径大于 36~40mm，边缘不足以固定装置，以及装置干扰房室瓣功能、全身或肺静脉引流，通常被视为相对禁忌证。该装置通常通过股静脉中的鞘管被引入，通过由透视镜和超声心动图相结合来指导。超声心动图引导可通过经食道途径、心内超声或经胸成像来完成。大多数医生在装置植入后会开一些抗血小板药物，但缺乏支持这一做法的依据。围术期主要并发症的发生率为1.6%，需装置栓塞和心脏压塞。最常见的轻微并发症是房性心律失常、血管并发症和一过性心脏传导阻滞。晚期并发症包括房性心律失常、卒中、支架血栓形成、支架穿过房壁或主动脉根部侵蚀、支架栓塞和死亡。

3. 房间隔缺损（ASD）的运动管理和建议

未经治疗的房间隔缺损者的运动推荐：①建议缺陷较小（＜6mm）、右心容量正常、无肺动脉高压的运动员参加所有运动项目（第Ⅰ类，证据级别C）。②建议允许患有较大ASD且无肺动脉高压的运动员参加所有运动项目（第Ⅰ类，证据级别C）。③有房间隔缺损和肺动脉高压的运动员可考虑参加低强度IA级运动（第Ⅰ类，证据级别C）。④患有相关的肺血管阻塞性疾病的运动员，如有发绀和大的右向左分流，应被限制参加所有竞技运动，可能的例外是IA级运动（第Ⅲ类，证据级别C）。

介入导管修复或闭合手术后的房间隔缺损的运动推荐：①在手术或介入治疗后6个月内，无肺动脉高压、心功能障碍或心律失常的运动员可参加所有运动项目（第Ⅰ类，证据级别C）。②手术或介入治疗后，有肺动脉高压、心律失常或心功能障碍的患者可考虑参加低强度IA级运动（第Ⅱb类，证据级别C）。

二、室间隔缺损（VSD）

1. 室间隔缺损（VSD）的概述

室间隔缺损是最常见的先天性心脏畸形之一，占所有心脏畸形的40%。这种缺陷的发生率随检查年龄的不同而不同，因为许多在出生时就出现的小畸形在出生后不久才会出现。这也取决于检查技术的敏感程度。高灵敏度的彩色多普勒超声心动图筛查发现，室间隔缺损新生儿患病率高达5%。大多数属于微小的肌肉缺陷，在一岁时就会消失。由于许多患者可能没有症状，许多异常随着时间的推移而消失，不同研究人群中室间隔缺陷的确切患病率有所不同，这取决于诊断方法和人群的年龄。在使用超声心动图诊断方法的研究报告中，已经记录到每1000名患者中高达3.94人的患病率，这比以前依赖临床检查或尸检的工作要高。室间隔缺损不仅是一种常见的孤立性心脏畸形，而且是几种复杂畸形的固有成分，包括法洛四联症或单室房室连接。它也可能与病变有关，包括大动脉转位、先天性矫正的转位以及主动脉缩窄或中断。目前，资料表明，隔膜既有间质成分，也有肌肉成分。间充质成分主要来源于圆锥干和房室心内膜垫的融合。启动肌肉间隔发育的机制尚不清楚，至少有两个过程被提出参与。一些

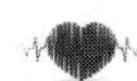

研究人员推测，肌间隔是由介于发育中的右、左心室扩大的游离壁之间的部分室壁合并而成的，因此，随着室腔变深，间隔被动地向内生长（图 5-2）。大多数形式的先天性心脏病，包括室间隔缺陷，都是由多种因素引起的。潜在的遗传倾向可以与表观遗传因素、直接和间接的环境因素以及纯随机效应协同作用，从而产生心脏异常。在某些情况下，单基因缺陷是明显的原因。这些缺陷引起了人们的极大兴趣，因为它们的分子特征有助于识别控制心脏发育的信号通路的重要组成部分。转录因子 TBX5 和 GATA4 的突变受到了特别的关注。这些因素在心脏中共同表达，它们的相互作用对正常的心脏间隔是至关重要的。环境因素，如致畸因素、母体感染和未经治疗的母体代谢性疾病（如苯丙酮尿症和妊娠糖尿病）与室间隔缺陷有关。几个关键成分决定了室间隔缺损的病理生理反应。主要因素是心室间分流的数量和方向以及心室容积负荷的程度，次要影响包括主动脉瓣脱垂和肺或全身输出道阻塞。临床检查可显示大型室间隔缺损者的左心室容量负荷，并伴有心尖部的侧移。可能会出现全收缩杂音，杂音的强度表明流过畸形的速度，故较小的缺陷通常会引起重大的问题，并可能伴有震颤。较大的异常可导致二尖瓣血流增加，可能在心尖部产生舒张期隆隆声。艾森门格综合征患者典型的症状是发绀和杵状变，伴有明显的右室隆起，第二心音的肺成分部分加重，通常没有杂音。小型室间隔缺损患者的心电图可恢复正常。左心室容量负荷可能导致左心室肥厚，而由于肺动脉高压或肺外梗阻引起的右心室压力升高可能导致右心室肥厚。超声心动图是现代室间隔缺损诊断的主要手段（图 5-3）。核磁共振越来越多地被用于评估各种类型的先天性心脏病患者，手术前后同样如此。尽管大多数室性心脏病患者可以从临床检查和超声心动图中获得足够的诊断信息，但核磁共振可能是有用的，特别是在超声心动图图像较差的患者中。

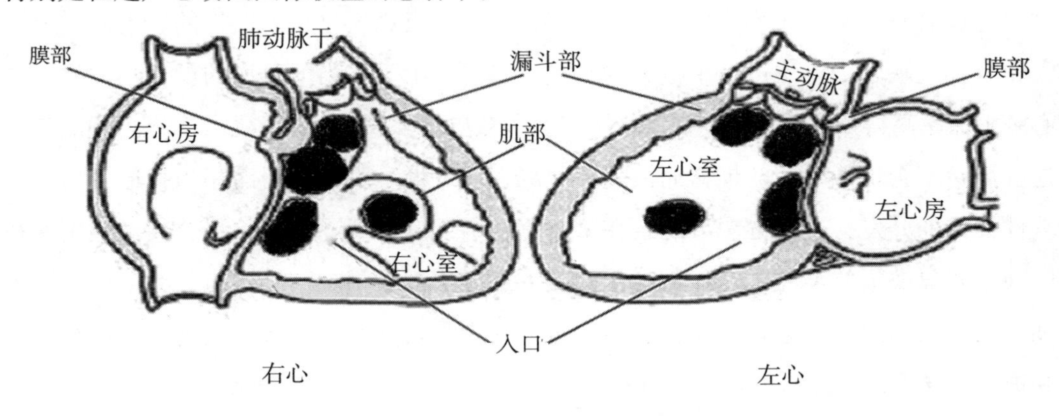

图 5-2　从左右心室看室间隔缺损的位置关系

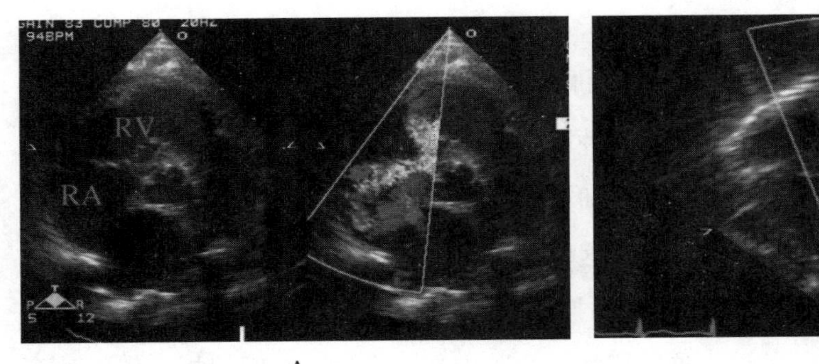

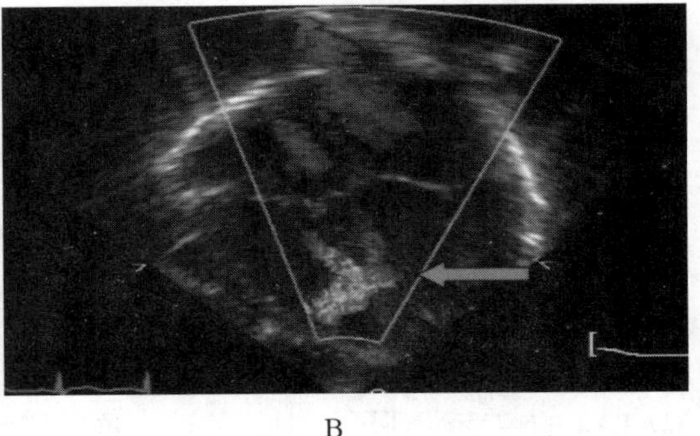

A　　B

图 5–3　（A）膜部室间隔缺损的超声斜短轴切面图像显示室间隔缺损和三尖瓣反流。（B）腹部室间隔缺损的四腔心图。

2. 室间隔缺损（VSD）的手术治疗

在体外循环情况下，通过胸骨切开修补室间隔缺损已有 50 多年的历史。由于早期手术和围手术期护理的进步，手术死亡率很低，术后发病率很低。随着心脏外科手术在发展中国家的普及。婴儿期不能接受手术的患者、出现肺血管阻力升高的患者，这些高危个体的外科封堵术可能会导致相当大的发病率和死亡率，因为肺动脉和右室压力的增加会导致右室衰竭。一种改良的手术技术，即所谓的瓣膜贴片，允许单向的右至左分流穿过残余缺陷，手术死亡率很低。在过去，肺动脉环扎术经常作为一种临时的姑息手术来减少肺血流量，尤其是在婴儿中。这种技术现在很少采用，除非是许多室间隔缺陷或心尖畸形的患者。在多发性肌肉缺陷的患者中应用了可吸收的或球囊可扩张的带子，如果畸形随着时间的推移而缩小，就可能不需要去除带子。室间隔缺损的经导管封堵术治疗，在过去的十年左右，经导管封闭室间隔缺损的技术已经发展起来。这些方法对肌部室缺尤为重要，而肌部室缺可能是最难通过手术获得的。人们对经导管闭合膜周缺陷的方法产生了极大的兴趣。目前，由于与当前可用的设备相关的术后心脏阻滞率高得令人无法接受，该技术在大多数单位都没有采用。尤其令人担忧的是，这种风险不会随着时间的推移而消退或下降，迟发性心脏传导阻滞相当普遍。随着硬软件设备的开发，这种方法可能会在未来重新引入。室间隔缺损的混合技术应用，在肌性室间隔缺损的婴儿中，经导管和标准手术方法都很困难，可实施一种结合了手术和介入方法的混合封堵技术。在这种方法下，胸骨切开术以标准方式进行，在经食管和透视引导下，装置通过右心室前壁置入右心室。

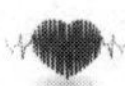

3. 室间隔缺损（VSD）的运动管理和建议

未经治疗的室间隔缺损的运动推荐：①室间隔缺损较小或受限的运动员，心脏大小正常且无肺动脉高压者可参加所有运动项目（第Ⅰ类，证据级别 C）。②有较大血流动力学显著性室间隔缺损和肺动脉高压的运动员可以考虑只参加低强度的ⅠA级运动（第Ⅱb类，证据级别 C）。介入导管修复或闭合手术后的室间隔缺损的运动推荐：①在修复后 3~6 个月，无症状、无或仅有少量残存缺陷，且无证据表明有肺动脉高压、室性或房性快速心律失常或心功能不全的运动员可参加所有竞技运动（第Ⅰ类，证据级别 C）。②患有持续性肺动脉高压的运动员应该只被允许参加ⅠA级运动（第Ⅰ类，证据级别 B）。③有症状的房性或室性快速性心律失常或二度、三度房室传导阻滞的运动员，在电生理学家进行进一步评估之前，不应参加竞技运动（第Ⅲ类，证据级别 C）。④患有轻中度肺动脉高压或心功能不全的运动员不应参加竞技运动，可能的例外是低强度的ⅠA级运动（第Ⅲ类，证据级别 C）。

三、动脉导管未闭（PDA）

1. 动脉导管未闭（PDA）的概述

动脉导管是胎儿时期在左锁骨下动脉起始处远侧连接主、左肺动脉交界处和降主动脉的血管结构，是右室输出绕过高阻肺动脉循环的重要流出管道。出生后 12~18 小时内功能性闭合，解剖闭合为 2~3 周。如果足月儿持续开放超过 3 个月，早产儿超过 1 岁，则称为持续性动脉导管未闭（PDA），因为超过这些时间限制的自发闭合的发生率非常低。与体循环相比，肺循环阻力较低，在出生后产生了从主动脉到肺动脉的血液分流。在孤立性动脉导管未闭中，如果分流量较小，可能在儿童时期检测不到，在成年后才被诊断出来。因此，对于成年心脏病专家来说，了解其自然病史、病理生理学是很重要的。在正常足月婴儿中，动脉导管的自发关闭可能推迟到出生的 3 个月后，在此之后，每年的关闭率低于 0.6%。导管可以保持通畅但非常小，除非被超声心动图偶然发现，否则在今后的生活中都将被临床诊断为杂音。因此，持续性动脉导管未闭报告的发病率是可变的，估计为每 2000 名新生儿中就有 1 名，占出生时患有先天性心脏病的儿童的 5%~10%。这在女性患者中更为常见。与足月婴儿相比，早产儿由于导管组织发育不成熟，产后闭合可能推迟 1 年，1 年之后发生动脉导管未闭的可能仍处于高位。

2. 动脉导管未闭（PDA）的手术治疗

与婴儿不同，成人动脉导管未闭患者的导管组织对环氧酶抑制剂（如吲哚美辛）

没有反应。因此，动脉导管未闭的两种主要封闭方式仍然是经皮途径或手术途径。

动脉导管未闭经皮的治疗方法：经皮关闭动脉导管是成人患者的首选方法（Ⅰ类）。由于导管易碎、钙化和相关的并发症，如冠状动脉疾病或主动脉粥样硬化，成人手术的围手术期风险增加。1967 年，Portsmann 和他的同事首次报道了经导管闭合动脉导管未闭的经验，紧随其后的是 Rashkind 和 Cuaso，他们在 1979 年使用了双伞装置。经皮闭合动脉导管的基本技术是用肺动脉或主动脉的输送导管穿过它，将线圈或闭塞器沿其长度放置。在成年患者中，Amplatzer 导管封堵器已成为中型至大型动脉导管未闭的首选设备。

动脉导管未闭的手术治疗：自 1939 年格罗斯和哈伯德提出动脉导管未闭治疗以来，手术结扎是金标准。手术入路可以通过侧胸切开、胸骨正中切开或胸腔镜结扎。闭合率接近 100%，但手术发病率较高，住院时间较经皮闭合术长。外科手术的并发症包括喉返神经或膈神经损伤。

3. 动脉导管未闭（PDA）的运动管理和建议

未经治疗的动脉导管未闭的运动推荐：①运动员合并小的动脉导管未闭，具有正常的肺动脉压力和正常的左心大小可以参加所有的竞技运动（第Ⅰ类，证据级别 C）。②患有中等或者大型的动脉导管未闭和持续性肺动脉高压的运动员应仅被允许参加ⅠA 级运动（第Ⅰ类，证据级别 B）。③患有中等或较大的动脉导管未闭合并左心室增大的运动员，在手术或导管介入性闭合手术前不应参加竞技运动（第Ⅲ类，证据级别 C）。介入导管修复或闭合手术后的动脉导管未闭的运动推荐：①在导管或外科动脉导管未闭患者行封闭术后，没有肺动脉高压迹象的运动员可以参加所有竞技运动（第Ⅰ类，证据级别 C）。②残留肺动脉高压的运动员应被限制参加所有竞技运动，可能ⅠA 级运动除外（第Ⅰ类，证据级别 B）。

四、肺动脉瓣狭窄（PS）

1. 肺动脉瓣狭窄（PS）的概述

右室流出道梗阻最常见的形式是肺动脉瓣狭窄。肺动脉狭窄（PS）单独出现在 8%~10% 的先天性心脏病中，但经常与其他先天性病变相关。轻度肺动脉瓣膜狭窄以收缩期射血杂音为特征，心脏收缩时的喷射杂音随呼吸变化，心电图正常。通过使用多普勒派生的峰值瞬时梯度，根据所估计的严重程度进行决策。梯度小于 40mmHg 表示轻度肺动脉瓣膜狭窄，40~60mmHg 表示中度肺动脉瓣膜狭窄，大于 60mmHg 表示重

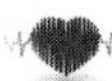

度肺动脉瓣膜狭窄。治疗可以通过手术或更常见的球囊瓣膜成形术来进行。适当的缓解意味着症状的缓解或梯度降至小于 40mmHg。

2. 肺动脉瓣狭窄（PS）的手术治疗

经皮球囊瓣膜成形术于 1982 年首次成功报道，是典型的穹形肺动脉瓣狭窄的首选治疗方法，狭窄的缓解机制是接合分裂，通常预后良好。尽管与典型的穹形瓣狭窄相比，经皮球囊瓣成形术的结果并不理想，但经皮球囊瓣成形术可能在一定程度上缓解肺瓣膜发育不良，是一种合理的一线选择。当经皮球囊瓣膜成形术不够充分时，可以考虑手术干预。对于孤立形式的漏斗梗阻，手术是唯一的选择，可以切除阻塞的肌束或离散的纤维组织。外科手术缓解肺动脉狭窄需要采用开放或闭合技术，经肺动脉干切开或瓣膜切开术。肺叶切除术适用于简单的瓣膜切开术不适用的情况，也就是说当肺瓣膜发育不良时，可能需要使用自体心包的跨环补片来扩大瓣环和瓣膜上面积。外科瓣膜切开术的结果显示存活率很高，但肺动脉瓣关闭不全的发生率很高，需要在以后的生活中重复手术干预，如肺瓣膜置换术。在手术瓣膜切开术和球囊瓣膜成形术后，肺瓣膜狭窄缓解后出现漏斗梗阻是一个有充分证据的现象，但随着时间的推移，随着右心室肥厚的消退，这种情况会有所改善。随着经导管技术使用得越来越多，在心血管内科医生、心血管外科医生、护理团队和麻醉师组成的心脏团队共同努力下，为患者确定最佳干预措施，确保手术安全有效地进行，这一点十分重要。

3. 肺动脉瓣狭窄（PS）的运动管理和建议

肺动脉瓣狭窄的运动推荐：①轻度肺动脉瓣狭窄和右心功能正常的运动员可以参加所有竞技运动，同时也建议每年进行重新评估（第Ⅰ类，证据级别 B）。②接受手术或球囊瓣膜成形术治疗的运动员，如果肺动脉瓣狭窄得到了足够的缓解（多普勒显示压力差小于 40mmHg），就可以参加所有的竞技运动（第Ⅰ类，证据级别 B）。③患有中度或重度肺动脉瓣狭窄的运动员只能考虑参加低强度的ⅠA 级和ⅠB 级运动（第Ⅱ b 类，证据级别 B）。④有明显右室增大表现的严重肺功能不全的运动员可以考虑参加低强度的ⅠA 和ⅠB 级运动（第Ⅱ b 类，证据级别 B）。

五、主动脉瓣狭窄（AS）

1. 主动脉瓣狭窄（AS）的概述

在关于瓣膜性心脏病的第五专业委员会的报告中，对患有主动脉瓣狭窄（AS）的成年运动员的评估进行了讨论。主动脉瓣狭窄可通过体格检查、心电图和多普勒超声心动图区分为轻度主动脉瓣狭窄、中度主动脉瓣狭窄和重度主动脉瓣狭窄。在所有情况下，无论狭窄程度如何，有疲劳、头晕、目眩、晕厥、胸痛或因运动而面色苍白的患者都应得到全面评估。对于所有主动脉瓣狭窄患者，每年都需要重新评估。因为这种疾病可能会恶化，患有严重的主动脉瓣狭窄者有猝死的风险，特别是在运动的情况下。轻度主动脉瓣狭窄定义为平均多普勒梯度小于25mmHg或峰值瞬时多普勒梯度小于40mmHg。在评估时，患者应该有正常的心电图、正常的运动耐量，没有运动相关的胸痛、晕厥、房性或室性快速性心律失常的病史。中度主动脉瓣狭窄定义为平均多普勒梯度为25~40mmHg或峰值瞬时多普勒梯度为40~70mmHg。患者超声心动图仅有轻度或无左室肥厚，心电图无左室应变模式，最大运动负荷试验正常，无缺血或快速性心律失常，运动持续时间和血压反应正常。重度主动脉瓣狭窄定义为平均多普勒梯度大于40mmHg或峰值瞬时多普勒梯度大于70mmHg。这些患者可能会有运动不耐受、胸痛、头晕或晕厥等症状，可能会出现左室肥厚和心电图劳损，以及对运动的异常血压反应。对于在心电图或运动试验中发现的症状比多普勒估计的严重程度更严重的病例，可能需要进行心导管检查。治疗方法可以是手术或球囊主动脉瓣成形术，治疗后的患者可能遗留残余的瓣膜梯度、主动脉瓣关闭不全，或两者兼而有之，并可能复发或进展，因此需要继续进行临床随访。

2. 主动脉瓣狭窄（AS）的手术治疗

药物通常对治疗主动脉狭窄无效，瓣膜置换是唯一被证实可以改善症状和延长生命的治疗方法。几十年来，心脏直视手术取代主动脉瓣是治疗主动脉瓣狭窄的有效和可行的方法。在这种手术中，心脏外科医生取出狭窄的瓣膜，用组织瓣膜（从牛、猪或人身上）或机械瓣膜代替，从而达到治疗的目的。经导管主动脉瓣置换术是一种侵入性较小的手术，已成为心脏直视手术有风险的患者的首选方案。在经导管主动脉瓣置换术中，新的瓣膜是使用导管插入的，不需要心脏直视手术。经导管主动脉瓣置换术不是像外科手术那样需要更换瓣膜，而是在旧的主动脉瓣内插入一个新的瓣膜，推动狭窄的瓣叶打开，解除血流的阻塞。

3. 主动脉瓣狭窄（AS）的运动管理和建议

未经治疗的主动脉瓣狭窄的运动推荐：①患有轻度主动脉瓣狭窄的运动员可以参加所有竞技运动（第Ⅰ类，证据级别B）。②重度主动脉瓣狭窄运动员只能参加低强度ⅠA级运动（第Ⅰ类，证据级别B）。③中度主动脉瓣狭窄的运动员可考虑参加低静态或低至中等（ⅠA、ⅠB和ⅡA级）活力运动（第Ⅱb类，证据级别B）。④患有

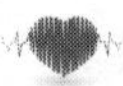

严重主动脉瓣狭窄的运动员应被限制参加所有竞技运动，可能的例外是低强度（ⅠA级）运动（第Ⅲ类，证据级别B）。外科手术或球囊扩张术后的主动脉瓣狭窄的运动推荐：①患有残留主动脉瓣狭窄的运动员可根据上述基于严重程度的建议参加体育运动（第Ⅱb类，证据级别C）。②在第五专业委员会的报告中显示，患有严重（中度或重度）主动脉瓣关闭不全的运动员可以参加体育运动。

六、主动脉缩窄（COA）

1. 主动脉缩窄（COA）的概述

主动脉缩窄可能是离散的或呈长节段的形式，会导致上肢高血压和下肢低血压。其严重程度由临床检查来确定，包括手臂/腿部压力梯度实验、运动试验、超声心动图检查和磁共振成像等。缩窄常被认为是较普遍的大动脉病变的一部分，常伴有中段异常，特别是与二尖瓣相关时出现。这使得主动脉更容易扩张，动脉瘤形成，夹层和破裂发生。除轻度狭窄外，几乎所有患者都将接受手术修复，或经皮球囊血管成形术和支架植入术等形式的干预。即使在成功的手术修复或支架植入后，残留的异常也可能持续存在，这些包括修复或支架处残留的狭窄和动脉瘤的形成。由于大动脉病变，主动脉也可能扩张，甚至出现夹层或破裂，全身性高血压可能会持续存在，如果不是在休息时出现，也可能会在运动时发生。一些患者可能有残存的左心室肥厚，许多患者可能有残存的主动脉瓣病变。在决定是否能参加运动之前，应进行详细评估，包括体格检查、心电图、胸片、运动试验、经胸超声心动图对主动脉瓣和主动脉的评估，以及磁共振成像或计算机断层血管成像。运动试验中的最高收缩压有正常标准，这一标准会因年龄、性别不同而有异。应该进行磁共振成像或计算机断层成像来评估整个胸主动脉，因为仅靠经胸超声心动图成像不能显示整个大动脉，可能会漏掉残留的狭窄和动脉瘤。

2. 主动脉缩窄（COA）的手术治疗

主动脉缩窄是指主动脉不连续地变窄，主动脉是将富含氧气的血液从心脏输送到体内的主要血管，主动脉缩窄导致血流受阻。主动脉缩窄是一种常见的先天性心脏缺陷，是在出生时或出生后不久出现的主动脉结构异常。它可能在婴儿、较大的儿童或成人中被发现，并在任何年龄都能成功修复。减轻主动脉阻塞的治疗方法包括手术和经心导管介入术。治疗方法的选择取决于多种因素，包括患者的年龄、主动脉阻塞的解剖结构，以及手术的风险和获益等。主动脉缩窄的手术治疗是传统的，也是最经得起时间考验的治疗方法，对于大多数患者来说，特别是婴幼儿，手术是通过胸腔左侧的切口进行的，不需要人工心肺机。手术后的住院时间通常是4~7天，最初几天在重症监护室。高血压在术后很常见，通常是通过静脉注射药物来控制，之后是在出院后继续口服的药物。手术的风险很低，预后很好。主动脉缩窄的导管治疗，心导管介入术是将导管置于外周血管，然后进入大血管和心脏的一种手术方式，使用特殊导管修复心脏的方法已经被开发出来。在主动脉缩窄中发现的狭窄可以通过球囊扩张或放置支架解决。如果放置支架，需要服用几个月阿司匹林来防止血栓形成，还需要采取预防感染的措施。

3. 主动脉缩窄（COA）的运动管理和建议

未经治疗的主动脉缩窄的运动推荐：①有狭窄且无明显主动脉扩张的运动员，只要运动试验正常，上下肢之间的静息收缩压差小于20mmHg，最大收缩压不超过运动预测的第95百分位数，就可以参加所有的竞技运动（第Ⅰ类，证据级别C）。②收缩压手臂/腿梯度大于20mmHg或运动性高血压的运动员（峰值收缩压超过运动预测的第95个百分位数）或伴随着显著的升主动脉扩张，可考虑仅参加低强度ⅠA级运动（第Ⅱb类，证据级别C）。外科手术或球囊扩张术或支架植入术后的运动推荐：①手术修复或支架植入术后3个月以上且手臂/腿部静息血压差小于20mmHg，运动试验正常，主动脉无明显扩张，狭窄介入部位无动脉瘤，无明显伴发性主动脉瓣病变的运动员，可考虑参加竞技运动，但高强度静态运动除外（第ⅢA、ⅢB和ⅢC类）以及有身体碰撞危险的运动（第Ⅱb类，证据级别C）。②有明显主动脉扩张或动脉瘤形成证据的运动员（尚未达到需要手术修复的程度）可考虑仅参加低强度ⅠA和ⅠB级运动（第Ⅱb类，证据级别C）。

七、先心病的肺血管阻力升高

1. 先心病的肺血管阻力升高的概述

肺血管疾病和先天性心脏病患者在运动期间有猝死的风险。在那些有分流的人中（常见的室间隔缺损或复杂型先天性心脏病），青紫通常是静息状态下出现的（艾森门格综合征），并随着运动而恶化。这些患者大多限制自己的活动，不应该参加竞技运动，但低强度（ⅠA级）运动除外。然而，有规律的锻炼计划的好处已经得到证明，包括改善步行距离、最大耗氧量、生活质量和功能等，因此，应该鼓励不需要最大努力的体力活动。怀疑有残留性肺动脉高压的患者，如果曾因分流病变接受过手术修复或导管介入治疗，在参加竞技运动之前应通过心导管进行全面的血流动力学评估。肺

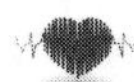

动脉高压通常被定义为平均肺动脉压大于 25mmHg，肺小动脉阻力大于 3 伍德单位。禁止轻度肺动脉高压患者进行锻炼的决定是非常武断的，而且没有基于证据的科学数据。同样，没有关于轻中度肺动脉高压患者适当运动处方的数据，这强调了收集前瞻性数据的必要性。然而，应提醒患者和家属注意高原对现有异常心肺生理的潜在影响，因为这可能会导致此类患者肺血管阻力的进一步升高，从而产生不良影响。

2. 先心病的肺血管阻力升高的手术治疗

根据欧洲成人先天性心脏病的调查发现，成人先天性心脏病患者的肺动脉高压总体患病率为 4%~28%，艾森门格综合征为 1%~6%。除了需要考虑缺损的性质和大小外，闭合缺损的时机和术前血流动力学也十分关键。研究表明，在 1 岁以内通过手术闭合缺损，肺血管阻力即可恢复正常，术后肺血管阻力升高在 2 岁以上时可能下降，但可能无法恢复正常水平。手术或经皮干预在艾森门格综合征患者中是禁忌的，在小缺陷患者中可能是无效的。先天性心脏病相关的肺血管阻力升高患者的医疗策略，特别是对于有艾森门格综合征的受试者，主要是基于专家的临床经验，而不是正式的循证医学证据。球囊房间隔造瘘术可以改善全身氧气运输，减少交感神经亢进。推荐的技术是渐进式球囊扩张心房间隔造口术，与原始的刀片技术相比，它在动力学和症状方面有同等的改善，但降低了风险。目前其他技术被认为是实验性的。仔细的术前风险评估可确保降低死亡率。终末期患者应避免使用球囊房间隔造口术。静脉—动脉体外膜氧合的应用（ECMO）应选择肺血管阻力增加合并右心衰的患者。心肺移植和双肺移植已被用于严重的肺血管阻力升高患者中，尽管无法恢复的右室收缩功能障碍和（或）左室舒张功能障碍的阈值尚不清楚。根据国际心脏和肺移植协会的数据显示，目前世界上绝大多数患者接受双侧肺移植。

3. 先心病的肺血管阻力升高的运动管理和建议

先心病的肺血管阻力升高的运动推荐：①平均肺动脉压小于 25mmHg 的患者可以参加所有竞技运动（第Ⅰ类，证据级别 B）。②平均肺动脉压大于 25mmHg 的中度或重度肺动脉高压患者应被限制参加所有竞技运动，可能的例外是低强度ⅠA 级运动。完整的评估和运动处方（医生对运动训练的指导）应在参加体育活动之前获得（第Ⅲ类，证据级别 B）。

八、先天性心脏病术后的心功能不全

先天性心脏病患者术后早期或晚期出现显著的心功能障碍并不少见，当然，这种功能障碍会影响运动能力。系统性左心室患者的心功能评估比系统性右心室患者更直接，但心脏磁共振成像的使用改善了右心室功能的评估。一般而言，严重的心功能不全定义为射血分数（*EF*）＜ 40%，中度功能不全定义为 *EF* 40%~50%，正常定义为 *EF* ＞ 50%。当然，患者心脏疾病和修复的其他特征也应该被考虑，如瓣膜狭窄和瓣膜功能不全。

先天性心脏病术后的心功能不全的运动推荐：①无论是否参加竞技体育，所有先心病手术后有心功能不全的运动员都应该接受包括临床评估、心电图、心功能成像评估和运动试验在内的评估（第Ⅰ类，证据级别B）。②心功能正常或接近正常（*EF* ≥ 50%）的运动员可以参加所有运动项目（第Ⅰ类，证据级别B）。③对于心功能轻度减退（*EF* 40%~50%）的运动员来说，参加低强度和中等强度的静态和ⅠA、ⅠB、ⅡA和ⅡB级动态运动是合理的（第Ⅱb类，证据级别B）。④心功能中度至严重减退（*EF* ＜ 40%）的运动员应被限制参加所有竞技运动，可能的例外是低强度ⅠA级运动（第Ⅲ类，证据级别B）。

九、法洛氏四联症（TOF）

先天缺陷导致慢性发紫的患者可生存至青春期乃至成年期，但运动耐量显著降低。铁缺乏进一步加剧了运动不耐受，治疗可能会提高这一人群的运动能力。心肺运动试验表明，这些运动患者会呈现明显的氧不饱和状态，这些表现和症状与解剖结构变化存在关联。在进行任何体力活动之前，应进行全面的临床评估，包括实验室和运动测试，因为这群人具有非常高的猝死风险。在这一人群中缺乏关于参与竞技运动安全性的数据。大多数法洛四联症患者虽然可较早被诊断并进行相关治疗，但通常在青春期或成年后出现临床上显著的肺瓣膜功能障碍。参加竞技运动前对患者的临床评估应包括评估肺瓣膜功能和与该人群猝死风险增加相关的因素，尤其要注意对左心功能的仔细评估。运动试验被推荐用于评估在运动强度增加时增强心血管功能的能力，以及运动相关的心电图改变时提示心律失常或缺血的证据。考虑到心肺运动试验对预后的预测作用，应考虑在参加运动前对患者进行全面评估，特别是那些在体检或影像检查中发现残留病变的患者。强烈警告那些有严重的双室功能障碍、房性或室性心律失常、运动试验或血流动力学评估异常的人不要参加高强度的竞技运动。

1. 法洛氏四联症（TOF）的手术治疗

法洛四联症的诊断很少需要心导管检查。当怀疑是否存在重要的主–肺侧支、存

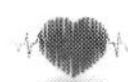

在对肺动脉系统的解剖疑问或多发性肌肉性室间隔缺损时，可以考虑选择心导管检查。心脏手术的许多基本策略是四五十年前有远见的外科先驱们在对法洛四联症患者进行手术和护理时总结出来的。最佳的手术治疗方法仍有争议。尽管选择性的一期修复有潜在的优势，但在婴儿早期使用并没有被普遍接受。一些中心更倾向于两阶段入路方法，包括涉及的全身至肺动脉分流术。目前的方法是诊断后需完全修复，除非出现肺闭锁。如果存在肺闭锁，则需要使用右心室肺动脉导管，我们会先进行全身至肺动脉分流术治疗，以便在完全修复时允许通过更大的导管。经心房入路与经心室入路的优势尚不明确。姑息治疗，在解剖结构不利于矫正修复的有症状的新生儿中，可进行体肺动脉分流术，这通常是指需要放置肺部同种异体移植物来缓解右室流出道梗阻的新生儿。这些情况的例子包括冠状动脉前降支异常穿过右心室漏斗的患者或某些形式的肺闭锁的患者。对于有症状的新生儿，首选两阶段入路的中心也需要进行体肺动脉分流术，选择性完全修复通常在既往接受分流缓解治疗 4~6 个月的患者。完全性修复，法洛四联症的完全修复适用于有症状的新生儿或婴儿。所有法洛四联症患者都需要手术矫正，手术时机是根据症状的存在而定的，无症状儿童在 3~6 月龄时进行选择性修复。矫正手术通过胸骨正中切口配合体外循环和亚低温进行。一旦修复完成，儿童脱离体外循环，需使用经食道超声心动图检查修复情况。如果保留了肺动脉瓣环，则评估右心室流出道的残留梯度，理想的梯度是 20~25mmHg。许多患者在法洛四联症手术后需要晚期肺动脉瓣膜置换术治疗。

2. 未手术或用姑息性分流术的运动推荐

运动推荐如下：①对于患有未修复的青紫型心脏病的运动员，建议进行完整的评估，包括运动测试。在参加运动之前，应根据临床状况和基本解剖情况获取运动处方（第Ⅰ类，证据级别 C）。②临床稳定且无心力衰竭临床症状的未修复青紫型心脏病运动员可考虑仅参加低强度ⅠA 级运动（第Ⅱ b 类，证据级别 C）。法洛四联症术后的运动推荐：①参加竞技体育运动前，建议所有修复后的法洛氏四联症的运动员都应该接受评估，包括临床评估、心电图、心功能成像评估和运动试验（第Ⅰ类，证据级别 B）。②无明显心功能不全（$EF > 50\%$）、心律失常或流出道梗阻的运动员可考虑参加中等到Ⅱ ~ Ⅲ级高强度运动。为了达到这些标准，运动员必须能够完成运动测试，而没有证据表明运动引起的心律失常、低血压、缺血或其他与临床症状有关的症状（第Ⅱ b 类，证据级别 B）。③有严重的心功能不全（$EF < 40\%$）、严重的流出道梗阻、反复发作或无法控制的房性或室性心律失常的运动员应被限制参加所有竞技运动，可能的例外

是ⅠA级低强度运动（第Ⅲ类，证据级别B）。

十、大动脉转位（TGA）

1. 大动脉转位（TGA）的概述

心房转位手术于1959年被报道，并在20世纪60年代至90年代频繁地用于大动脉转位（TGA）治疗。因此，大多数有这种解剖结构的患者都是成年人，大多数患者都能存活3~40年。运动耐量在这一人群中降低，且与临床结果相关。研究表明，这一人群可能比其他先天性心脏病患者群存在更高的猝死风险。猝死的最强预测因素是既往心律失常和严重的全身性心功能不全病史，同样既往室间隔缺损、手术修复时的年龄、QRS波持续时间和心力衰竭症状也可能与风险增加存在相关性。有报道称，猝死事件发生在运动过程中的比例很高，患有大动脉转位并伴有心房转位手术的人群可能对运动有独特的反应。这些增加了运动前评估的复杂性，因为这一人群中心脏性猝死的病理生理学和预防策略还没有被很好地理解。不幸的是，常规临床测试中运动性心律失常的证据并不能可靠地预测运动性心脏性猝死事件。因此，建议仔细评估临床状态，特别注意心律失常病史、静脉隔板的通畅度和结构、心脏功能障碍、冠状动脉解剖结构和是否存在其他梗阻性病变。严重的心功能障碍定义为$EF < 40\%$。临床评估应包括运动前的心肺运动试验和持续的血氧饱和度测定。当存在严重的全身性功能障碍、持续性心律失常、低氧或无法增加心输出量、血压或心率时，应考虑限制高强度活动。在没有这些的情况下，中等强度的运动参与可能是安全的。然而，长期运动训练对全身性右心室的影响尚不清楚。因此，我们建议在运动参与期间进行一系列的临床评估，并结合心功能评估来预测运动参与的中长期效果，同时建议对肝功能障碍进行评估和优化。

先天性矫正的大动脉转位患者通常在儿童时期就被诊断出来，通常同时存在其他缺陷，包括肺动脉瓣狭窄、室间隔缺损或全身性房室瓣异常等。对于先天性矫正的大动脉转位患者而言，运动耐量是有限的，运动耐量与心功能可预测不良后果。系统性房室瓣功能障碍在这一人群中并不少见，并与运动能力相关。在一项研究中发现，先天性矫正的大动脉转位患者和其他缺陷的患者的猝死率特别高。然而，由于有这种解剖结构的患者数量很少，很难确定导致这种结果的危险因素，尽管心功能不全和心律失常可能与这些事件相关。当在参与竞技运动之前评估患者时，建议使用无创性成像和心肺运动试验来评估临床稳定性。临床评估应包括评估心室、房室瓣膜功能和冠状

 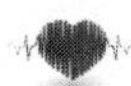

动脉解剖结构，以及排除流出道梗阻等。一项小型研究发现，先天性矫正的大动脉转位患者参加为期 3 个月的中—高强度运动训练计划与临床下降无关。长期运动训练对全身右心室的影响尚不清楚。因此，建议在运动参与期间进行一系列的临床评估，结合心功能评估来评价运动参与的中长期效果。

在过去的 30 年间，有相当数量的患者接受了动脉转换术，因此，许多人仍处于希望参加运动的年龄。幸运的是，冠状动脉狭窄或梗阻很少见，人们主要关注吻合口处瓣膜上肺动脉瓣狭窄的可能性。有晕厥或剧烈胸痛等症状的患者应该仔细评估他们的冠状动脉状况，因为有报道称，动脉开关修复后很久才发生突然死亡。运动检查在这类患者中并不特别敏感，对于有明显症状的患者，可能需要进行冠状动脉造影或其他方法，如计算机断层扫描血管造影。动脉转换术后无症状患者的监测问题存在争议。

Fontan 手术是一种将全身静脉血液完全重定向到肺动脉的手术，其目的是缓解单心室的生理机能。这种循环的患者运动能力显著降低，他们能够通过独特的机制在运动过程中增加心输出量。运动能力的限制是多因素的，与发病率和死亡率相关。当在参加运动之前对患者进行评估时，必须认识到 Fontan 循环和潜在的心脏解剖在患者之间都可能是非常不同的。因此，建议在参加运动前进行全面的临床评估。这项临床评估应包括评估与猝死相关的危险因素。此外，建议进行全面的心脏成像，以及使用连续血氧仪进行心肺运动试验。如果在最大努力测试期间出现明显的运动不耐受情况，表现为无法增加血压或心率、全身不饱和状态，或出现心律失常或其他限制症状，医疗保健提供者应强烈考虑限制其参加中、高强度竞技运动和训练。如果推荐的评估结果不显著，可以考虑参加中等强度和中等持续时间的运动。这一建议是基于一些小型的研究，这些研究表明，在那些参加中等强度运动训练和抵抗训练的人中，有证据表明某些健康指标有所改善，而没有临床恶化的证据。然而，参加高强度或高持续时间的运动是否安全尚不清楚。此外，建议在参加运动前评估和优化肺功能。应限制所有需要慢性抗凝的 Fontan 患者参加接触性运动。

2. 大动脉转位（TGA）的手术治疗

心房转位手术，包括从自体组织中创造一个心房屏障，引导静脉回流到对侧房室瓣膜和心室。因此，来自腔静脉的含氧低的血液被引导到二尖瓣和左室，然后被引导到肺动脉，而肺静脉血被引导到形态学的右室并且进入主动脉。随后，马斯塔德开发了一种替代手术，他切除了房间隔，并使用合成材料来创建隔板。有时在心房转换之前，可行球囊心房间隔造口术或者外科房间隔切开术。两种心房转换手术都有很好的中期临床效果，但长期来看都有严重的并发症。

先天性矫正的大动脉转位的外科治疗有两个核心原则，即生理修复或解剖修复。这两种修复都集中在双心室，心脏完全分离的串联修复。这两种修复技术都不能提供理想的长期结果，因此提出了其他几种姑息性手术治疗先天性矫正的大动脉转位的方法，包括肺动脉环扎术、Fontan 手术和在生理或解剖修复的基础上加上一个半心室修复术。在制订手术计划时，应注意先天性矫正的大动脉转位中传导系统的异常。先天性矫正的大动脉转位的生理修复，也被称为“经典”修复，侧重于修复伴随的缺陷，以完成心脏分隔，进行串联双心室修复。在生理修复中，房室和心室间的不协调维持在作为全身心室的形态学右心室中。解剖修复的目的是通过解剖结构的“正常”顺序恢复血流路径，特别是通过全身静脉引流到形态学右心房，然后从形态学右心室到肺循环，从肺静脉引流到形态学左心房，然后从形态学左心室到体循环。解剖修复不是单一的外科技术，而是实现这一目标的一系列修复术。最常见的是心房开关和动脉开关联合手术，通常被称为“双开关手术”。

动脉转位手术已成为大动脉转位新生儿的首选治疗方法。尽管单支或室壁内冠状动脉病变仍然是重要的危险因素，但住院死亡率较低。一旦通过生理修复或心房转换术达到了解剖修复，预后是令人满意的。在解剖结构合适的情况下，通常在婴儿出生后的第一个月进行这种手术已经逐渐成为首选。

对于因心脏大小、心脏功能或相关缺陷而无法分割心脏的先天性矫正的大动脉转位患者，采用 Fontan 手术进行单心室姑息治疗通常是唯一可行的选择。人们注意到，Fontan 手术后患者的预后相对较好，这激发了人们对传统上被认为是双室修复候选患者的单心室姑息治疗的兴趣。至少有 7 项研究将 Fontan 姑息治疗与生理和解剖修复的结果进行了比较，研究中的 119 名患者中，10 年精算存活率为 90.9%~100%，包括 4 项研究中的 2 项为 100%。研究将 Fontan 术用于任何具有复杂解剖结构的患者，即使传统上被认为是双室候选患者。有研究评估了 23 例先天性矫正的大动脉转位、室间隔缺损和肺动脉狭窄或闭锁患者的预后，发现 Fontan 术可能是这类具有挑战性的患者的最佳治疗方案。考虑到先天性矫正的大动脉转位患者的心脏传导阻滞发生率很高，研究将单心室与双心室修复和孤立的先天性矫正的大动脉转位进行比较，发现 Fontan 术后的患者发生完全性心脏传导阻滞的可能性低于其他研究组。然而，自发性心脏传导阻滞的发生率在所有组中保持一致。

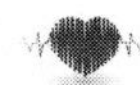

3. 大动脉转位（TGA）的运动管理和建议

心房转位术（Mustard 或 Senning 手术）后的运动推荐：①建议所有接受 Senning 和 Mustard 手术的运动员在参加竞技运动之前，应接受包括临床评估、心电图、心功能成像评估和运动试验在内的评估（第Ⅰ类，证据级别 B）。②对于那些有明显临床心律失常或严重心功能不全病史的运动员，可根据临床稳定性个别考虑是否参加竞技运动（第Ⅱ b 类，证据级别 C）。③无明显临床心律失常、心功能不全、运动不耐受或运动性缺血的运动员可考虑参加低强度和中等强度ⅠA、ⅠB、Ⅱ A 和Ⅱ B 类竞技运动（第Ⅱ b 类，证据级别 C）。④有严重临床全身性右心室功能障碍、严重右心室流出道梗阻或反复出现或无法控制的房性或室性心律失常的运动员应被限制参加所有竞技运动，可能的例外是低强度ⅠA 级运动（第Ⅲ类，证据级别 C）。

先天矫正的大动脉转位患者的运动推荐：①建议所有先天矫正的大动脉转位运动员在参加竞技运动之前，都应接受临床评估、心电图、心功能成像评估和运动试验（第Ⅰ类，证据级别 B）。②对于有明显临床心律失常或严重心功能不全病史的先天矫正的大动脉转位的运动员，可根据临床稳定性个别考虑是否参加竞技运动（第Ⅱ b 类，证据级别 C）。③患有先天矫正的大动脉转位且无临床显著心律失常、心功能障碍、运动不耐受或运动性缺血的运动员可考虑参加低强度和中等强度的ⅠA 级和ⅠB 级竞技运动（第Ⅱ b 类，证据级别 C）。④患有先天矫正的大动脉转位且临床评估无异常的无症状运动员可考虑参加中到高强度Ⅱ级和Ⅲ B 级或Ⅲ C 级竞技运动（第Ⅱ b 类，证据级别 C）。⑤有严重临床全身性右心室功能障碍、严重右心室流出道梗阻或反复出现的无法控制的房性或室性心律失常的运动员应被限制参加所有竞技运动，可能的例外是低强度ⅠA 级运动（第Ⅲ类，证据级别 C）。

动脉转换术后患者的运动推荐：①建议在参加竞技运动之前，接受大动脉转位动脉转换术的运动员应进行临床评估、心电图、心功能成像评估和运动试验（第Ⅰ类，证据级别 B）。②对于没有心脏症状、心功能正常、动脉转换术后无快速性心律失常的大动脉转位运动员参加所有竞技运动是合理的（第Ⅱ b 类，证据级别 C）。③大动脉转位行动脉转换手术后，如果运动试验正常，有超过轻度血流动力学异常或心功能不全的运动员可考虑参加低中度静态或低动态ⅠA 级、ⅠB 级、ⅠC 级和Ⅱ A 级竞技运动（第Ⅱ b 类，证据级别 C）。④在大动脉转位的动脉转换术后，右冠状动脉缺血证据的运动员应被限制参加所有竞技运动，可能的例外是低强度ⅠA 级运动（第Ⅲ类，证据级别 C）。

Fontan 手术后患者的运动推荐：①建议所有接受 Fontan 手术的运动员在参加竞技体育活动之前，应接受临床评估、心电图检查、心功能的影像评估和运动测试（第Ⅰ类，证据级别 B）。②接受过 Fontan 手术且没有出现心力衰竭症状或血流动力学明显异常的运动员只能参加低强度ⅠA 级运动（第Ⅰ类，证据级别 C）。③参加其他运动可以根据运动员完成运动测试的能力来考虑，而没有运动引起的心律失常、低血压、缺血或其他与临床症状有关的证据（第Ⅱb 类，证据级别 C）。

十一、三尖瓣的埃布斯坦畸形

1. 三尖瓣的埃布斯坦畸形的概述

这种畸形的表型谱系是极端的，从轻微到严重的三尖瓣反流和右侧心脏增大不等。如果有房室分流，可能会出现发紫。少数埃布斯坦畸形患者会有可能导致临床上重要和症状性心律失常的预激综合征。据报道，在严重的情况下，身体残疾和运动导致猝死的风险增加。对于这种异常运动相关心律失常的风险分层仍然不准确。

2. 三尖瓣的埃布斯坦畸形的手术治疗

由于三尖瓣的埃布斯坦畸形的表型异质性很大，不同患者的治疗方法差别很大。在婴儿期出现青紫和右室流出道梗阻的患者可能需要早期手术治疗，包括右房缩小成形术、三尖瓣修复术和右室流出道重建或单心室姑息治疗。而有较轻疾病变异的无症状患者可能只需要临床观察。在技术上可行的情况下，修复三尖瓣通常优于更换。除了三尖瓣修复外，三尖瓣的埃布斯坦畸形的外科治疗还应包括心房化右心室折叠术、右心房复位术和房间隔缺损的完全或次完全闭合术。当存在阵发性房颤或心房扑动病史时，应行右侧迷宫或三尖瓣峡部消融术。在过去的几十年里，三尖瓣修复的策略不断发展，最初的技术专注于从前叶组织中创造一个单瓣瓣膜。锥体手术在某些有丰富埃布斯坦手术经验的中心是一种选择，在这个手术中，外科医生使用大的前瓣和小的后瓣和间隔瓣重建功能三尖瓣。锥体手术的相对禁忌证包括老年人（年龄大于 60 岁）、左心室功能障碍（射血分数小于 30%）、缺乏室间隔小叶组织、前小叶轻度下垂（小于 50%），以及右心室和（或）房室连接处严重扩张。当瓣膜修复不可行时，使用生物假体瓣膜进行瓣膜更换。

3. 三尖瓣的埃布斯坦畸形的运动管理和建议

三尖瓣的埃布斯坦畸形患者的运动推荐：①有轻度－中度三尖瓣的埃布斯坦畸形异常的患者（即无青紫、右室大小正常、三尖瓣反流中度或较少，以及没有房性或室

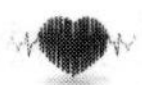

性心律失常的证据）可考虑参加所有运动项目（第Ⅱb类，证据级别C）。②埃布斯坦畸形伴严重三尖瓣反流，但在动态心电图监测中没有心律失常的证据（孤立性期前收缩除外），可考虑仅参加低强度ⅠA级运动（第Ⅱb类，证据级别C）。

十二、先天性冠状动脉畸形

1. 先天性冠状动脉畸形的概述

冠状动脉异常在已确定的竞技运动员心脏性猝死的原因中位居第二，约占美国此类死亡人数的17%。冠脉起源于错误的主动脉窦或来自肺动脉的异常起源，估计存在于大约总人口的1%，但按比例来说，在猝死的运动员中更常见。尽管绝大多数与冠状动脉畸形相关的猝死发生在运动期间或运动后不久，久坐不动的状态也有猝死的报道。最常见的异常起源是右冠状动脉起源于左窦，但在猝死的运动员中，左主干或左前降支起源于右窦的异常更为常见。此外，心脏性猝死与左冠状动脉异常通过主动脉和主肺动脉之间的模式关系最为密切。冠状动脉起源于肺动脉的异常情况在突然死亡的运动员中很少见，经常在婴儿期或儿童早期表现为心肌梗死。有些病例直到青春期或成年期才被发现，并可能与运动员猝死有关，尽管很少发生。非特异性的心电图表现可观察到青少年肺动脉未被识别的冠状动脉异常。在事件发生前，心电图不是怀疑或识别冠状动脉异常起源的可靠筛查工具，即使是负荷试验在有这些异常的人中也不是一致阳性的。报告表明，与冠状动脉异常相关的心脏性猝死中，有50%是没有先前症状的首发事件。识别起源异常的最佳方法包括冠脉造影术、计算机断层血管造影术和磁共振血管造影术。无论出于何种原因接受超声心动图检查的运动员都应该尝试确定冠状动脉的起源。外科手术是纠正这些畸形的唯一方法。

2. 先天性冠状动脉畸形的手术治疗

对于冠状动脉起源于对侧窦的患者，其症状与冠状动脉缺血有关，对于手术修复的指征是没有争议的。左冠状动脉起源于右主动脉窦被认为是高风险病变，即使没有症状，也推荐外科手术。有症状的左主动脉窦需要手术矫正，尽管无症状左主动脉窦的矫正仍有争议，但许多人仍建议进行干预。对于出现症状的患者，不应推迟手术。鉴于儿童在青春期前猝死是罕见的事实，建议将手术修复推迟到青春期晚期或无症状患者大约10岁时。如果手术修复被拒绝或推迟，医生通常会开出避免剧烈运动和竞技体育的处方。许多外科手术已被建议治疗这一缺陷，包括冠状动脉植入术、切除壁内段、冠状动脉旁路移植术等。具体的形态学细节中，主要影响手术修复的类型是开口状态

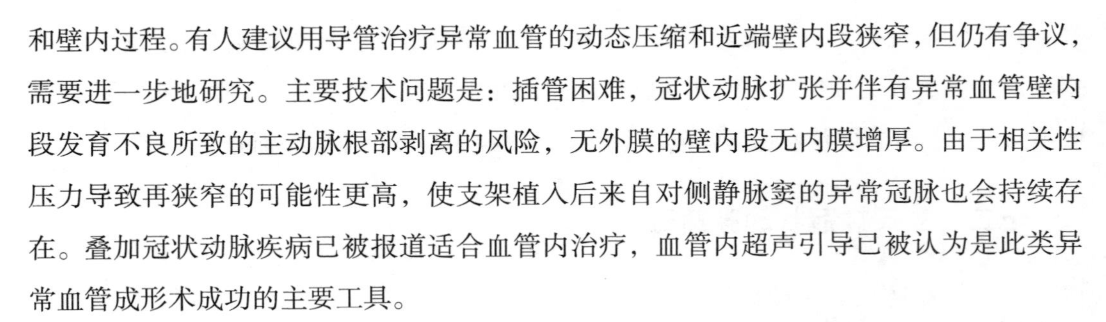

和壁内过程。有人建议用导管治疗异常血管的动态压缩和近端壁内段狭窄，但仍有争议，需要进一步地研究。主要技术问题是：插管困难，冠状动脉扩张并伴有异常血管壁内段发育不良所致的主动脉根部剥离的风险，无外膜的壁内段无内膜增厚。由于相关性压力导致再狭窄的可能性更高，使支架植入后来自对侧静脉窦的异常冠脉也会持续存在。叠加冠状动脉疾病已被报道适合血管内治疗，血管内超声引导已被认为是此类异常血管成形术成功的主要工具。

3. 先天性冠状动脉畸形的运动管理和建议

先天性冠状动脉畸形的运动推荐：①冠状动脉起源于肺动脉异常的运动员只能参加低强度的ⅠA级运动，无论他们是否有过心肌梗死的病史，且该异常正在等待修复（第Ⅰ类，证据级别C）。②右冠状动脉起源于左窦异常的运动员应通过运动负荷试验进行评估。对于那些既没有症状也没有运动负荷试验阳性的运动员，考虑到阴性压力测试准确性的不确定性情况，可以在对运动员和（或）运动员的父母进行关于风险和获益的充分咨询后，考虑允许参加比赛（第Ⅱa类，证据级别C）。③在手术成功修复来自的异常起源的窦后，如果患者没有任何症状，并且运动负荷试验显示没有缺血或心律失常的证据，运动员可以考虑在手术后3个月参加所有运动（第Ⅱb类，证据级别C）。④冠状动脉起源于肺动脉的异常被修复后，关于运动限制的决定可能基于所存在的后遗症，如心肌梗死或心功能不全等（第Ⅱb类，证据级别C）。⑤左冠状动脉起源于异常右窦的运动员，尤其是当动脉通过肺动脉和主动脉之间时，在手术修复前，应限制参加所有竞技运动，可能ⅠA级运动除外。无论异常是症状的结果还是偶然发现的，本建议都适用（第Ⅲ类，证据级别B）。⑥未做手术的右冠状动脉起源于左窦的运动员，在运动负荷试验中出现症状、心律失常或缺血情况时，在手术修复前，应限制参加所有竞技运动，可能ⅠA级运动除外（第Ⅲ类，证据级别C）。

十三、先天性心脏病患者的运动展望

随着医学、外科技术的进步，尤其是介入治疗的发展，先天性心脏病的存活率有了显著的提高，接近90%的先天性心脏病患者可以存活到成年。先天性心脏病患者的先天缺陷可以很好地修复，但心理和社会问题总是伴随患者的一生。无论是否完全修复，先天性心脏病患者往往具有较高的恐惧、不安感、抑郁、焦虑和低自我效能感，甚至难以与同龄人相处。医疗也将从提高存活率向提高生活质量转变。运动不仅是身体发育的需要，也是情感心理、社会心理学和认知发展的需要。与同年龄的健康人相比，

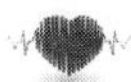

年轻的先天性心脏病患者通常缺乏运动和过度的自我保护是很常见的。安全性是先天性心脏病患者运动的首要考虑因素。由于担心运动可能导致心律失常和心功能恶化，先天性心脏病患者的运动自我效能感低，限制了他们的运动能力。早在1984年，弗里德等人就指出了运动康复对先天性心脏病患者的益处。运动是否导致猝死仍有争议，即使在限制运动的情况下，仅参加日常生活强度运动的患者仍有可能发生猝死。限制体育锻炼不能降低猝死风险，反而会影响患者的生活质量和运动耐受性，降低社会幸福感。参加体育锻炼对先天性心脏病患者有多方面的益处，首先，规律的运动可以改善先天性心脏病患者的心功能。其次，体育锻炼可以预防肥胖，而肥胖是心血管疾病的危险因素。最后，体育锻炼对患者的自尊、社会融入和学习成绩非常重要。有规律的体育活动可以使患者受益，但这并不意味着患者可以根据自己的意愿参加体育活动。过度的限制和缺乏限制一样有害。所以对于先天性心脏病患者，运动计划需要个性化，既不能过度限制体育锻炼，也不能过度运动。先天性心脏病患者应选择合适的运动方式和运动强度。

第六章

运动性晕厥

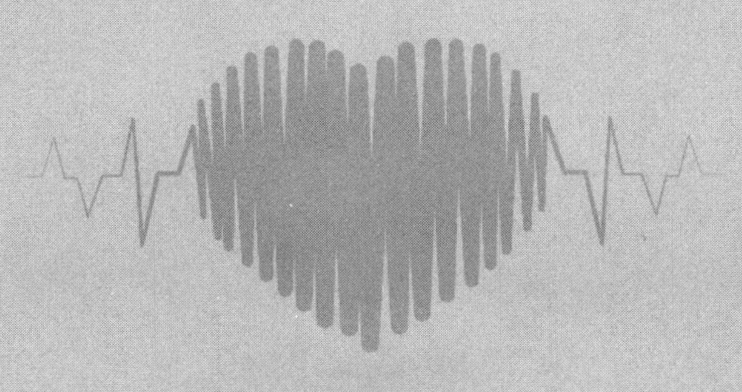

规律的体力活动可减少冠心病等疾病的发病风险，但剧烈活动也会增加易感人群心源性猝死和急性心肌梗死的风险。与运动相关的急性心脏事件通常发生在结构性心脏病患者中。遗传性或先天性心血管异常是导致年轻人出现与运动相关的心脏事件的重要原因，而动脉粥样硬化性疾病主要导致成人出现与运动相关的心血管问题。根据相关资料，与运动相关的心脏性猝死的绝对发生率随研究人群中疾病的患病率而变化。急性心肌梗死和猝死的发生率在习惯性体力活动少的个体中最高。通过定期的体育锻炼来保持身体健康可能有助于减少运动相关的心血管问题。其他策略似乎是有效，但尚未得到系统性的评估结果，如在参与运动前对患者进行筛查，将高危患者排除在某些活动之外，及时评估可能的前驱症状，培训运动指导人员以应对紧急情况，鼓励患者避免高风险活动。

在运动过程中，有时会出现各种原因的晕厥，虽然这种晕厥（或者程度更轻的虚脱）以良性居多，但因为其会产生跌倒等后果而往往会对运动员造成重大伤害，故对于与运动有关的晕厥的快速评估和早期干预意义重大。运动性晕厥的原因有很多种，其中最主要的原因包括：心脏骤停、低钠血症、劳力性中暑、体温过低、呼吸窘迫、低血糖、外伤和劳力性镰状细胞贫血。本章将对这几个原因引起的运动性晕厥的相关问题进行阐述。

在没有明显创伤的情况下，对突然摔倒的运动员应采用相关诊断方法来进行处置。图 6–1 是芝加哥马拉松比赛中对出现晕厥运动员使用的诊断处置方法，这一诊断处置方法被作为该赛事中管理突然摔倒运动员的处置指南。当运动员突然摔倒后，首先应该对该运动员进行脉搏触诊，如果进行脉搏触诊 10 秒后还摸不到脉搏，则可推定为心脏骤停，应立即启动心肺复苏术（CPR）和高级心肺支撑系统（ACLS）。对于有脉搏的患者，需要进行进一步的检查并根据以往病史来进行评估。

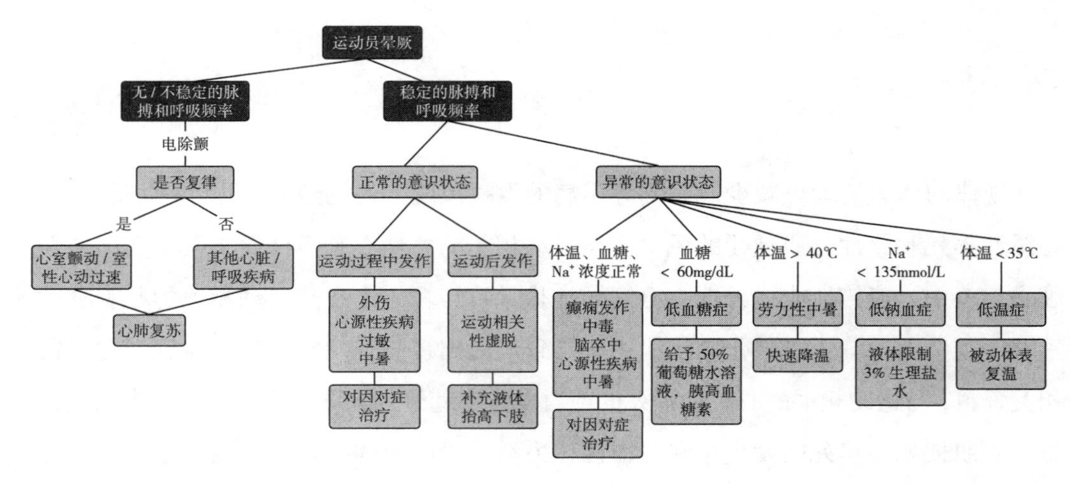

图 6-1　晕厥运动员的判断方法

在鉴别可能的病因时，应考虑运动员的病史，病史应主要包括是否患有糖尿病、是否患有镰状细胞贫血、是否存在心脏异常。对于血流动力学稳定且清醒的患者，应进一步明确病史信息，包括症状、既往病史和创伤。此外相关目击者的描述也有助于鉴别创伤、摔倒的间接原因和是否存在癫痫。如果条件允许，应对摔倒的运动者进行直肠温度、心脏监测、即时血糖和钠水平的早期代谢评估。

第一节　由于心脏骤停引起的运动员晕厥

心源性猝死是运动员非创伤性死亡的最常见原因。据估计每年美国大学运动员的发病率约为 1 : 43700，美国高中运动员的发病率约为 1 : 20 万，这种情况是令人担心的，应该始终作为运动员出现晕厥后的第一个评估内容。这些与运动有关的猝死很大一部分与运动员的心脏状况有关，其具体原因包括心律失常、先天性心脏病（如肥厚型心肌病）和动脉粥样硬化性冠状动脉疾病。在年轻运动员中，心脏性猝死最常见的原因与肥厚型心肌病有关，这一病因可能使运动员易患室性心律失常。

在心脏骤停的情况下，应尽快进行 CPR、自动体外除颤器（AED）应用和紧急医疗响应小组的启动。心肺复苏、AED 和早期除颤已被证明可以改善室性心律失常患者的预后。最近的 CPR 指南将重点从 A-B-C（气道 - 呼吸 - 循环）转移到 C-A-B（循环 - 气道 - 呼吸）。这些建议在 2015 年 AHA 指南中再次得到强调，以强调仅按压 CPR、适当的按压深度和速度以及限制中断的重要性。虽然各方都希望尽快转移患者，但进

 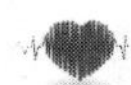

行现场复苏和应用 AED 来评估患者的心律是很重要的。心脏骤停是导致运动员晕倒的一个原因，我们将在后面的章节中详细讨论。

第二节 与运动相关的低钠血症

一、概述

运动相关性的低钠血症（EAH）的定义为是在运动中或运动后血清钠浓度低，通常钠水平低于 135mmol/L 被作为诊断标准。EAH 在 20 世纪 80 年代首次出现在人们的视野中，相关学者就南非马拉松运动员进行了多项研究并发表了相关论文。近年来，因低钠血症的高发病率和高死亡率而继续引起相关人员的兴趣，但各机构、组织报告的患病率各不相同，有学者认为可能是由于无症状个体的漏报。但大部分研究认为，在长期进行长距离跑的运动员中，与运动相关的低钠血症发生的比例高达 50%。

在一项对波士顿马拉松运动员的前瞻性研究中，发生 EAH 的危险因素包括过量的液体摄入、较长的比赛时间和比赛期间显著的体重变化。EAH 的原因被认为与运动员过量摄入液体和后叶加压素分泌增加引起的体内总水分增加有关。在这种情况下，加压素分泌的确切机制尚不清楚，但被认为与炎症细胞因子和非特异性应激源有关。

二、表现与诊断

运动员出现与运动相关的低钠血症的表现差异显著。症状从无症状到癫痫发作和严重脑病都有。大多数有症状的运动员会出现头痛、头晕或虚弱的主诉。值得注意的是，这些症状与运动员的其他常见症状，如运动性热衰竭和脱水重叠。快速的钠水平诊断是进行与运动相关的低钠血症的最理想的诊断方法。在第三届国际运动相关性低钠血症共识发展会议的声明中，建议如果条件允许，可以对发生晕厥的运动员的钠水平进行现场评估。

三、治疗

一旦运动员被诊断为 EAH，相关治疗包括对轻至中度病患限制液体，对更严重的病例限制高渗盐水。对于无症状但血清钠水平低于 130mmol/L 的患者，可以考虑口服高渗溶液来预防症状性低钠血症的发展。在虚脱或运动员钠离子缺乏时，应推迟口服低渗溶液并静脉注射生理盐水，以避免加重可能的 EAH 症状。在癫痫发作或严重意识状态改变的情况下，建议使用高渗盐水（100mL，3%），这种情况下的高渗盐水的使用是十分重要的，其原因在于胃肠道中滞留的液体尚未被吸收，或血管升压素水平升高的延迟作用，最初的血浆钠水平可能被显著高估。因此，应继续监测，特别是对有症状的患者。

四、预防

鉴于 EAH 与液体的过量摄入有关，预防这种情况的重点是加强运动员健康教育。现已证明，对口渴才进行饮水和过度饮水的危险进行教育可以降低 EAH 的发病率。但含钠运动饮料由于其低钠含量和低渗，并没有证明可以预防 EAH。运动员也应该了解监测他们运动前和运动后的重量作为液体消耗的替代品的重要性。一般来说，运动后体重增加的运动员都喝了较多的水。减重超过体重 2%~3% 的运动员都喝得太少。在训练期间优化他们的液体消耗可以提高表现并预防 EAH。

第三节　劳力性中暑

因运动引起的中暑是劳力性中暑（EHS）的常见原因，劳力性中暑是运动性热疾病中最严重的疾病，它是导致运动员死亡的第三大原因。EHS 通常与核心体温≥ 40.5℃有关，是由产热增加或热损失减少引起的。人体通过四种主要机制调节温度：辐射、对流、传导和蒸发。四种机制中最有效的散热方式是蒸发，人们在运动过程中也经常可以看到在皮肤表面出汗和汗水蒸发的现象。

多因素会导致运动员的体温升高进而发生劳力性中暑。在剧烈运动中，骨骼肌产生的热量明显高于人体静息状态。热量通过血液传递到皮肤表面的毛细血管，在那里血液被冷却。在运动过程中，当通过汗液和辐射热散失的调节热量不能再与热量产生匹配时，就会发生 EHS，从而导致温度升高。环境变化，如湿度的增加，可以通过降低身体和周围环境之间的热梯度和限制蒸发热而引起 EHS。此外，心功能下降和脱水也会影响人体降温，因为这些因素妨碍了血液运输到体表的能力。

一、表现及诊断

EHS 的早期症状包括头晕、呕吐和疲劳。更严重的症状包括精神状态改变、失去

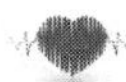

意识，甚至癫痫发作。发生临床显著EHS的危险因素包括缺乏热适应、湿热运动环境、体质差。与EHS相关的发病率与热疗持续时间有关，而与热疗程度无关。因此，快速诊断、核心（直肠）温度和立即现场治疗是必要的。

二、治疗

快速冷却是EHS处理的主要方法，可以通过浸入式导电冷却或喷雾式蒸发冷却和风扇冷却等多种方法来实现。对于EHS来说，浸入冰水浴中冷却是最有效的，可以降低温度近1℃/min。在没有冰水浴的情况下，通过冰袋传导冷却到腋窝、颈部和腹股沟是一个合理的选择。还可以通过蒸发的方法来实现，这包括用水喷洒身体和风扇空气冷却。在2016年一项关于冷却方法的荟萃分析中，与被动恢复相比，冷水浸泡冷却更快，效果更好。通过荟萃分析，推荐冷水温度为≤10℃。

EHS中的治疗时机至关重要，已有研究证明，在30分钟内将温度降至＜40℃可以将致死率限制在接近零。在最近关于院前EHS管理的共识声明中，建议采用现场冷却治疗，以确保快速降温，减少器官损伤的发病率。一旦患者浸入水中，应进行持续的核心温度监测，当核心温度达到38~39℃时，应将患者移除，以避免体温过低。

三、预防

对EHS进行预防首先应对环境风险（尤其是要对天气情况）做好相关预案，预防工作应在参与或开始活动之前对运动当天天气情况有清晰认识。湿球黑球温度（WBGT）是一个综合了环境温度、相对湿度和太阳辐射热负荷的指标。该指标已被多个赛事和协会使用，以确定比赛正常进行的必要性。如在美国银行芝加哥马拉松赛中，2008年开发的赛道天气风险预警系统（EAS）采用了推荐的WBGT阈值，用于警告医务人员和参赛者可能存在的危险（表6-1），同时会根据预测的天气风险情况在赛道悬挂对应颜色的旗子。

表6-1　美国芝加哥马拉松赛赛道天气风险预警系统

警报级别	事件条件	建议对策	温度
极度危险（黑色）	赛事取消/继续办赛将使得运动员处于极度危险之中	官方通知赛事取消	WBGT＞82℉
高（红色）	比赛继续进行有潜在危险	比赛暂时暂停/遵循相关官方意见，考虑比赛是否取消或缩短距离	WBGT为73~82℉

续表

警报级别	事件条件	建议对策	温度
中（黄色）	非理想进行比赛天气条件	建议运动员将参赛强调降下来并为更坏情况出现做好准备	WBGT 为 65~73 ℉
低（绿色）	理想比赛天气	享受比赛并关注比赛期间实时天气	WBGT 为 40~65 ℉

在足球等其他项目中，有关 WBGT 的天气预警值略有差异。此外，由于运动员的热适应，在较温暖的气候条件下允许较高的 WBGT 下限。总的来说，建议液体的有效补充随着 WBGT 的增加而变得补充时间更长、更频繁，并考虑在极端天气条件下缩短甚至取消事件和练习。重要的是，医务主任和培训人员还应将医务人员、治疗资源和以前的事件史纳入赛事天气管理。

第四节　与运动有关的低体温

与运动有关的低体温也同样需要注意，体温过低的定义是核心温度＜ 35℃，一般当热损失超过产热时会发生。正常情况下，为了应对寒冷，身体会通过增加代谢热的产生来保持核心体温，代谢热的产生是通过无意识地颤抖或增加自发活动产生的。身体还会通过诱导外周血管收缩来减少热量损失，以保持核心体温，并增加身体外壳提供的绝缘层。运动员体温过低通常涉及与湿衣服相关的热损失。水暴露，如雨、雨夹雪、雪、游泳，增加了低体温的风险，因为通过对流会有更多的热量损失。体温过低的其他危险因素包括年龄＞ 60 岁、较低的体脂百分比，以及之前仅有进行较短或较低强度的活动经验。表 6–2 是低温症的分类。

表 6–2　低温症的分类

	核心温度	症状	打颤情况	心脏异常	现场的干预措施
轻度体温过低	32~35℃	行为改变 构音障碍 反应冷漠	出现	心动过速	PER 饮用温热液体
中度体温过低	28~32℃	瞳孔放大 意识麻木	轻度打颤	心动过缓 心律失常	PER 温热静脉输液
严重的低体温	＜ 28℃	无意识	无	心动过缓 心室纤维性颤动	心室颤动 PER 温热静脉输液

注：PER 为被动的外部复温。

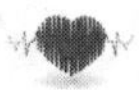

一、症状与诊断

体温过低表现出一系列症状，这些症状通常与运动员的核心温度有关。它被分为三类：轻度、中度和重度体温过低，详见表 6–2。在轻度体温过低的情况下，运动员会出现颤抖，并可能出现行为改变而变得更加冷漠。在中度至重度体温过低时，身体的颤抖反应减弱，核心温度进一步下降。当气温降至 32℃以下时，运动员会出现更广泛的中枢神经系统变化，如意识混乱、麻木和失去意识。此外，严重的心动过缓和心律失常可发生，心脏骤停的风险增加。与 EHS 一样，诊断包括直肠核心温度。

二、治疗

快速升温是治疗低温症及其相关后遗症的主要方法。与 EHS 要求现场快速冷却相比，低体温患者可能需要现场没有的设备和技术。应尽快开始转移到必要的医疗设施处进行诊治。在运输过程中需要提供特别的护理，因为在寒冷环境和搏动异常的心脏中，大的运动可能导致心律失常。

被动外复温（PER）是治疗亚低温的首选加热方式。在这些患者中，应首先脱掉湿衣服，将患者带入温暖干燥的环境中，并使用温暖的毯子和加热包。PER 可使核心温度升高约 0.5℃ /h。对于中度至重度低体温，实施主动外复温并需要其他医疗设施提供更高水平的护理，并使用复温仪器或外部加热设备来促进取暖。对于低于温度的情况，应考虑采用更积极的内部复温策略，并进行温热药剂液体的静脉输液。此外，在病情严重的情况下，可以采用更具侵入性的体外再温，如血液透析或 ECMO。

在体温过低的患者心搏骤停的情况下，由于体温过低引起的严重心肌刺激，在患者完全恢复体温之前，不应停止心脏复苏。在挪威的一项回顾性研究中指出，意外低温症患者在 13.7℃的低温下存活，在恢复自发循环之前，在复温过程中需要长达 7 小时的 CPR。

三、预防

与 EHS 类似，预防体温过低需要根据天气和环境条件改变事件。与 WBGT 相似，风寒温度（WCT）指数可用于评估低体温风险并指导事件修正。这个指数包括风速和温度。美国足球运动员康复健康认证网站建议根据 WCT（表 6–3）限制皮肤暴露。

在寒冷的天气里，运动服在预防体温过低方面也发挥着重要作用，建议患者多穿几层衣服。最下面一层应该是薄的吸湿材料，可以让水分从皮肤转移到表面。这防止了导热过程中热的损失。中间层通常通过羊毛、羊毛和羽绒等材料提供绝缘。外层应该是防风和防水的，这可以让底层的水分穿过并蒸发。

表 6–3 低温警报级别

警戒级别	WCT / °F	事件性质	建议的行动
黑色	＜0	极端条件下[a]	取消或将活动转移到室内，可能会发生冻伤
红色	1~15	感冒相关疾病的高风险[a]	考虑调整活动以限制暴露，并允许更频繁的机会重新温暖
橙色	16~24	感冒相关疾病的风险适中[a]	提供额外的防护服，尽可能多地覆盖裸露的皮肤，并提供重新加热的机会和设施
黄色	25~30	不理想条件[a]	注意潜在的冻伤，并通知相关人员
绿色	＞30	良好的条件	正常的活动

注：a 在寒冷潮湿的环境中，下列情况会加速发生。要注意识别潜在的冻伤。

第五节 与运动有关的呼吸窘迫

虽然心脏原因是运动员猝死的主要原因，但呼吸窘迫也会导致虚脱。重要的是运动员可能因此而产生慢性医疗问题，如哮喘和过敏，尽管他们整体仍然有积极和健康的外观。这些问题会在运动中表现得很突出，会降低运动员的运动耐受性。此外，医护人员在护理运动员时应熟悉几种与运动相关的呼吸疾病。

一、速发型过敏反应

过敏性休克是一种严重的超敏反应，涉及两个或两个以上的器官系统。它是由各种刺激物引起的，最常见的是食物或药物过敏。环境暴露，如蜜蜂叮咬或其他昆虫叮咬，也可能是一个潜在的过敏来源。患者表现为唇肿、舌肿、皮疹、气短和（或）胃肠不适。治疗速发型过敏反应需要立即肌内注射肾上腺素与类固醇和抗组胺药。

运动性过敏反应（EIA）是在体育锻炼后发生的过敏反应，通常与运动期间摄入的食物过敏原有关。这一现象背后的确切机制尚不清楚；然而，有人认为，在运动过程中，肠道血液的再分配导致摄入的过敏原激活肥大细胞并导致过敏反应。运动性过敏反应的治疗方法与其他过敏反应类似——肌内注射肾上腺素。

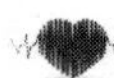

二、运动引起的支气管收缩和哮喘

运动性支气管收缩（EIB）和运动性哮喘是在运动过程中或运动后出现短暂气道狭窄的两种疾病过程。运动性哮喘发生在有哮喘病史的运动员身上，而运动性支气管收缩发生在没有既往诊断的患者身上。据报道，EIB 在普通人群中的发病率高达 10%。与正常哮喘患者一样，这些运动员会出现喘息、咳嗽和呼吸急促。已知患有哮喘的运动员服药有助于预防 EIB。运动员应该被告知长期控制的重要性和天气变化的潜在危险。治疗包括吸入—激动剂治疗急性症状。吸入皮质激素是长期预防 EIB 最有效的药物，可与吸入—激动剂联合使用。

第六节　劳力性镰状细胞贫血

镰状细胞性状（SCT）是一种杂合状态，个体从他们的父母之一遗传一个突变的镰状血红蛋白基因，导致 HgbAS 基因型。正常的血红蛋白分子由四个亚基组成，每个亚基包含一个含氧血红素和一个珠蛋白分子。在一个正常的血红蛋白分子中，有两个亚基和两个亚基。在镰状血红蛋白（HgbS）中，存在两个突变的 β 亚基，导致脱氧状态下细胞膜表面的血红蛋白分子聚合。这种细胞膜表面的改变导致镰状细胞贫血患者红细胞的“黏性”特性，从而导致血管闭塞事件。在镰状细胞性状中，存在一个突变的 β 亚基，导致每个红细胞中大约 40% 的 HgbS。

镰状细胞性状影响约 8% 的非裔美国人和 0.01%~0.05% 的剩余人口。在 1974—2010 年的多起大学橄榄球运动员死亡事件后，具有镰状细胞特征运动员的劳力性镰状细胞贫血的危险浮出了面。其中许多死亡发生在最大体力活动期间，如在体能训练期间。

一、表现及诊断

运动导致了酸中毒、缺氧和脱水。在这些情况下发生的血管阻塞事件可导致横纹肌溶解、肾功能衰竭和严重的代谢紊乱，最终导致死亡。

劳力性镰状细胞贫血的诊断需要高度的临床怀疑。运动员可以表现出各种各样的症状。他们通常在几分钟的最大强度的运动后出现肌肉无力和疲劳。肌肉疼痛和无力很快就会出现，不像中暑引起的抽筋，可能会持续几个小时。此外，与劳力性镰状细胞贫血相关的疼痛较轻，运动员会抱怨更虚弱。劳力性镰状细胞贫血也不会出现肌肉紧张和抽筋，因为其根本原因发生在微血管层面，不会引起肌肉大挛缩。

二、治疗与预防

2010 年，一名大学生运动员去世后，美国大学生体育协会（NCAA）实施了一项强制性的镰状细胞特征基因筛查。在 2012 年的一项政策影响分析中，估计这种强制性筛查将在 10 年期间防止了大约 7 名大学生运动员的死亡。然而，运动员仍然可以拒绝提交文件，选择签署弃权书。对于已知 SCT 的运动员，他们应该接受训练，慢慢培养耐力，按照自己的速度工作，并根据需要经常休息。这些运动员应避免参加计时训练，以避免超过他们的耐受速度。劳力性镰状细胞贫血的治疗主要是辅助供氧和必要时冷却。

第七节　与运动有关的低血糖

任何出现虚脱症状的人都应处理好低血糖问题。低血糖的定义是血糖水平＜60 mg/dL，对于患有糖尿病的运动员尤其应考虑。它可以表现出各种症状，包括头痛、头昏、出汗和意识模糊。及时的门诊血糖检测对诊断很重要；但是，如果无法进行现场检测，则应开始预防性治疗。对于轻度低血糖的运动员，口服补充果汁、糖或其他碳水化合物是首选。在严重低血糖时，静脉注射葡萄糖或肌内注射胰高血糖素应被采用。治疗后必须重复进行血糖监测，以确保无难治性或反弹性低血糖。如果低血糖持续存在，可能需要额外的观察和治疗。

运动员需要了解低血糖的症状。糖尿病运动员与他们的医生一起制订的护理计划将有助于避免与运动相关的低血糖。此外，这些运动员应在活动前、中、后摄入碳水化合物，并经常监测血糖水平。

第八节　与运动有关的晕厥及癫痫

运动相关晕厥（EAC）是指运动员在运动后由于头昏眼花或头晕而无法站立或行走。它通常发生在运动后或活动突然停止后。EAC 的病因被认为与动作突然减少导致的直立性低血压有关骨骼肌。在运动时，骨骼肌充当“第二心脏”，将血液从扩张的肢体血管泵回心脏。当运动停止时，由于骨骼肌收缩减少，静脉回流和下肢血池的突然减少，再加上皮肤和肌肉血管扩张，导致前负荷迅速降低，进而导致直立性低血压和虚脱。

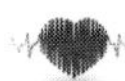

患者表现为头晕、头晕或晕厥。然而，患者的精神状态通常会得到保留，而且病情往往会迅速好转。虽然 EAC 是运动性崩溃最常见的诊断，但它是一种排除性诊断。

EAC 患者应躺下，抬高双腿，以促进血液回流心脏，增加前负荷。此外，一旦排除了其他导致虚脱的原因，可以开始口服或静脉补液。运动员也被建议避免突然停止活动，以防止 EAC。如对于马拉松运动员，建议他们在比赛结束后继续步行，以避免心脏前负荷突然下降和衰竭。

癫痫发作也应考虑差异。它们被定义为大脑皮层中一组神经元的异常放电。癫痫有很多种形式；然而，最常见的是全身性强直阵挛发作，有节奏的、重复的身体运动，这与事件期间和之后的状态改变相关联。大约 10% 的美国人一生中至少会经历一次癫痫发作。大多数癫痫发作是自我限制的，持续 1 ~ 2 分钟。在癫痫发作期间，可能需要以气道支持的形式进行支持性护理，如下颌推力或补充氧气，因为患者在发作活动期间倾向于低通气。患者的体位应避免自我伤害和气道损害。

心脏骤停会导致异常运动，可能被误认为是癫痫发作。对于无癫痫病史的非创伤性塌陷的运动员，及时评估心脏原因是必要的，应考虑实施 CPR。神经心源性晕厥（NCS）也可表现为癫痫发作。NCS 的病因与脑灌注不足引起的短暂意识丧失有关。与癫痫发作不同，来自 NCS 的运动通常与前驱症状有关（如头晕），并与快速恢复和恢复到基线有关。如果癫痫发作持续，苯二氮䓬类药物是主要的治疗药物。此外，在无法静脉注射的情况下，可以采用鼻内或肌内苯二氮䓬给药。癫痫发作的其他原因也必须考虑，包括低血糖和低钠血症。如果存在代谢紊乱，应予以纠正，以帮助停止癫痫活动。

创伤性晕厥也占运动性晕厥甚至死亡的很大一部分。在一项对 1980—2006 年 1866 名年轻运动员死亡的研究中，估计有 22% 与创伤原因有关，主要是头部或颈部损伤。对于病因不明的运动员，医护人员应寻找外伤的物理迹象。如果怀疑有外伤，运动员应稳定在赛场上并采取颈椎预防措施。进一步的治疗应遵循高级创伤生命支持（ATLS）指南。

对于以上所有这些原因所引起的运动员晕厥，很重要的一个组成部分就是应急行动计划和工作人员、应急人员的准备工作。研究表明，EAP、AED 和早期除颤可提高生存率。早期除颤是心脏骤停的关键，每延迟一分钟，生存率降低 7%~10%。紧急行动计划有助于在大型活动中组织和提供医务人员的统一方法。这些计划使现场人员能够进行实践响应，及早启动 CPR 并启动 EMS 系统。建议每个机构或组织为计划的活动准备一份书面的活动评估报告。该计划的关键组成部分包括通信系统、人员培训、充足的设备和运输以及协调一致的行动计划。应每年与医疗提供者和培训人员一起审查和实践 EAP，以减少实际事件期间的不确定性和混乱对紧急情况的管理，是运动员护理的一个关键组成部分。晕厥摔倒的运动员需要及时地评估和诊断。如上所述的几种情况，如果不适当处理，可能导致显著的发病率和死亡率。医护人员应熟悉危及生命的原因，以便在有需要时能立即进行治疗。

第七章

高血压

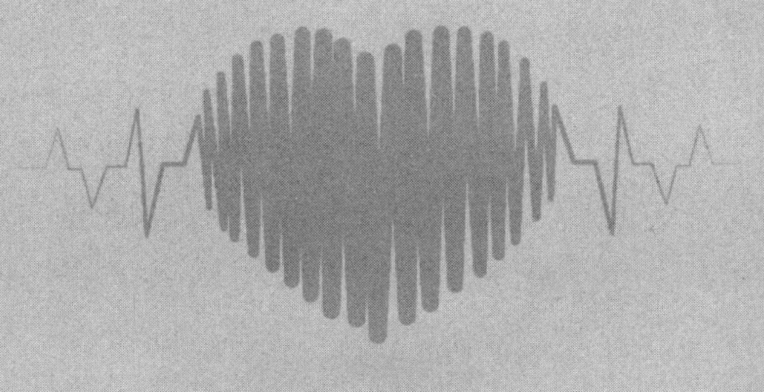

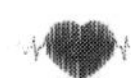

第一节　高血压与心血管疾病

一、概述

高血压是以体循环血压增高为主要临床表现，可导致心脏、脑、肾脏、视网膜等器官功能或器质性损害的心血管综合征，包括原发性高血压和继发性高血压，其中原发性高血压又称高血压病。高血压是运动员最常见的心血管疾病，也是运动员赛前健康筛查中最常见的异常情况和运动员被禁止参加比赛的常见原因。

（一）流行病学

高血压发病率逐年上升，逐渐成为困扰全球的一种流行疾病。欧洲国家 20~44 岁的成年人高血压患病率为 19.9%。我国约有 2.7 亿人患有高血压，18 岁及以上居民高血压患病率为 27.9%。尽管高血压的患病率随年龄增长而增加，但年轻人群患病率也很高。在儿童和青少年中，高血压的患病率为 3%~6%。高血压患者中，男性高于女性，北方地区居民高于南方地区居民，并且大中型城市高血压患病率较高。

高血压患者往往并未意识到自己的高血压情况并接受相应的治疗。在欧洲国家，超过 35% 的女性高血压患者和 23% 的男性高血压患者血压控制在理想水平。我国 18 岁以上人群高血压的知晓率、治疗率和控制率分别为 51.5%、46.1%、16.9%，且女性高于男性，南方地区居民高于北方地区居民。

（二）高血压危险因素

高血压的病因和发病机制并不明确，但遗传因素、环境因素及它们的相互作用具有重要影响。在遗传因素和环境因素的基础上，有许多关于影响高血压进展的假说，其中最主要的是交感神经系统作用、肾素—血管紧张素—醛固酮系统作用以及肾脏因素。

1. 遗传因素

个体之间血压的变异性 30%~60% 归因于遗传因素。父母双方均有高血压并且有一位兄弟姐妹患有高血压的孩子，成年后高血压发病概率为 40%~60%；如果这位兄弟姐妹为同卵双胞胎，那么高血压的发病风险会增加到 80%。不仅高血压的发病率具有遗传性，血压水平、靶器官损害等方面也具有遗传性。高血压的遗传易感性可能是多基因共同作用的结果，目前研究证实，编码肾素—血管紧张素—醛固酮系统的基因、血管紧张素原的基因、血管紧张素转换酶的基因与高血压以及血压对高钠饮食的敏感性密切相关。

2. 环境因素

环境因素对血压的影响约占20%。主要的环境因素包括地理位置，钠、钾摄入，体力活动，社会心理应激，吸烟，饮酒以及其他不良生活方式。

（1）高钠、低钾饮食。高血压的环境因素中，关于高钠饮食的研究最多，并且流行病学调查发现钠盐摄入量与高血压密切相关。INTERSALT中心研究发现，随着24小时钠排泄量增加，收缩压和舒张压明显升高，并且心血管事件和死亡率明显增加。相对于高钠（＞4g/d）饮食地区人群，低钠饮食地区人群高血压患病率明显降低，甚至可以忽略不计。钠盐摄入量增多引起血压增高主要见于钠敏感人群。盐敏感性血压升高具有家族遗传性。我国大部分地区居民平均盐摄入量为12~15g或以上，比推荐剂量高约75%，并且普遍血压对钠敏感。低钾饮食也与高血压患病率有关，增加钾摄入量无论在实验中还是在人群调查研究中，均可以降低血压水平。每日钾摄入量平均增加44mmol，收缩压可降低2.42mmHg。增加钾摄入量可降低心血管事件和死亡率。同时，钾摄入量降低可增加钠敏感性。

（2）超重和肥胖。超重和肥胖也是我国高血压患病率增长的重要危险因素。体脂和血压水平之间存在明显的相关性，肥胖和高血压往往同时存在。据统计，至少75%的高血压与肥胖相关。我国35~64岁成年人的超重率为38.8%，肥胖率为20.2%，其中女性高于男性，北方人群高于南方人群，城市居民高于农村居民。超重和肥胖是高血压发生、发展的预测因素。超重和肥胖可通过多种机制引起高血压，最常见的是肥胖时高瘦素血症和高胰岛素血症激活交感神经，导致血压升高。

（3）精神紧张。精神紧张是否会导致个体患高血压仍然存在争议，但脑力劳动者高血压患病率明显高于体力劳动者，精神紧张度高的人群患病率更高。难治性高血压往往发生在精神紧张度高的患者中。研究发现，精神应激促进交感神经系统和下丘脑—垂体—肾上腺轴的兴奋和激活，从而可能导致高血压。同时，精神紧张对与高血压相关的其他因素也有一定影响，如进食增多、饮酒或吸烟。精神紧张也会引起昼夜节律异常使夜间血压下降不足，晨起迷走神经兴奋性降低使血压进一步升高。

（4）大量饮酒。急性饮酒对血压水平具有双重影响，摄入酒精后第一个小时内血压有一定程度下降，随后血压水平逐渐升高。相对于不饮用含酒精饮料的人群，每周饮酒超过 210g 的人群高血压患病率更高。饮酒量与血压水平成正比，尤其对收缩压水平的影响更为明显。少量饮酒则与高血压患病率并无明显相关性。减少酒精摄入量可在一定程度上降低血压水平。

（5）吸烟。多项大规模人群调查研究表明吸烟与高血压密切相关。吸烟影响血压的机制尚不完全清楚，但普遍认为烟草刺激会促进肾上腺素和去甲肾上腺素释放，这些儿茶酚胺会增加心肌收缩力，促进血管收缩，从而导致血压短暂升高。除此之外，烟草会导致动脉管壁结构和功能改变，包括内皮功能障碍、动脉粥样硬化发生和进展，可能会引起血压的升高。

（6）其他。除以上危险因素外，高血糖（胰岛素抵抗）、血细胞比容增加和高尿酸血症、血脂异常等也会影响高血压的发生和发展。

二、心血管风险

高血压是引起心血管事件和死亡的最重要的危险因素，超过 50% 的心血管事件和 17% 的死亡事件是由于高血压导致的，全球疾病调查报告显示，2019 年高血压导致全球约 1080 万人死亡，占我国死亡原因的 24.6%。

高血压是导致冠心病事件（心肌梗死和猝死）的主要风险因素之一。血压水平越高，心血管疾病风险越大，即使血压在正常范围内，心血管疾病的风险也随血压的升高而增大。收缩压从 115mmHg 开始，每增加 20mmHg，冠心病死亡的风险就会增加一倍；舒张压从 75mmHg 开始，每增加 10mmHg，冠心病死亡的风险也会增加一倍。高血压使脑卒中的相对风险增加 3 倍，大约 80% 的卒中患者均有高血压病史。收缩压大于 155mmHg 的患者，脑卒中的风险是收缩压小于 115mmHg 人群的 4 倍。高血压也是心力衰竭的风险因素，75% ～ 91% 的心力衰竭患者均具有高血压病史。相对于 40 岁以上血压＜ 140/90mmHg 的人群，血压＞ 160/100mmHg 的患者心力衰竭终点事件的风险增加 2 倍，脑出血的风险增加 9 倍。

（一）血压的测量

血压测量是诊断高血压、评估血压水平和观察降压治疗效果的基本方法。常用的血压测量方法有诊室血压测量和诊室外血压测量，后者包括 24 小时动态血压监测和家庭血压监测。

测量血压时应规范操作。如果测量血压时操作不够标准，可能会导致测量值的显著假性增加。如常见的不当操作如使用错误的袖带尺寸或将血压袖带放在衣服外，可能会导致 5~50mmHg 收缩压的变化。我国目前采用诊室血压作为高血压诊断、分级及评估降压效果的主要方法。具体操作步骤见表 7–1。

表 7–1　血压测量步骤

主要步骤	注意事项
测量前准备	1. 测量前 30 分钟避免运动、吸烟或饮用含咖啡因饮品 2. 排空膀胱 3. 患者放松坐于椅子上，双脚平放于地面，背部支撑，上臂置于心脏水平，测量前应静坐至少 5 分钟 4. 脱下袖带放置位置的衣服 5. 休息和测量间，患者和测量者均不应讲话
应用正规仪器进行测量	1. 使用经过校正的上臂袖带血压测量装置，并确保定期校准该装置 2. 患者手臂放松，禁止握拳 3. 将袖带置于右心房水平（胸骨中点） 4. 使用正确的袖带尺寸，使袖带包围手臂的 75%~100% 5. 使用听诊器进行听诊读数
正确测量血压	1. 记录双臂的血压并使用较高读数一侧手臂进行后续重复测量 2. 重复测量间隔 1~2 分钟 3. 将袖带快速充气，使气囊压力在桡动脉搏动消失后再升高 20~30mmHg，以便听诊确定血压水平 4. 袖带压力放气 2mmHg/s 并听诊。心率缓慢者，放气速度应更慢些 5. 测量血压的同时要测量脉率
正确记录血压结果	1. 收缩压和舒张压分别记录为至少两个连续心跳中的第一个和最后一个可听声音的开始 2. 取 2 次重复读数的平均值记录。如果收缩压或舒张压的 2 次读数相差 5mmHg 以上，应再次测量，取 3 次读数的平均值记录

老年人、糖尿病患者及出现直立性低血压情况者，应该加测站立位血压。站立位血压需在坐位改为站立位后 1 分钟和 3 分钟时测量。

一些人在医院测量血压时，血压水平明显升高。但在院外测量时血压水平正常，这种现象称为白大衣高血压。这是人群中常见现象，患病率为 13%~35%。焦虑可能是白大衣高血压的原因。当怀疑白大衣高血压时，可以使用 24 小时动态血压监测来确认是否存在院外高血压。除此之外，24 小时动态血压监测测量次数多，无测量者误差，还可以评估 24 小时血压昼夜节律、直立性低血压、餐后低血压等。家庭血压监测由被测量者自我测量或家庭成员测量，可用于长期血压监测，评价血压长期变异，辅助调整降压方案。但精神高度焦虑的患者，不建议频繁自测血压。当不能使用24小时动态血压监测时，家庭血压监测也可用来鉴别白大衣高血压的情况。

（二）高血压的诊断和分层

1. 高血压的定义和分类

高血压的标准是根据临床和流行病学资料界定的，定义为在未使用降压药物的情况下，非同日3次测量诊室收缩压≥140mmHg和（或）舒张压≥90mmHg。如果既往有高血压病史，目前正在使用降压药物，血压虽然低于140/90mmHg，仍需诊断为高血压。根据血压升高水平，进一步将高血压分为1级、2级和3级（表7–2）。

表7–2 高血压的定义和分类

分类	收缩压 /mmHg		舒张压 /mmHg
正常血压	＜120	和	＜80
正常血压高值	120~139	和（或）	80~89
高血压	≥140	和（或）	≥90
1级高血压（轻度）	140~159	和（或）	90~99
2级高血压（中度）	160~179	和（或）	100~109
3级高血压（重度）	≥180	和（或）	≥110
单纯收缩期高血压	≥140	和	＜90

注：当收缩压和舒张压分属于不同级别时，以较高的分级为准。

由于个体血压具有波动性，诊室血压测量的次数较少，需要数周多次测量来判断血压水平。因此，如有条件应进行24小时动态血压监测或家庭血压监测。可参考24小时动态血压平均值收缩压≥130mmHg和（或）舒张压≥80mmHg，家庭自测血压收缩压≥135mmHg和（或）舒张压≥85mmHg，进一步评估血压水平。

上述分类主要针对18岁以上成年人，而对于儿童和青少年，血压可能因年龄、性别和身高等个人特征而变化。对于18岁及以下的儿童和青少年，高血压定义为收缩压≥130mmHg和（或）舒张压≥80mmHg。其中1级高血压为收缩压130~139mmHg和（或）舒张压80~89mmHg；2级高血压为收缩压≥140mmHg和（或）舒张压≥90mmHg。

2. 高血压的危险分层

高血压患者的预后不仅取决于血压水平，还与其他心血管危险因素以及靶器官损害程度有关。因此，不能只根据血压水平对高血压患者进行诊断、治疗和预后评估，还要对患者进行心血管危险分层。

根据 2018 年中国高血压指南的分层原则，将高血压患者分为低危、中危、高危和很高危（表 7–3），影响高血压患者心血管预后的因素见表 7–4。

表 7–3　高血压患者心血管危险分层

其他心血管危险因素、靶器官损害、并发症	血压 /mmHg			
	收缩压 130~139 和（或）舒张压 85~89	收缩压 140~159 和（或）舒张压 90~99	收缩压 160~179 和（或）舒张压 100~109	收缩压≥ 180 和（或）舒张压≥ 110
无		低危	中危	高危
1~2 个其他危险因素	低危	中危	中危或高危	很高危
≥ 3 个其他危险因素，靶器官损害，慢性肾脏病 3 期，无并发症的糖尿病	中危或高危	高危	高危	很高危
临床并发症，或慢性肾脏病≥ 4 期，有并发症的糖尿病	高危或很高危	很高危	很高危	很高危

表 7–4　影响高血压患者心血管预后的因素

心血管危险因素	靶器官损害	伴发临床疾病
· 高血压（1~3 级） · 男性＞ 55 岁，女性＞ 65 岁 · 吸烟 · 糖耐量受损（2 小时血糖 7.8~11.0mmol/L）和（或）空腹血糖异常（6.1~6.9mmol/L） · 血脂异常 TC ≥ 6.2mmol/L 或 LDL–C ≥ 4.1mmol/L 或 HDL–C ＜ 1.0mmol/L · 早发心血管病家族史（一级亲属发病年龄＜ 50 岁） · 腹型肥胖（腰围：男性≥ 90cm，女性≥ 85cm）或肥胖（BMI ≥ $28kg/m^2$） · 高同型半胱氨酸血症（≥ 15mol/L）	· 左心室肥厚 心电图：Sokolow–Lyon 电压＞ 3.8mV 或 Cornell 乘积＞ 244mV · ms 超声心动图 LVMI：男性≥ $115g/m^2$，女性≥ $95g/m^2$ · 颈动脉超声 IMT ≥ 0.9mm 或动脉粥样斑块 · 颈—股动脉脉搏波速度≥ 12m/s · 踝 / 臂血压指数＜ 0.9 · eGFR 30~59mL/min/$1.73m^2$ 或血清肌酐轻度升高：男性为 115~133mol/L，女性为 107~124mol/L · 尿微量白蛋白 30~300mg/24h 或白蛋白 / 肌酐比≥ 30mg/g	· 脑血管病 脑出血，缺血性脑卒中，短暂性脑缺血发作 · 心脏疾病 心肌梗死，心绞痛，冠状动脉血运重建，慢性心力衰竭，心房颤动 · 肾脏疾病 糖尿病肾病，肾功能受损 eGFR ＜ 30mL/min/$1.73m^2$，血肌酐升高：男性≥ 133mol/L 女性≥ 124mol/L，蛋白尿≥ 300mg/24h · 外周血管疾病 · 视网膜病变 出血或渗出，视盘水肿 · 糖尿病 空腹血糖≥ 7.0mmol/L，餐后血糖≥ 11.1mmol/L，已治疗但未控制：糖化血红蛋白 HbA1c ≥ 6.5%

注：TC：总胆固醇；LDL–C：低密度脂蛋白胆固醇；HDL–C：高密度脂蛋白胆固醇；LVMI：左心室重量指数；IMT：颈动脉内膜中层厚度；BMI：体重指数；eGFR：肾小球滤过率。

 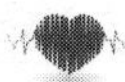

3. 高血压的治疗

原发性高血压目前并无根治方法。降压治疗的根本目的是减少高血压患者的心、脑、肾和血管并发症的发生率和死亡率。在治疗性生活方式干预的基础上，根据高血压患者的心血管风险水平决定降压药物使用和给药强度，有效控制高血压的疾病进程，同时纠正危险因素，减轻靶器官损害和并发症。

（1）血压控制目标。世界卫生组织建议一般患者血压控制目标值应在140/90mmHg以下。合并糖尿病、蛋白尿、心力衰竭等的高危患者，血压应控制在130/80mmHg以下。应根据病情使血压逐渐降到目标水平，年轻人及病程较短的高血压患者可较快达标；老年人、病程较长或已有靶器官损害或并发症的患者，应对治疗的耐受性以及并发症的严重程度进行评估，确定降压目标，同时降压速度宜适度缓慢，可在数周至数月内将血压逐渐降至正常水平。

（2）生活方式干预。治疗性生活方式干预适用于所有高血压患者。生活方式干预可以降低血压，预防和延缓高血压的发生和发展，降低心血管风险，减少并发症的发生。为了减轻心血管疾病对全球健康的危害，世界卫生组织倡议开展预防心血管疾病的生活方式干预，如加强烟草控制，减少钠盐摄入、增加体力活动、减少脂肪摄入等。

1）减少钠盐摄入。我国居民膳食中75.8%的钠盐来自烹调用盐，其次是各种腌制品和加工食品。目前世界卫生组织建议到2025年减少30%的食盐摄入量，每人每日食盐量低于5g。美国心脏学会建议降低人群盐摄入量，至少低于每天3.75g。我国指南建议每人每天食盐量不超过6g，减少烹饪用盐及高钠调味品，减少食用高钠加工食品，以预防高血压的发生和发展。

2）补充钾盐摄入。美国心脏协会在2006年建议每天钾摄入量为120mmol或更高，该水平相当于临床试验中的平均钾摄入总量和高血压饮食中的钾含量。我国不建议高血压患者或健康人口服钾补充剂作为治疗措施，但可以食用新鲜蔬菜和水果来适当增加钾摄入量。

3）高血压饮食。2016年，健康中国战略纳入了少盐、少油、少糖的目标。高血压饮食（DASH）可降低人群高血压的发病率、血压水平和心血管风险。对于高血压患者，DASH饮食可分别降低收缩压11.4mmHg，舒张压5.5mmHg；对于一般人群，DASH饮食可分别降低收缩压6.74mmHg，舒张压3.54mmHg。DASH饮食指饮食中富含新鲜蔬菜、水果、乳制品，少糖、少油，少吃或不吃肥肉和动物内脏。

4）控制体重。减轻体重是高血压管理的重要组成部分。控制能量摄入，增加体力活动和行为干预，将 BMI 控制在 24kg/m^2 以下，体重降低有益于改善血脂异常、胰岛素抵抗、糖尿病、左室肥厚等多种心血管风险和并发症。

5）戒烟限酒。吸烟和饮酒不仅升高血压水平，影响高血压的发病率，还会显著增加心血管疾病的风险。戒烟和限制饮酒可以在一定程度上降低血压并降低心血管疾病的风险。

6）增加运动。运动有利于减轻体重，改善胰岛素抵抗，提高心血管的调节能力，改善血压水平。因此，建议普通人群和高血压患者都应在每天日常生活的活动外，进行 30~60 分钟运动。

7）减轻精神压力。精神紧张可激活交感神经引起血压升高，医生应该对高血压患者进行心理压力评估，进行心理疏导缓解精神压力，必要时采取心理治疗联合药物治疗以改善焦虑状态。

（3）降压药物治疗。降压药物治疗的时机取决于高血压心血管危险分层，在改善生活方式的基础上，高血压仍为 2 级或以上的患者应给予降压药物治疗。高危和很高危患者，应及时启动降压药物治疗，并对危险因素进行控制和综合治疗；中危患者，应评估靶器官损害情况，治疗性生活方式干预后数周血压仍未得到有效控制，则应开始降压药物治疗；低危患者，应密切观察患者血压情况，如改善生活方式后数月血压仍未达标，也应开始使用降压药物治疗。

1）药物治疗原则。初始剂量采用常规剂量。老年人初始治疗时应采用较小的有效治疗剂量，根据需要逐步增加剂量。优先使用长效降压制剂，持续 24 小时降压作用可以更有效地控制夜间血压和晨起峰值血压，从而预防心脑血管并发症发生。如果使用中、短效制剂，则需每天 2~3 次给药以平稳控制血压。对单药治疗效果不满意、血压≥ 160/100mmHg、高于目标血压 20/10mmHg 的高危患者，起始即可进行小剂量两种药物联合降压治疗或单片复方制剂。根据患者具体情况和药物疗效及耐受性，以及患者个人意愿或经济条件，选择适合的降压药物。

2）降压药物的种类和特点。常用的降压药物包括 β－受体阻滞剂、利尿剂、钙通道阻滞剂（CCB）、血管紧张素转换酶抑制剂（ACEI）和血管紧张素Ⅱ受体拮抗剂（ARB）。① β－受体阻滞剂：β－受体阻滞剂通过抑制交感神经活性，抑制心肌收缩力，减慢心率而发挥降压作用。β－受体阻滞剂不仅能降低静息血压，而且能抑制体力应激和运动状态下血压的急剧升高。尤其适用于心率较快或合并冠心病、慢性心力衰竭、交感神经活性增高以及高动力状态的高血压患者，对老年高血压的疗效相对较差。

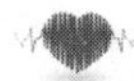

常见的不良反应有心动过缓、乏力、增加胰岛素抵抗、影响脂质代谢等。急性心力衰竭、哮喘、高度房室传导阻滞患者禁用。慢性阻塞性肺疾病、运动员或糖尿病患者慎用。②利尿剂：利尿剂通过排钠，减少细胞外容量负荷，降低外周血管阻力而发挥降压作用。最常用于控制血压的利尿剂主要是噻嗪类利尿剂，我国常用的噻嗪类利尿剂主要是氢氯噻嗪和吲达帕胺。适用于盐敏感性高血压、单纯收缩期高血压、老年人高血压、合并肥胖或糖尿病、合并心力衰竭的患者。噻嗪类利尿剂的不良反应主要是低血钾、尿量增多等，痛风患者禁用。其他利尿剂如袢利尿剂主要用于合并肾功能不全的高血压患者。保钾利尿剂用于高血压时可引起高血钾，因此不宜与其他具有保钾作用的降压药物如 ACEI、ARB 合用。③ CCB：CCB 主要通过阻滞血管平滑肌细胞上的钙离子通道，减少细胞外的钙离子进入平滑肌细胞内，降低阻力血管的收缩反应而发挥降压作用。CCB 分为二氢吡啶类 CCB 和非二氢吡啶类 CCB。常用二氢吡啶类 CCB（如硝苯地平）用于降压治疗，适用于老年高血压、嗜酒、合并冠心病、糖尿病及外周血管病的患者，主要不良反应是可以引起反射性交感活性增强，导致心率加快、面色潮红、头痛等。非二氢吡啶类 CCB 也可以用于降压治疗，但心力衰竭、心脏传导阻滞患者禁用。④ ACEI：ACEI 通过抑制血管紧张素转换酶和激肽酶，使血管紧张素生成减少、缓激肽酶降解减少而发挥降压作用。ACEI 可以改善胰岛素抵抗和减少尿蛋白，尤其适用于合并蛋白尿、糖耐量减退、糖尿病肾病、心力衰竭、心肌梗死的患者。常见不良反应有干咳、皮疹等。禁用于双侧肾动脉狭窄、高钾血症及妊娠妇女。⑤ ARB：ARB 通过阻断血管紧张素Ⅱ的 1 型受体，阻断血管收缩、水钠潴留而发挥降压作用。ARB 可以延缓高血压患者心血管并发症的发生并降低心血管事件风险。ARB 不引起干咳，因此适用于合并蛋白尿、糖耐量减退、糖尿病肾病、心力衰竭、心肌梗死，但 ACEI 的患者不耐受。

除上述五类外，还有一些降压药物，如 α－受体阻滞剂、肾素抑制剂等，但都不作为高血压治疗的一线用药。

3）治疗随访。高血压治疗随访通过指导患者改善生活方式、测量血压、询问服药依从性和药物不良反应情况，建立随诊档案记录血压波动情况、药物种类和剂量来评估高血压的治疗效果和患者对药物的耐受情况。世界卫生组织建议在开始降压治疗后，应每月随访一次，直到患者达到目标。对于新发现的高血压高危患者和很高危患者，可考虑缩短随诊时间；血压达标且稳定者，可适当延长随诊时间。

第二节　运动员高血压

一、运动对血压的影响

机体运动时，心率和每搏输出量代偿性增加，从而增加心输出量，为代谢活跃的组织提供更多氧的同时也会引起血压的升高。同时，骨骼肌收缩会提高全身血管阻力，引起血压的升高。

不同的运动类型和运动强度对血压的影响不同。静态运动时，骨骼肌有力收缩，增加心血管系统压力负荷，引起血压急剧升高。静态运动所涉及的肌肉量越多，血压升高越明显。动态运动需要的主要是肌肉收缩耐力，增加心血管系统的体积负荷，可能引起血压的小幅度增加。运动对收缩压的影响比对舒张压影响更大：运动期间，男性收缩压可达 150~210mmHg，女性收缩压可达 190mmHg；而舒张压通常保持不变或上升幅度小于 10mmHg。

运动中血压有一定程度的升高属于正常的生理反应，然而，运动引起的血压急剧升高则可能是病理性的。运动期间，男性收缩压超过 210mmHg，女性收缩压超过 190mmHg 或任何舒张压超过 110mmHg 则是病理性的血压升高。如举重运动员在运动巅峰状态期间的血压甚至可以达到 350~480mmHg。这种急剧血压升高不免引起关于运动员发生主动脉夹层或卒中等急性血管并发症的担忧，然而并没有足够的证据证明这种短暂但严重的血压升高是否会引起高血压事件和心血管疾病风险的增加。

二、运动员高血压流行病学

高血压的高发病率涉及所有人群，包括运动员。尽管长期适度运动会降低高血压的发病率和高血压患者的血压水平，但这一效果并不适用于运动员。一项调查研究显示，与每周训练时间小于 10 小时的运动员相比，职业运动员的血压水平更高。在针对欧洲运动员的大规模高血压调查研究中显示，运动员高血压患病率为 3%，是最常见的慢性心血管疾病，尤其是高龄运动员。参加不同类型运动的运动员之间的血压水平差异很大。一项针对成年运动员的观察研究表明，与自行车、游泳等耐力运动员相比，参加举重、划船和美式足球的运动员更容易罹患高血压，并且血压水平更高，其高血压的患病率在 8.8%~25.6%。对美国足球职业运动员调查分析显示，即使调整了种族和体重指数，

 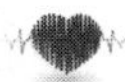

职业足球运动员的高血压患病率仍高于对照组（分别为13.8%和5.5%）。与一般人群相似，高血压也主要发生在男性运动员中，并且血压水平与体重指数、身高和每周训练量呈线性相关。力量型运动员和足球运动员更易罹患高血压，这可能是由于他们的体重指数普遍较高，并且不适当使用补充剂或非甾体抗炎药等。

三、运动员血压的测量

2015年，美国心脏学会与美国心脏协会针对心血管异常运动员的参赛资格和取消参赛资格的标准发表声明，所有运动员赛前检查必须测量血压并获得2次以上结果，以评估运动员的血压水平。由于竞技运动员血压水平的结果会带来包括禁止运动员参加比赛、危及运动员健康的多种影响，最新指南指出必须应用标准化的技术来获取准确的血压结果。运动员在血压测量前避免运动或饮用含咖啡因的饮品。由于许多运动员的手臂周长较长，所以应选择合适的袖带。

焦虑在运动员赛前十分常见。类似于白大衣高血压，焦虑可能引起运动员血压升高，直接影响运动员的参赛资格。在大多数情况下，安抚、休息后复查，血压会降至正常水平。一般5分钟休息即可使血压水平逐渐恢复。如果5分钟后并没有恢复，运动员应该避免运动，在安静的环境下，闭上眼睛放松，20~60分钟后重新评估。

美国心脏学会与美国心脏协会心血管异常运动员的参赛资格和取消参赛资格标准中指出，24小时动态血压监测可用于确认高血压的诊断，但并没有提及家庭血压监测是否可用于评估运动员高血压。

四、运动员参赛血压要求

血压严重升高会显著增加心血管风险的发生率和死亡率，运动会进一步提高血压水平。因此，当血压超过一定值时，不允许进行运动或参加比赛。尤其是搏击类运动，血压严重升高和颅脑外伤是颅内出血的主要原因。贝塞斯会议曾经指出当运动员收缩压≥140mmHg和（或）舒张压≥90mmHg时，应该对运动员进行超声心动图检查，只有当出现左心室肥厚时才限制运动员参加比赛。2015年美国心脏学会与美国心脏协会关于心血管异常运动员的参赛资格和取消参赛资格标准规定，在没有靶器官损伤的情况下，当运动员收缩压在140~159mmHg和（或）舒张压在90~99mmHg时，不应限制运动员的参赛资格。但当运动员收缩压≥160mmHg和（或）舒张压≥100mmHg时，应禁止运动员参加比赛，尤其是举重、拳击、摔跤等可导致血压进一步升高的高强度运动，直至血压得到良好的控制。患有高血压或高血压相关靶器官损害的运动员应进行心脏超声检查，如有高血压心脏病，应将其与运动员心脏病相鉴别，在血压得到良好控制前，禁止参加比赛。运动员参赛的血压要求如图 7–1 所示。

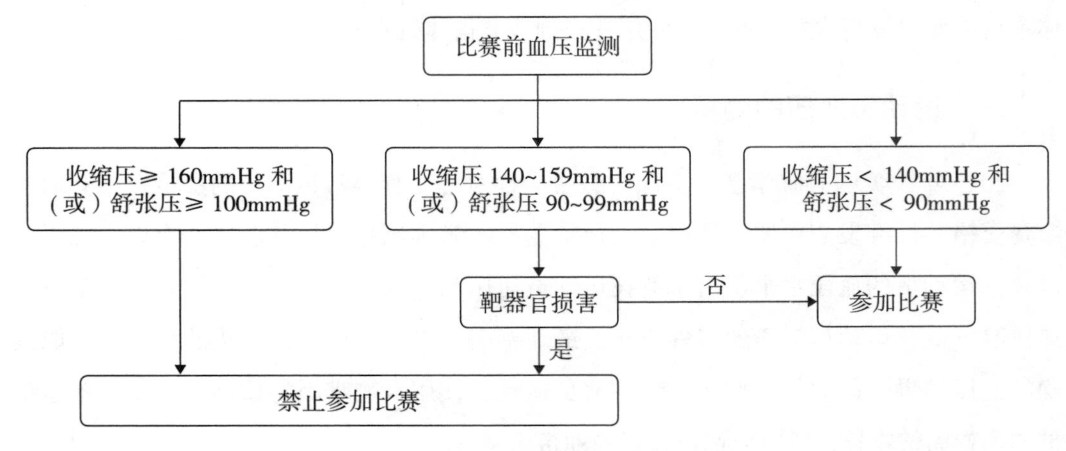

图 7–1 运动员参赛血压要求

五、运动员高血压的原因

运动员高血压多由以下 4 种原因引起：①焦虑：赛前焦虑引起交感神经张力增加而导致的血压升高，这是运动员高血压最常见的原因。②使用处方药或非处方药以及其他补充剂等引起血压升高。③原发性高血压。④继发性高血压。⑤其他疾病或急症继发血压升高。

六、运动员高血压的诊断和评估

诊断运动员高血压时需要非常谨慎，因为他们的运动职业可能因为高血压的诊断而受到限制。根据 2015 年美国心脏学会与美国心脏协会关于心血管异常运动员的参赛资格和取消参赛资格标准，18 岁以上运动员与其他人一样，也采用静息收缩压≥ 140mmHg 和（或）舒张压≥ 90mmHg 的标准。当运动员检测血压升高时，应明确运动员的病史并进行系统的体格检查和实验室检查。诊断过程如图 7–2 所示。

仔细询问运动员是否有心血管疾病或高血压家族史，以及是否出现过引起高血压的其他疾病的症状，如嗜铬细胞瘤（头痛、发汗、心悸或高血压发作）、库欣综合征（体重快速增加、中央脂肪分布）、甲亢和甲减（热或冷不耐受、皮肤干燥、体重波动）。另外，应特别询问运动员是否使用过可能增加血压水平的药物，是否有过可能增加血

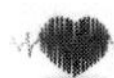

压水平的行为。许多处方药品、非处方药品、非法药品以及一些补充营养剂都会引起血压升高。如运动员常用来止痛的非甾体抗炎药与血压水平升高有关。可卡因、安非他命、麻黄碱等消遣性毒品会使血压升高。服用含咖啡因和麻黄的食品或饮品也会影响血压水平。提高身体机能的药物，如外源性生长激素、合成类固醇、促红细胞生成素等，也可能增加血压水平。

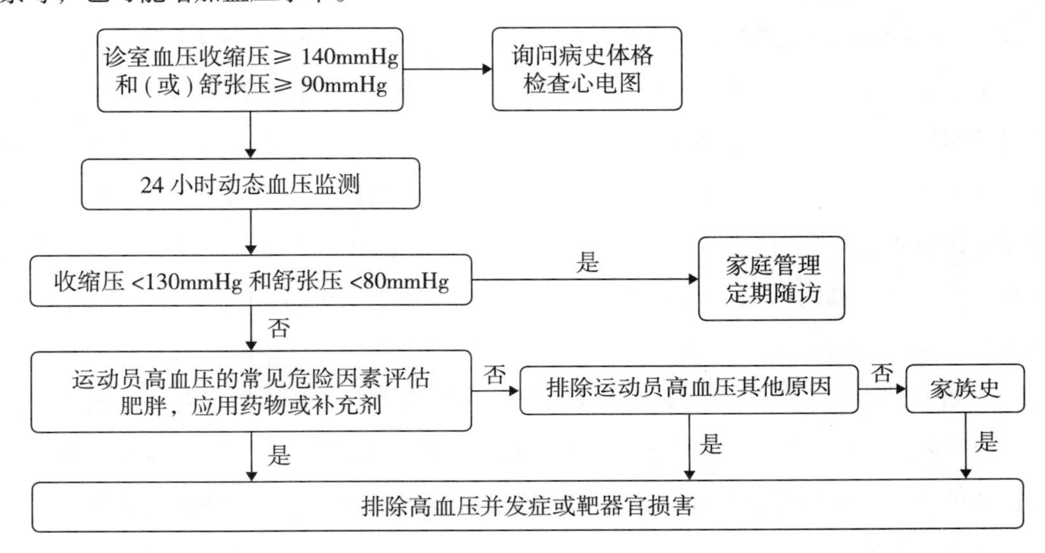

图 7-2　运动员高血压诊断

对运动员进行全面体格检查，寻找继发高血压的体征。检查四肢脉搏，排除潜在的血管疾病。尤其是年轻的运动员，应对上、下肢血压进行评估，排除血管狭窄。对腹部进行检查，包括腹部血管杂音的听诊，这是肾血管性高血压的表现。检查运动员是否有肾上腺皮质激素升高的类库欣综合征的体征，如腹部条纹、水牛背、满月脸、皮肤变薄等，还应进行眼底检查、甲状腺触诊和心脏听诊。

实验室检查寻找终末器官损伤的证据，评估心血管风险，包括血糖异常、血脂异常、血红蛋白水平异常、甲状腺功能障碍、蛋白尿和慢性肾病等。对运动员进行心电图检查，区分运动员心电图的正常生理变化和病理学异常变化。行超声心动图排除是否有左心室肥厚，并与运动员正常的生理变化鉴别。

七、运动员高血压的治疗

由于运动员的特殊性，何时开始生活方式干预和药物治疗需要考虑多方面因素，并由临床医生和运动员共同决定。除常规因素外，患有高血压的运动员在治疗上还需要考虑运动员的训练情况，比赛中能否保持最佳状态，以及是否会因为使用违禁物质而被取消比赛资格等。

（一）运动员高血压的生活方式干预

相对于一般人群，运动员更愿意通过生活方式干预来控制血压。大多数运动员年龄较小，心血管疾病风险较低，因此不建议患有1级高血压的运动员使用降压药物治疗，而是通过生活方式干预来降低血压。减轻体重、改善饮食、减少钠盐摄入、增加体力活动等可以一定程度上降低血压，延缓开始使用降压药物治疗的时间。对大多数患有高血压的运动员，有规律的剧烈运动可能已经成为他们日常生活的一部分，然而活动类型的改变可能也会对血压水平有一定的影响。如前所述，参加力量型运动的运动员比参加耐力型运动的运动员更易罹患高血压，且血压水平更高。因此，进行力量型运动的患有高血压的运动员，应适当增加有氧运动，以降低血压水平。有氧运动和无氧运动相结合是降低血压的最佳锻炼策略。建议患有高血压的运动员避免摄入增加血压或心血管风险的物质（如大量饮酒、烟草或违禁物质等），以及处方药或非处方药（如非甾体消炎药、类固醇、生长激素等），停止这些物质和药品后，高血压往往会逐渐降至正常水平。

（二）运动员高血压的药物治疗

对于生活方式干预不能缓解的高血压，建议运动员开始药物降压治疗。然而，在为竞技运动员选择治疗方案时，有一些特殊因素可能会影响并限制治疗方案。为运动员管理高血压时，临床医生应注意避免使用可能降低运动员身体机能的药物以及运动管理机构禁止使用的药物。由国际奥林匹克委员会成立的世界反兴奋剂协会定期会公布年度竞技体育违禁物质清单，明确哪些物质在比赛期间和非比赛期间均禁止使用，哪些物质在特定运动中禁止使用，用于规范和监督运动中兴奋剂的使用。虽然已经采用了世界反兴奋剂协会的政策，但在开始任何抗高血压药物治疗新方案之前，应审查每个运动员和特定运动的药品限制和（或）集体谈判协议。

对于大多数运动员来说，应用血管扩张剂是一线降压药物治疗方案，包括二氢吡啶类CCB、ACEI、ARB。ACEI是运动员高血压首选的降压药物，当不能耐受ACEI时，建议使用ARB降压。这两种药物不仅可以有效控制血压，而且对机体能量代谢没有明显影响，也不会影响耗氧量。CCB也是运动员高血压的一线用药，尽管CCB可以使心

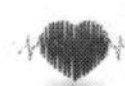

肌收缩力下降，降低心输出量，但研究表明，CCB 并不影响耗氧量和耐力情况。因此，这三类药物对运动员的运动成绩影响最小，在训练期间和比赛中不必降低药物剂量，也不会被体育监管机构禁赛。

α－受体阻滞剂可以用于运动员高血压的补充治疗，通过与血管平滑肌上的 α－肾上腺素受体结合，阻断交感神经对血管的影响，在不增加心率或心输出量的情况下扩张动脉和静脉，降低全身血管阻力，可以在运动后迅速降低血压。α－受体阻滞剂常见的不良反应包括头晕、直立性低血压、鼻出血、头痛、液体潴留。另有一项研究表明，α－受体阻滞剂会影响运动员的耗氧量和耐力情况。大多数运动员不能接受这些副作用，因此，α－受体阻滞剂只能作为运动员高血压的二线用药。

β－受体阻滞剂对患有高血压的运动员也不是首选用药。因为 β－受体阻滞剂会降低心输出量，使心率代偿减弱，同时抑制脂肪分解和糖原分解，影响能量代谢和体温调节，使运动员疲劳，影响运动员的发挥水平。在参加一些精密运动（如射箭、高尔夫、射击等）时，β－受体阻滞剂也禁止使用。在某些体育项目中，β－受体阻滞剂可在非比赛期间服用，但在比赛期间禁止服用。因此，β－受体阻滞剂只能作为非精密运动中运动员高血压的三线用药。

利尿剂降低血压的效果较前者稍弱，而且尽量避免利尿剂在患有高血压的运动员人群中使用。因为利尿剂可能会减少机体总循环血量，影响运动员的发挥，导致运动员成绩下降，尤其在对有氧运动要求较高的运动中影响更大。同时，世界反兴奋剂协会、NCAA、NFL、NBA 等机构均禁止利尿剂的使用，因为利尿剂可以掩盖血液中的补充剂（如合成类固醇等物质）的存在。

对于某些特殊情况，需要运动员服用世界反兴奋剂协会要求禁用的药物，如使用 β－受体阻滞剂作为心肌梗死的二级预防措施，可以向协会正式申请并通过审查程序确定用于治疗用途时也可以使用。

女性运动员高血压的患病率较低，但当女性运动员出现严重高血压需要药物治疗时，要考虑 ACEI 具有致畸作用。因此，CCB 是女性运动员高血压的首选药物，必要时拉贝洛尔可以作为女性运动员高血压的二线药物用于联合治疗。

患有高血压的运动员和一般人群的降压药物治疗起始剂量、长期维持剂量及后续随访方案相同。对于患有 1 级或 2 级高血压的运动员，应每 2~4 个月进行一次重复测量，并监测运动影响；对于患有 3 级高血压的运动员应限制训练，密切监测直至高血压得到良好的控制。对接受药物治疗的患高血压运动员进行常规监测，观察血压变化情况和药品的反应，以保证运动员能保持稳定的血压水平，降低心血管风险。

（三）小结

综上所述，尽管经常体育锻炼的人群心血管风险相对较低，但是高血压在运动员中十分常见，在一些运动类型的运动员中高血压的发病率高于一般人群。当发现运动员出现高血压时，应该对运动员、教练员及运动员的家人进行高血压的健康教育，寻找高血压的原因，改善运动员生活方式的同时避免过度限制运动员体育活动，戒除不良因素及药物，必要时应用降压药物，使运动员在维持平稳血压水平的同时达到更好的机体状态。

第八章

阻塞性睡眠呼吸暂停低通气综合征

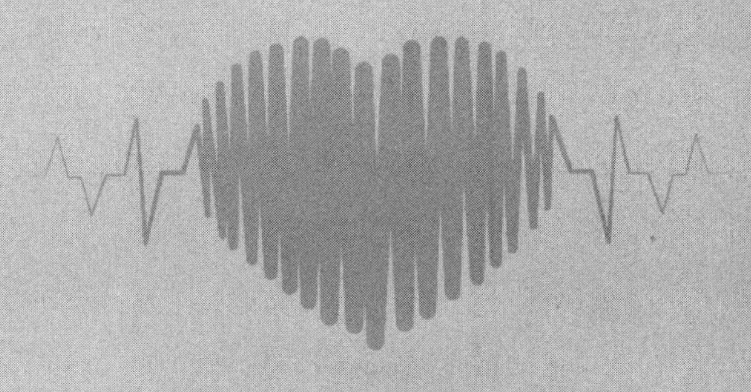

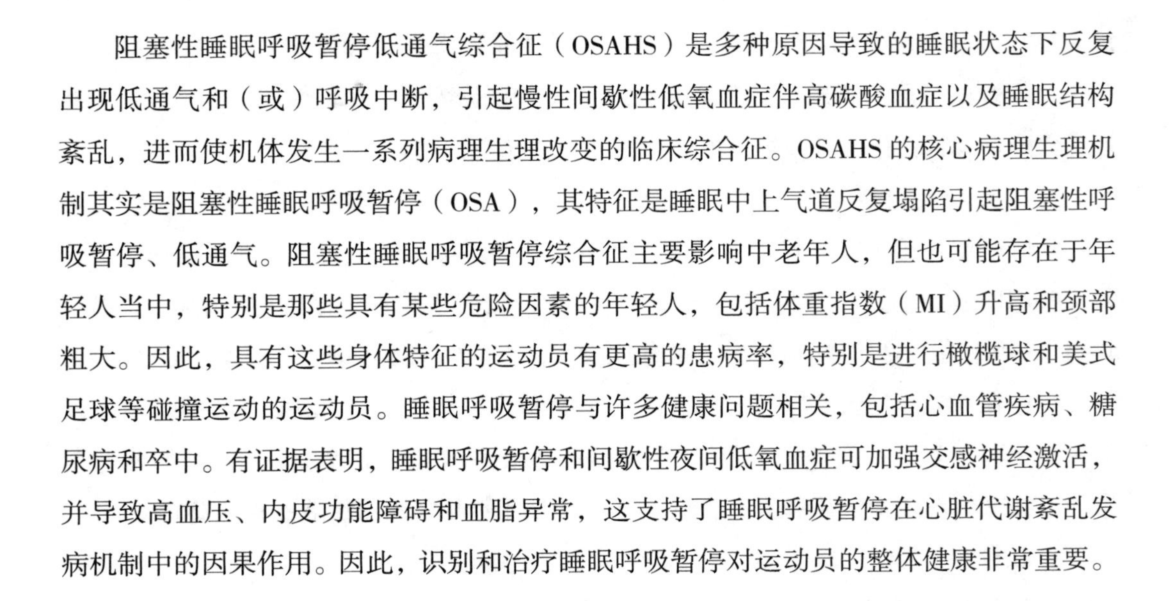

阻塞性睡眠呼吸暂停低通气综合征（OSAHS）是多种原因导致的睡眠状态下反复出现低通气和（或）呼吸中断，引起慢性间歇性低氧血症伴高碳酸血症以及睡眠结构紊乱，进而使机体发生一系列病理生理改变的临床综合征。OSAHS 的核心病理生理机制其实是阻塞性睡眠呼吸暂停（OSA），其特征是睡眠中上气道反复塌陷引起阻塞性呼吸暂停、低通气。阻塞性睡眠呼吸暂停综合征主要影响中老年人，但也可能存在于年轻人当中，特别是那些具有某些危险因素的年轻人，包括体重指数（MI）升高和颈部粗大。因此，具有这些身体特征的运动员有更高的患病率，特别是进行橄榄球和美式足球等碰撞运动的运动员。睡眠呼吸暂停与许多健康问题相关，包括心血管疾病、糖尿病和卒中。有证据表明，睡眠呼吸暂停和间歇性夜间低氧血症可加强交感神经激活，并导致高血压、内皮功能障碍和血脂异常，这支持了睡眠呼吸暂停在心脏代谢紊乱发病机制中的因果作用。因此，识别和治疗睡眠呼吸暂停对运动员的整体健康非常重要。

第一节　概述

一、流行病学

全球有近 10 亿年龄在 30~69 岁的成年人可能患有阻塞性睡眠呼吸暂停，而一般推荐治疗的中度至重度阻塞性睡眠呼吸暂停的人数接近 4.25 亿，受影响人数以我国最多，其次是美国、巴西。最近的研究表明，睡眠呼吸暂停综合征在运动员中发病率很高，在一项芬兰对职业冰球运动员的研究发现，107 名运动员中有 13% 患有阻塞性睡眠呼吸暂停综合征。同时，在最近一项旨在确定患病率的研究中，在一支由 25 名精英橄榄球联盟球员组成的球队中，使用实验室内的多导睡眠监测和睡眠问卷，发现 24% 的球员存在 OSAHS。

二、主要危险因素

1. 性别

大多数研究表明，即使在不同种族之间，男性 OSAHS 的发病率始终是女性的 2~3 倍。

患有 OASHS 风险的性别差异原因尚不清楚，但被认为与以下 4 个因素有关：①面部解剖结构的差异，如下颌位置给男性和女性带来不同程度的风险。②上气道的解剖结构和功能因性别而异，男性的上气道更长，更易塌陷。③肥胖和脂肪分布对男性和女性患 OSAHS 倾向有不同影响。Lim 等人发现，虽然腰臀比可以预测男性和女性的 OSA 患病率，但颈围只能预测患有 OSA 的男性。④一些证据表明，在男性和女性（包括绝经后和绝经前女性）中，呼吸控制方面存在性别差异。

2. 年龄

睡眠呼吸暂停的发生倾向于随着年龄的增长而增加，年纪越大颈部组织松弛、舌根后坠越明显，造成呼吸时上气道阻力增高，导致阻塞和低通气的发生率增加。曹梅等在对 96 例患者 OSAHS 病情程度与部分危险因素之间的关系的研究中发现，OSAHS 患者多集中在 31 岁以上，以 41~51 岁组患病者数最多，女性绝经后患病者增多，70 岁以后患病率趋于稳定。另外，随着年龄的增加，睡眠结构也存在明显差异，睡眠潜伏期增加，睡眠效率减少，睡眠质量变差，OSAHS 呈年龄相关性及年龄依赖性发病。

3. 肥胖

肥胖是睡眠呼吸紊乱重要的危险因素之一，据估计，约 58% 的成人 OSAHS 病例可归因于肥胖。研究表明，体重增加 10% 与低通气指数（AHI）增加 30% 有关。但目前肥胖导致 OSAHS 并使其进展的机制尚不清楚，有研究表明，肥胖特别是中枢性肥胖，增加了咽部塌陷，明显增加了上呼吸道的机械负荷，降低了代偿性神经肌肉反应，导致睡眠呼吸暂停患者反复出现上呼吸道阻塞。另外，即使在明显肥胖的患者中，OSAHS 的患病率和严重程度也存在差异，这表明肥胖导致睡眠呼吸暂停可能涉及其他神经激素、解剖学和遗传因素。体重减轻可以使 OSAHS 症状显著改善，这也是肥胖导致 OSA 致病的进一步证据。由于肥胖给 OSAHS 患者带来额外的心血管风险，减肥直接有利于心血管健康。

从职业橄榄球大联盟（NFL）招募调查中注意到，NFL 前锋的平均体重超过 300 磅（约 136 千克）；与 30 年前相比，此为常态（2017 年有 300 名球员体重超过 300 磅，而 1986 年只有 10 名球员）。最近对 NFL 球员 OSAHS 的一项回顾研究强调，由于 NFL 运动员颈部粗大、体重和 BMI 增加带来的不可预测的危险，对 NFL 前锋健康的进一步研究具有前所未有的必要性。事实上，一项关于最近 NFL 球员死亡风险的研究表明，那些在赛场上 BMI 最高的球员心血管死亡风险更高。除了美式足球，其他像健美运动员、相扑运动员和职业摔跤运动员等，随着身体质量指数增高、颈部增粗可能会表现出更

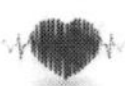

高的 OSA 发生率，但针对这些人群的流行病学研究尚未进行。

4. 颅面部结构

比较 OSAHS 患者头侧位测量结果研究的系统回顾和荟萃分析显示，与 OSAHS 相关最强的、变异性和异质性最小的头位测量结果如下：前面部高度增加、舌骨位于下方和后方。此外，以下的头位测量被认为与 OSAHS 相关：前颅底角缩短、颅底长度缩短、上颌骨长度缩短、下颌骨长度缩短、下颌骨旋转增加、下颌骨向后移位、后面部高度降低。研究还观察了横向颅面特征，Chi 等人对 OSAHS 患者的 MRI 矢状位和冠状位三维头颅测量结果进行了比较，结果表明，位置较低的舌骨以及较小和较浅的下颌骨都与 OSAHS 风险相关。Seto 等人测量了牙间宽度，结果表明 OSAHS 患者的磨牙间宽度减小，腭指数增高，表明腭弓更高、更深。总之，有大量的证据表明 OSAHS 存在相关的颅面因素，前面部高度增加、舌骨位置降低与 OSAHS 最为相关，这些测量结果在非肥胖患者中更为明显，表明在较瘦患者中，颅面部因素在 OSAHS 中起着更大的作用。

5. 遗传因素

患有 OSAHS 的一级家庭成员的个体患该疾病的风险大约增加两倍。OSAHS 的结构危险因素（包括软组织和颅面）也聚集在家庭中。此外，OSAHS 睡眠研究的特征，如呼吸暂停低通气指数、事件持续时间和睡眠中氧饱和度的测量值都是可遗传的。

6. 环境因素

对居住因素的研究表明，邻里特征与睡眠呼吸暂停之间存在关联。快餐店密度高和混合土地使用率低可能通过促进肥胖而导致睡眠呼吸暂停综合征。拥有更多花园、更高街道连通性和美学特征的社区促进人群步行，而居住在不太理想的步行环境中与更严重的睡眠呼吸暂停有关，尤其是在男性和肥胖者中。环境空气质量也与睡眠呼吸暂停有关。在美国的研究中，随着二氧化氮水平增加了十亿分之十，睡眠呼吸暂停的概率增加了 39%。

7. 吸烟

吸烟是 OSAHS 发病的重要诱发因素，同时加重患者夜间的低氧状态。国内外的研究结果显示：①香烟中的化学物质刺激鼻咽部黏膜释放炎症所需的速激肽等物质，引发气道慢性炎症，长期发展会导致鼻咽部阻塞，进入睡眠时更容易发生塌陷。②吸烟引起肺功能下降、呼吸道感染增加、慢性阻塞性肺疾病等呼吸道疾病发生，致使气道分泌物增多，加重气道阻塞，从而增加 OSAHS 的严重程度。③吸烟会降低患者出现呼吸暂停时的自动觉醒能力。④重度 OSAHS 患者更易出现日间嗜睡，在工作时他们会选择通过大量的吸烟来维持清醒，从而加重低氧血症。

8. 饮酒和（或）服用镇静催眠药物

乙醇直接作用于延髓，降低呼吸功能，抑制大脑皮质神经元，使上呼吸道空间变窄、后咽部肌肉张力下降、咽部软组织内陷、舌根后坠，致使OSAHS发病。再者，乙醇还抑制颈动脉窦化学感受器对低碳酸血症刺激的反应能力。镇静催眠药对中枢神经系统具有普遍的抑制作用，它们可以诱导入睡和延长睡眠时间，对睡眠时相的影响各不相同。

9. 其他相关疾病

包括甲状腺功能减退症、肢端肥大症、垂体功能减退、心功能不全、脑卒中、胃食管反流病及神经肌肉疾病等。

三、病因和发病机制

（一）OSA解剖学病因

1. 鼻气道

鼻腔因素占上呼吸道阻力的一半。最近的几项综述表明，由鼻中隔偏斜、下鼻甲肥大、鼻瓣膜塌陷、鼻息肉和（或）炎症引起的鼻阻塞在睡眠呼吸紊乱患者中很常见。在病理生理学方面，鼻呼吸具有重要的生理功能，包括湿化、加热和过滤吸入空气，但是卧姿时鼻腔黏膜充血增加及鼻阻力的昼夜变化，使睡眠期间鼻腔呼吸减少。

据报道，几种生理机制可以解释鼻气流与睡眠呼吸之间的关系。第一种机制是斯塔林电阻模型，它将上呼吸道视为一个空心管，其可折叠的咽部由鼻气道和气管气道包围。通过可折叠咽部的气流受上游鼻腔、下游气管和经腔压力梯度的影响。如当鼻气道阻塞时，鼻阻力增加。为了维持鼻气道通过咽部的最大稳定气流，咽部压力下降，导致咽部扩散性增加。此外，根据普赛尔定律，气道阻力与气道长度成正比，与半径的4次方成反比，因此，即使鼻气道通畅度发生微小变化，也会增加气道阻力。第二种机制是高鼻阻力促进口腔呼吸，这可能使患者易患SDB。睡眠时，通过口腔呼吸比通过鼻子呼吸的气道阻力更大。睡眠中的口腔呼吸与高达2.5倍的气道阻力有关，如Fitzpatrick等人发现，与鼻呼吸相比，口腔呼吸时OSAHS的严重程度更甚，这种气道阻力的增加会导致咽喉部变窄，从而导致更频繁的阻塞事件。同样，另一项研究表明，OSAHS患者睡眠时的下颌张开度与舌后移位相关，比没有OSAHS的患者张开度更大。第三种机制是鼻腔通气反射，这表明鼻腔气流减少会导致鼻腔受体活性降低，导致咽

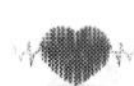

部肌肉张力和中央呼吸驱动力降低，呼吸暂停事件恶化。

2. 咽部气道

睡眠期间气道阻塞的解剖部位已通过多种技术进行评估，包括睡眠内窥镜、计算机断层扫描和核磁共振成像等。气道压力监测研究表明，大多数患者的气道塌陷局限于口咽部或始于口咽部。

（1）咽部形状。睡眠呼吸紊乱患者与无睡眠呼吸紊乱患者咽部管腔形状有差异。与正常人相比，习惯性打鼾者的咽部普遍变窄。正常咽部管腔呈椭圆形，长轴在侧面，相反，打鼾和OSA患者的管腔呈圆形或椭圆形，长轴位于前后方向。这种形状的改变可能是咽侧壁阻塞的结果。研究表明，咽部形状的变化在睡眠时最为显著。除了形状外，咽的长度也可能在OSA中起重要作用。头颅测量研究表明，咽部延长与OSA的严重程度有关。与女性相比，男性OSA发病率的增加可能主要是由于其咽部气道更长。

（2）软组织因素。几种软组织因素可导致OSA成人的咽部变窄或咽部形状改变，包括肥大、炎症和（或）水肿。在成人OSA的病理生理学机制中咽侧壁增厚和塌陷是一个公认的因素。通过组织学和影像学检查，OSA患者的咽侧壁水肿、咽侧脂肪垫增大、咽侧壁水肿由多种因素引起，包括血管充血、打鼾震动所致创伤继发的炎症或反复缺氧性肺动脉血管收缩所致的肺动脉高压。OSA患者的软腭也发生了变化，包括软腭变厚和悬雍垂增大，软腭位置也可能与OSA严重程度有关。许多研究评估了扁桃体大小（分级和体积）与OSA的关系。Jara等人研究评估了美国成人异质性OSA人群，发现扁桃体分级增加与OSA严重程度增加显著相关，调整后的数据显示，Brodsky分级系统测得的扁桃体实际体积可能不如它们在口腔内所占的空间比例重要。口腔是SDB患者气道阻塞的常见部位，许多解剖因素被确定为SDB的潜在原因，包括咽部管腔大小、管腔形状、咽侧壁增厚、软腭拉长、悬雍垂和（或）扁桃体增大以及咽喉狭窄。

（3）颅面结构。OSA患者与正常人之间颅面部骨骼和软组织结构存在明显差异。Sforza等人测量了54例OSA患者的临界闭合压，并将其与头影测量法进行了比较。他们发现Pcrit值越大（表明气道塌陷越严重），软腭长度越长，舌骨位置越低。Genta等人研究了34名患有OSA的日本、巴西男性，发现Pcrit值越大，舌骨位置越低和越靠后。Verin等人比较了OSA患者、打鼾者和对照组的上气道阻力和头影测量，发现下鼻翼和后鼻翼位置与OSA患者的上气道阻抗较大有关。总的来说，不同的颅面部结构参与OSAHS的发展，包括腭咽部横截面面积缩小、舌骨下置、腺体变软、上颌和下颌后置、舌体扩大以及鼻腔畸形、炎症等导致鼻腔阻塞，呼吸时发生气流不畅。

（4）上呼吸道脂肪。舌头脂肪似乎在肥胖和OSA风险之间起着重要作用。脂肪沉积模式更能预示OSAHS风险。Kim等人对90名肥胖OSA患者与31名无OSA的肥胖受试者的舌头磁共振成像进行了比较，发现肥胖OSAHS患者舌头脂肪体积更大。Wang等人比较了67例肥胖OSA患者在药物或手术减肥方案前后的舌脂量，表明通过减肥减少舌头脂肪与AHI降低密切相关。尽管有证据表明，肥胖患者的舌脂增加，且舌脂增加与阻塞性睡眠呼吸暂停综合征相关，但舌脂如何影响阻塞性睡眠呼吸暂停症的病理生理学尚未得到很好的研究。舌脂如何影响上气道阻力、舌肌特性和上气道湿陷性，仍需要进一步研究，以便更好地了解舌脂在OSA发病机制中的作用。

（二）OSA的促因

1. 环路增益

“环路增益”是一个工程术语，用于定义负反馈控制系统的稳定性（低环路增益）或不稳定性（高环路增益）。呼吸控制是一个负反馈系统，其中化学感受器（如颈动脉体；“控制者”）和肺（“设备”）试图将动脉二氧化碳分压（$PaCO_2$）维持在大约40mmHg。在这种情况下，高环路增益会导致二氧化碳（CO_2）水平大幅波动。如在室温中，负反馈控制系统试图保持相对恒定的温度，若恒温器（控制器）过于敏感，那么室温的任何轻微下降都会启动熔炉（设备），从而导致室温频繁波动。类似地，如果化学感受器对轻微的二氧化碳（CO_2）干扰过于敏感，CO_2水平预计会显著波动。如果室温降到19℃，恒温器将温度调节到40℃，那么结果将是室温出现显著起伏。

环路增益有几个分量，有时称为控制器和设备增益。控制器增益被认为是化学反应性的，这是给定的CO_2变化所导致的通风量变化。在临床情况下，如高海拔或心力衰竭，由于控制器增益高（即过于敏感的恒温器）而导致的环路增益高。此外，设备增益是衡量CO_2排泄效率的指标（即功率过大的熔炉或我们的类比中的一个非常小的房间），是给定通风变化时CO_2的变化量。由于设备增益高而导致的高环路增益在临床上并不常见，但肺容积减少（如仰卧睡眠）会增加总环路增益。另一个较少讨论的成分是所谓的混合增益，它是循环时间和其他因素的函数。总回路增益是各种增益的乘积，主要由控制器和设备决定。

临床上，高环路增益可表现为周期性呼吸，如在高海拔或充血性心力衰竭的情况下。在OSA中，环路增益对OSA发病机制的作用尚不明确，但许多人认为它起着重要作用。一些研究表明，与对照组相比，OSA中环路增益增加，尽管对于观察到的异常是否是

 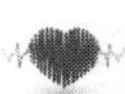

疾病的原因或影响仍存在一些争议。理论上，高环路增益可能表现为脑干中央模式发生器输出的波动，这种输出会影响膈肌和上呼吸道肌肉。当中央模式发生器的输出量处于最低点时，由于上气道扩张器肌肉组织的输出量低，在解剖上易受影响的患者中，上气道很容易塌陷。

值得注意的是，由于环路增益被视为对干扰的反应，如果患者对此类呼吸干扰有明显反应，则自发呼吸事件（如呼吸减慢）可能会破坏呼吸稳定。

从外科角度来看，增加环路增益很重要，已经发现它可以预测睡眠呼吸暂停手术的失败。鉴于阻塞性睡眠呼吸暂停综合征发病机制的可变性，手术改善咽部解剖结构的策略在主要由异常通气控制引起的OSA患者中很容易失败。理论上，降低环路增益（如乙酰唑胺或氧气）的干预措施被认为是对于上气道手术干预仍有残余 OSA 的患者的抢救策略。

可以直接从实验室或家庭睡眠研究中量化环路增益，但需要更多的研究来测试再现性。环路增益的前瞻性测量是否能够识别手术响应者，降低环路增益的干预措施对睡眠呼吸暂停手术反应不完全的部分患者是否有用，这些问题仍待考究。

2. 神经肌肉控制

OSAHS 患者通常上呼吸道解剖结构受损，易导致咽部塌陷。通过保护上呼吸道扩张器肌肉反射，可增加 OSAHS 患者清醒时肌肉的活动。然而，随着睡眠的开始，上呼吸道运动输出减少，导致脆弱的气道塌陷。上呼吸道 23 对肌肉支持上气道通畅。颏舌肌是重要的上呼吸道扩张肌，是一块包含舌头的大肌肉，维持舌后气道的通畅。颏舌肌是一种复杂的肌肉，既有张力活动（即在整个呼吸周期中存在），又有阶段性活动（即每次吸气时爆发）。颏舌肌的活动被认为是其他时相上呼吸道扩张肌的代表，因此，颏舌肌运动控制的研究也反映了其他肌肉（如腭舌肌和舌骨舌肌）的活动过程。颏舌肌具有状态依赖性，即在清醒时有活动，而在睡眠开始时活动减弱。事实上，在 $\alpha-\theta$ 转换时，颏舌肌活动明显下降。此外，舌下神经刺激已被证明对 OSA 的治疗有效。舌下神经刺激通过舌下神经内侧支配的舌前肌起作用，即主要通过颏舌刺激。

神经肌肉控制是上呼吸道通畅的重要因素，它可以通过药物或电刺激进行操纵，这将鼓励对潜在机制和临床试验进行进一步研究。

3. 唤醒阈值

唤醒阈值是指从睡眠中醒来的倾向。有些人的唤醒阈值较低，这意味着他们很容易醒来或者只需很少的刺激，而另一些人的唤醒阈值较高，这意味着他们需要相当多的刺激才能唤醒。唤醒阈值在OSA发病机制中很重要，因为大约1/3的OSA患者的唤醒阈值较低，可能会过早醒来。研究表明，在稳定睡眠期间，呼吸刺激的积累可以激活咽扩张肌，这对许多患者来说足以稳定呼吸。Stanchina等人2002年的研究表明，二氧化碳和咽内负压的结合可能导致稳定睡眠期间上呼吸道扩张肌的强烈激活。因此，唤醒阈值低的患者可能没有经历足够的呼吸刺激积累来激活扩张肌，因此预计会出现重复性气流限制。相比之下，具有高唤醒阈值的患者可以在足够长的时间内获得足够的呼吸刺激，以激活咽扩张肌，从而稳定呼吸。有些人认为唤醒阈值是一把双刃剑。一方面，如果这种干预能够激活扩张肌并稳定呼吸，那么提高唤醒阈值的治疗可能是有益的。另一方面，提高唤醒阈值的药物可能会导致严重的低氧血症和高碳酸血症，从而影响终末器官功能。因此，镇静药或催眠药等可以提高唤醒阈值的药物至少在理论上对患者有益。然而，现有数据表明，这些药物对呼吸暂停的改善相对较小，因此，使用这种方法很可能需要综合治疗来消除呼吸暂停。

此外，这些药物与所有干预措施一样具有风险和益处，因此在提出任何临床建议之前，需要仔细进行基于结果的研究。

在联合疗法的背景下讨论的一种策略是外科抢救。一些数据表明，低唤醒阈值可能是上呼吸道手术无法实现手术治疗的风险因素。理论上，唤醒阈值的提高可能是一个治疗目标，药物（如曲唑酮或埃索匹克隆）可用于提高残余呼吸暂停患者（如悬雍垂腭咽成形术后）的唤醒阈值。

关于唤醒阈值的评估，已经采用了几种技术，其中食管测压或咽内压力导管测量被称为“金标准”。然而，Edwards等人报告了一个回归公式，该公式在使用临床可获得的数据（如低氧血症程度、唤醒指数、呼吸暂停低通气指数以及呼吸暂停与低通气的发生率）估计唤醒阈值方面具有相当大的价值。使用这种方法可以预测超过60%的唤醒阈值变化。此外，Sands等人开发了一种使用多导睡眠记录信号处理的技术，该技术还可以使用临床可用数据估计唤醒阈值。

唤醒阈值不是一个固定的特征，而是一种随治疗而变化的动态值。如许多睡眠呼吸暂停的高唤醒阈值患者在治疗期间会经历唤醒阈值的降低。通过这一观察结果，推测在某些OSA患者中，唤醒阈值升高可能是一种适应性现象，唤醒阈值的升高可能导致呼吸刺激的积累，这最终可能在一定程度上有助于改善睡眠。这种逻辑的另一个延伸是，CPAP治疗某些患者可能会导致失眠，因为觉醒阈值的降低可能与睡眠质量的恶化有关。对于非CPAP治疗也可以提出同样的论点，但目前需要进一步研究，从而确

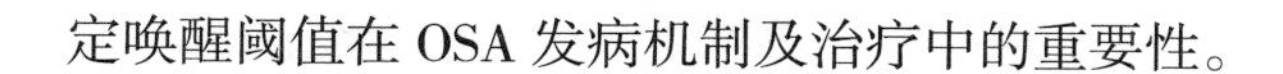

定唤醒阈值在 OSA 发病机制及治疗中的重要性。

四、临床表现

1. 白天的临床表现

（1）嗜睡：最常见症状，也是 OSAHS 患者就诊常见的主诉。轻者表现为日间工作或学习时间困倦、瞌睡，严重时吃饭或与人交谈时即可入睡。

（2）头晕、疲倦、乏力：由于夜间反复呼吸暂停、低氧血症，使睡眠连续性中断，觉醒次数增多，睡眠质量下降，常有不同程度的头晕、疲倦、乏力。

（3）精神行为异常：记忆力减退、注意力不集中、精细操作能力及判断力下降，严重时不可从事工作。

（4）头痛：多在清晨出现，阵发性隐痛多见，可持续 1~2 小时。与颅内压增高及脑血流的变化有关，有时需服用止痛药才可缓解。

（5）性格差异：多表现为焦虑、烦躁、易激动等，家庭和社会生活均会受一定影响，可表现出抑郁症状。老年患者还可加重痴呆症状。

（6）性功能减退：约有 10% 的男性患者可出现性欲减退甚至阳痿。

2. 夜间的临床表现

（1）打鼾：是主要症状，几乎所有的 OSA 患者均有打鼾。典型者表现为鼾声响亮且不规则、高低不等，往往是鼾声—气流停止—喘气—鼾声交替出现。

（2）呼吸暂停：多为同室或同床睡眠者发现患者有呼吸暂停，通常因担心患者呼吸停止不能恢复而喊醒患者，一般气流中断的时间为数十秒，个别长达 2 分钟以上，此时患者可出现明显的发绀。

（3）憋醒：呼吸暂停后突然憋醒，常伴有翻身或突然坐起，感觉心慌、胸闷或心前区不适，有时伴胸痛，症状与不稳定型心绞痛极为相似。

（4）睡眠时多动不安：因低氧血症，患者夜间频繁翻身、转动，甚至因窒息而挣扎。

（5）多汗：患者夜间出汗较多，以颈部、上胸部明显，与呼吸暂停导致的高碳酸血症和气道阻塞后呼吸费力有关。

（6）夜尿增多：部分患者诉夜间小便次数增多，个别出现遗尿。

（7）睡眠行为异常：表现为恐惧、惊叫、呓语、夜游、幻听等。

五、并发症

OSA 患者由于反复的夜间低氧、高碳酸血症、睡眠片段化、胸腔压力增大等因素，可引起一系列靶器官功能受损，包括冠心病、高血压、心房颤动、2 型糖尿病、慢性阻塞性肺疾病、肺动脉高压、胃食管反流病等。

阻塞性睡眠呼吸暂停（OSAHS）在普通人群和心血管疾病患者中非常普遍。OSAHS 的特点是睡眠期间反复出现上呼吸道塌陷，导致间歇性低氧血症和觉醒。伴随的交感神经活动、炎症、内皮功能障碍、血压升高与心血管发病率、死亡率的增加密切相关。许多观察性研究表明，OSAHS 与心血管疾病之间存在关联，如高血压、心房颤动、冠状动脉疾病、充血性心力衰竭、心肌缺氧等。

1. 心血管和全因死亡率

Fu 等人在 27 项队列研究中发现，OSA 增加了全因死亡率和心血管死亡率的风险。然而，当 OSA 按严重程度分层时，轻度 OSA 或中度 OSA 与全因死亡率和心血管死亡率之间没有显著相关性。只有重度 OSA 是全因死亡率和心血管死亡率的独立危险因素。

2. 心血管疾病

（1）冠心病。与普通人群相比，OSA 在冠心病患者中的发病率很高（38%~65%）。以往有证据证实 OSA 与冠心病之间存在显著关联，来自睡眠心脏健康研究（SHHS）的 6424 名 40 岁及以上的受试者进行了无人值守的多导睡眠监测，发现共有 1023 名受试人员报告了至少一种心血管疾病，包括心肌梗死、心绞痛、冠状动脉血运重建术、心力衰竭或卒中。另外，在调整人口统计学变量以及吸烟、胆固醇、高血压变量后，发现严重 OSA 与 CAD 事件独立相关，且具有剂量—反应关系。

除了支持 OSA 与冠心病发病之间独立相关的证据外，还有证据表明 OSA 可能与冠心病复发相关，如冠心病的 OSA 患者经皮冠状动脉扩张后再狭窄。Nakashima 等人进行了一项前瞻性队列研究，以确定接受直接经皮冠状动脉介入治疗（PCI）的患者中，中度至重度 OSA 患者是否与心血管不良事件风险增加相关。该研究包括 272 名因急性心肌梗死入院的患者，与轻度或无 OSA 的患者相比，中度至重度 OSA 患者的急性冠脉综合征复发和主要不良心脏事件显著增加。

（2）心肌缺血。OSA 与许多心血管疾病相关，包括冠状动脉疾病和心肌缺血。许多病理生理机制已被证实，包括交感神经过度兴奋、高血压、内皮功能障碍、代谢失调、胰岛素抵抗和高凝状态。此外，OSA 会导致反复缺氧和再氧合，这与氧化应激和全身炎症有关。这些机制可能导致 OSA 患者动脉粥样硬化和心肌缺血风险增加。OSA 与冠状动脉粥样硬化、斑块不稳定性和脆弱性相关。阻塞性呼吸暂停期间，肾上腺素能张力增加、低氧血症，可能增加心肌缺血的风险。有趣的是，Franklin 等人报道了缺氧与 ST 段改变和胸痛发展之间的时间关系。低氧血症的严重程度似乎也是睡眠期间 ST 段压低的决定因素。Shah 等人报道，在 1400 多名患者的观察研究中，即使在调整了传统的危险因素后，OSA 仍与心血管事件或死亡风险增加两倍有关。这表明 OSA 可能独立增加冠状动脉事件的风险。在 ST 段抬高型心肌梗死（STEMI）患者中，未确诊 OSA 的患病率几乎为 40%。

（3）高血压。OSA 和高血压是普通人群中高度流行的疾病。这两种情况是高度共病的，50% 的 OSA 患者患有高血压，50% 的高血压患者患有 OSA。虽然 OSA 与多种心血管不良后果有关，但将 OSA 联系起来的证据是最有力的。OSA 和高血压有共同的风险因素（如肥胖），但 OSA 的存在已被发现是高血压和高血压前事件的独立风险因素。

OSA 和高血压之间存在剂量—反应关系，OSA 越严重，高血压的风险越高。此外，OSA 对血压的影响似乎在日间嗜睡的受试者中更为显著；这些患者在 SDB 事件后可能有更大程度的血氧饱和度降低和更高的舒张压。最后，与 SDB 事件相关的时间分布、夜间变异性、血氧饱和度降低程度和（或）自主神经反应可能最终影响个体发生高血压风险。OSA 患者夜间非勺型血压的患病率较高，为 50%~80%，是心血管预后不良的一个风险因素。阻塞性睡眠呼吸暂停是高血压的继发原因，在耐药和难治性高血压病例中尤为常见。此外，与中度 OSA 患者相比，重度 OSA 患者未经治疗的高血压耐药风险明显更高。

（4）心房颤动。心房颤动患者 OSA 的发病率很高。由于对呼吸事件定义的不同，直接比较 OSA 和房颤并存的研究非常复杂。尽管存在这些局限性，但使用家庭或实验室睡眠测试对房颤患者进行系统评估的研究报告显示，OSA 的患病率（AHI ≥ 5）为 43%~85%，中度或重度 OSA（AHI ≥ 15）为 20%~62%。

关于 OSA 与复发性房颤的相关性的数据更为一致。在相关研究中，在房颤治疗前系统性评估了 OSA 的存在，其中阻塞性睡眠状态与电复律或导管消融术后复发房颤的风险增加 2~3 倍有关。在几项没有系统筛查 OSA 的研究中，将先前诊断为 OSA 的患者与未明确 OSA 的患者在消融后复发房颤的风险进行了比较，也报告了类似的房颤复发风险增加病例。房颤患者中并发严重 OSA 也预示着抗心律失常药物抑制心房颤动的失败。这些研究通常包括阵发性房颤和持续性房颤，OSA 患者复发风险增加的发现似乎并不局限于这两组。OSA 与心房颤动相关的病理生理机制包括阻塞性事件导致的慢性心脏结构改变和急性心律失常效应。慢性变化包括心房内径增大和心房传导减慢，而心房颤动的急性诱发因素可能包括胸腔内压力波动引起的心房扩张，以及低氧血症、高碳酸血症和相关的交感神经系统活动的急剧升高。

（5）充血性心衰。心力衰竭在普通人群中非常普遍。左心室衰竭是最常见的亚型，可表现为收缩功能受损（射血分数降低的心力衰竭，HFrEF）或舒张功能受损（射血分数保留的心力衰竭，HFpEF）。OSAHS 在 HFrEF 人群中更为常见，患病率估计在 12%~53%。OSA 的识别在 HFrEF 中特别重要，因为 OSA 是死亡的独立危险因素。HF 是一种交感神经过度兴奋的状态，因此与 OSA 相关的自主神经失衡对低氧血症和反复睡眠觉醒的反应可能会产生伴随的生理应激。此外，由于对闭合的上呼吸道的吸气作用，胸膜腔内压力大幅波动，向心脏和大血管施加跨壁压力，导致后负荷增加，每搏输出量减少，心肌耗氧量增加。

虽然大多数可用的研究集中于 HFrEF，但 OSA 似乎在 HFpEF 中也很普遍。HFpEF 中 OSA 的存在与脑钠肽（BNP）水平增加有关。OSA 的严重程度也与舒张功能障碍的严重程度有关。一个小型的随机对照试验报告称，鼻腔 CPAP 治疗后 HFpEF 患者的舒张功能改善，但使用 CPAP 12 周后，心率、收缩功能、心室结构、血压或尿儿茶酚胺无差异。

3. 肺疾病

（1）肺动脉高压。肺动脉高压（PH）定义为在海平面、静息状态下，右心导管测量平均肺动脉压（mPAP）≥ 25mmHg，是一种病理生理紊乱状态，可能是某些临床疾病的原发性或继发性因素，尤其是心血管和呼吸道疾病。Tilkian 等人于 1976 年首次注意到 OSA 与 PH 之间的关系。尽管 OSA 相关的肺动脉高压背后的机制尚不完全清楚，但据推测，这是由于包括肺小动脉重塑、缺氧易感性和潜在的左心疾病在内的多种因素综合作用的结果。一项对 PH 患者的研究表明，OSA 患者和非 OSA 患者的死亡率没有显著差异，但相比之下伴有夜间低氧血症（平均 SpO_2 < 90%）患者的死亡率显著增高。众所周知，OSA 患者中发生夜间低氧血症，是 PH 发展的一个重要风险因素。Minic 等人的一项研究表明，大多数 PH 患者存在 OSA，超过一半的患者存在明显的夜间低氧血症。据报道，其他风险因素包括女性、年龄较小、肥胖和夜间氧饱和度降低，被认为是会增加 OSA 患者患 PH 的风险。一项研究表明，CPAP 可显著改善超声心动图参数，最显著的是肺动脉收缩压（PASP），进一步强调了 CPAP 的使用及其对血流动力学变

量的积极影响。最后，在因急性失代偿性心力衰竭入院的PH患者中发现，标准护理中增加48小时CPAP可改善左室射血分数，显著降低PASP。

（2）慢性阻塞性肺疾病。同时诊断OSA和慢性阻塞性肺疾病（COPD）的个体称为重叠综合征（OS）。与两种疾病相比，OS与更严重的临床病程相关。Shawon等人进行了系统回顾，以确定OS的患病率和临床预后，并报告OSA或COPD患者中OS的患病情况明显高于普通人群。与OSA患者相比，OS患者夜间氧饱和度降低（$SpO_2 < 90\%$），睡眠质量更差。与单独两种疾病相比，OS还与心血管并发症（肺动脉高压、心房颤动、右心室功能障碍）增加、COPD加重、增加住院率和生活质量降低有关。

4. 肥胖

肥胖是OSA最常见的危险因素，超过70%的OSA患者被诊断为肥胖。在观察性和干预性研究中，体重增加与睡眠呼吸障碍（SDB）严重程度增加有关。OSA影响睡眠结构，导致长期睡眠不足和白天过度嗜睡，使得活动水平降低，食欲增加，从而导致体重增加。在OSA肥胖患者中，瘦素调节异常对体重减轻、体脂储存和分布有不利影响。

5. 胰岛素抵抗

了解OSA与代谢紊乱之间的关系对健康至关重要。OSA和代谢性疾病是肥胖和相关并发症的常见因素。在OSA患者中，根据空腹血糖受损和糖耐量受损测试，发现了糖尿病前期的高度患病率。在8000多名患者的研究中，OSA严重程度与胰岛素抵抗之间存在线性相关性，诊断时的严重程度越高，预测糖尿病发病风险越大。Kendzerska等人发现，AHI ≥ 30次/小时的患者患糖尿病的风险比AHI ＜ 5次/小时的患者高30%。

OSA增加胰岛素抵抗和损害葡萄糖耐量的机制尚不清楚。动物和人类研究都表明，间歇性缺氧与胰岛素抵抗相关。有研究表明，低氧血症和片段化睡眠与较高的葡萄糖和胰岛素浓度以及胰岛素敏感性之间存在独立相关性。另外，在相关研究中发现，呼吸暂停事件中间歇性低氧血症促进脂肪脂解增加，全身游离脂肪酸水平升高，促进炎症发生，导致葡萄糖稳态失调和胰岛素敏感性降低。

6. 癌症

OSA与癌症之间的流行病学关联于2012年首次发表，研究表明OSA严重程度越高（如缺氧负荷越大），癌症风险越大。相关长期（＞20年）和短期（＜20年）随访的基于人群流行病学的研究报告显示，OSA严重程度与所有癌症之间存在显著相关性。然而，当流行病学研究评估OSA与特定癌症的相关性时，结果是不同的，但确信的是，OSA 能引起鼻癌、前列腺癌、乳腺癌、原发性中枢神经系统癌和黑色素瘤、肾癌、子宫癌产生较高发病率。有研究表明，缺氧负荷增加，特别是周期性间歇性缺氧（CIH）被认为是 OSA 导致癌症风险增加的主要机制。通过多导睡眠描记术测量的 OSA 严重程度较高，特别是与缺氧负荷增加有关的 OSA，与侵袭性黑色素瘤、胰腺癌进展相关。

7. 胃食管反流病

OSA 和胃食管反流病（GERD）之间的关系是复杂的，我们对病因关系和治疗效果的理解在不断提升。许多研究已经确定睡眠呼吸障碍患者中 GERD 的发病率很高。基于人群的研究表明，超过 75% 的 OSA 患者出现夜间反流症状，这与睡眠碎片化和整体睡眠质量差有关，当胃内容物同时破坏下食管括约肌（LES）和上食管括约肌（UES）时，可出现慢性咳嗽、声音嘶哑等症状，也与睡眠呼吸障碍有关。虽然阻塞性事件与夜间反流之间的因果关系尚未完全确定，但有人提出，在睡眠期间，随着胸腔内负压的增加，呼吸更用力，导致胃内容物在 LES 水平出现反流。

六、诊断

OSAHS 的诊断主要依据患者的病史、临床体征以及多导睡眠监测法的监测结果。患者通常会发生夜间睡眠时严重打鼾及呼吸不规律、日间嗜睡、反复性呼吸暂停的现象。经过多导睡眠监测检查，每晚至少 7 小时睡眠中反复发作低通气和（或）呼吸暂停，发作次数高达 30 次以上，或者 AHI ≥ 5 次 / 小时，且呼吸暂停主要为阻塞性。

七、筛查

我国约有 1.76 亿 OSAHS 患者，患者数居全球首位。OSAHS 与多种心血管疾病、代谢性疾病的发生发展密切相关，该病将带来巨大的医疗负担，因此依据 OSAHS 的患病危险因素对高危人群进行筛查、早期诊断和管理，以减缓 OSAHS 疾病进展，降低并发症，提高生活质量和生存质量。目前临床有多种简单易行、方便快捷、低成本的筛查问卷，如柏林问卷、Stop-Bang 问卷、Epworth 嗜睡量表、Noapnea 评分、NOSAS 评分、GOAL 问卷等。

筛查人群如下：

（1）具有下列任何一项及以上的高危人群：①性别：中老年男性和绝经后女性。②具有典型 OSAHS 症状（习惯性打鼾、日间嗜睡、可观察到的呼吸暂停、夜间喘息或憋醒、晨起头痛、醒后乏力等）。③具有明显的 OSAHS 体征（肥胖、颈围大、下颌后缩、小下颌、舌体肥大、悬雍垂和软腭增大、扁桃体肥大等）。④存在 OSAHS 相关合并疾

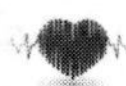

病（高血压、冠心病、卒中、心力衰竭、心房颤动、肺动脉高压、2 型糖尿病、代谢综合征、失眠、焦虑、抑郁等）。⑤一级亲属中有 OSAHS 患者。

（2）无典型症状的和（或）自己未意识到 OSAHS 症状的高危人群。

（3）一些 OSAHS 可能危及公共安全的职业人群，如职业司机、飞行员、消防员、高空作业者等。

筛查问卷如下：

1. 柏林问卷

柏林问卷是 1999 年开发的，其包括三大部分 10 个项目。第一部分内容关于夜间打鼾和呼吸暂停，第二部分内容关于白天疲劳和嗜睡，第三部分关于高血压和体重指数。如果两个或者两个以上部分呈阳性，患者就被认为是 OSAHS 高风险患者。该问卷灵敏度、诊断准确度较低，容易产生假阴性结果。此外，该筛查问卷条目较多，相对复杂。

2. STOP-Bang 问卷

是一种能有效预测中重度 OSAHS 患者的问卷，该问卷共包括 8 个问题，总分为 8 分，0~2 分表示 OSAHS 处于低度风险，3~4 分表示 OSAHS 处于中度风险，5~8 分表示 OSAHS 处于高度风险。STOP-Bang 问卷量表（表 8-1）在不同地域、不同人种中得到广泛应用，其具有简单快捷、使用方便、较高的灵敏度等优点。

表 8-1　Stop-Bang 量表

项　目	是	否
1. 打鼾的声音比说话的声音都大或者关门都能听见	□	□
2. 白天感到疲劳、劳累或困倦	□	□
3. 睡眠中有呼吸暂停	□	□
4. 高血压	□	□
5. 体重指数＞ $35kg/m^2$	□	□
6. 年龄＞ 50 岁	□	□
7. 颈围＞ 40cm	□	□
8. 男性	□	□

3. Epworth 嗜睡量表（ESS）

ESS 用于量化成人日间嗜睡的程度。该量表（表 8-2）内容简短，共 8 个问题，计算 8 个问题的总得分，得分越高表示日间嗜睡越严重。ESS ≥ 9 分提示存在日间嗜睡。值得注意的是，相当多的 OSAHS 的患者并没有日间嗜睡的主诉，且 OSAHS 严重程度也并不总与日间嗜睡程度呈正相关，单独使用 ESS 量表来预测 OSAHS 的风险容易产生假阴性结果，所以 ESS 嗜睡量表单独筛查 OSA 的作用受限。

表 8-2　Epworth 嗜睡量表（ESS）

以下情况有无瞌睡、嗜睡的可能	从不	有时	经常	极易
1. 坐着阅读书刊	□	□	□	□
2. 看电视	□	□	□	□
3. 在公共场所坐着不动（如看电影、看戏或上课）	□	□	□	□
4. 作为乘客在公共汽车或私家车坐 1 小时，中间不休息	□	□	□	□
5. 在环境许可时，下午躺下休息	□	□	□	□
6. 坐下与人谈话	□	□	□	□
7. 餐后安静地坐着	□	□	□	□
8. 堵车时停车数分钟	□	□	□	□

注：从不＝0 分，很少＝1 分，有时＝2 分，经常＝3 分，ESS ≥ 9 分提示存在日间嗜睡。

4. No-Apnea 评分

No-Apnea 评分包括：颈围和年龄，其中颈围的评分 37.0~39.9cm（1 分），40.0~42.9cm（3 分），≥ 43.0cm（6 分）；年龄评分 35~44 岁（1 分），45~54 岁（2 分），≥ 55 岁（3 分）。评分相加，最终得分 0~9 分。≥ 3 分被认为是 OSAHS 的高危因素。该问卷同其他问卷相比，具有更少的参数，且全由客观参数组成，减少了主观信息偏差，可作为一般人群中进行 OSAHS 筛查的有用和实用的工具。

5. NOSAS 评分

NOSAS 评分包括：颈围、肥胖、年龄、性别。颈围＞ 40cm（4 分）；25kg/m^2 ＜ BMI ＜ 30kg/m^2（3 分）；BMI ≥ 30kg/m^2（5 分）；打鼾（2 分）；≥ 55 岁（4 分）；男性（2 分）。NOSAS 评分范围为 0~17 分，根据分数对患者进行分类：0~5 分，患 OSAHS 的概率很低，特别是可以排除中度到重度 OSAHS；≥ 7 分时，很可能患 OSAHS；≥ 12 分时，患者极有可能患 OSAHS，而且是中重度 OSAHS。如果 NOSAS 评分为 8 分或者更高，被认为是 OSAHS 高风险。NOSAS 评分比 No-Apnea 评分的客观参数多，能更客观地进行筛查。

以上问卷的使用可以区分出 OSAHS 患者并分层，且能使更多的患者得以诊断并治疗，从而节省医疗资源。但是这些问卷还需要经过大样本、多中心的研究来确定它们的有效性，此外，更需要继续开发更实用且简单有效的筛查工具来筛查 OSAHSA，为 OSAHS 的及时治疗提供前瞻性探索方法。

八、检查方法

1. 多导睡眠监测法（PSG）

此方法是现今临床诊断 OSAHS 的“金标准”，也是 OSAHS 分级及疗效评定的重

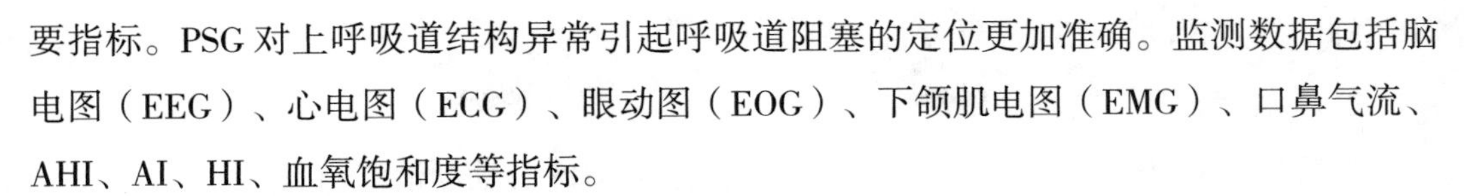

要指标。PSG 对上呼吸道结构异常引起呼吸道阻塞的定位更加准确。监测数据包括脑电图（EEG）、心电图（ECG）、眼动图（EOG）、下颌肌电图（EMG）、口鼻气流、AHI、AI、HI、血氧饱和度等指标。

2. 上气道及食管压力测定

上气道持续测压系统能对上气道各平面（鼻腔、软腭上、软腭下、舌根下）与食道内的压力变化进行测量，但只能对上气道阻塞的生理平面进行确定，不能检测出造成阻塞的解剖结构异常情况，具有一定的局限性。此检查方法只能在一定程度上指导患者术式的选择与确定阻塞部位。

3. 影像学检查

该检查可定量了解颌面部异常的程度，包括头颅 X 线及上呼吸道 CT、MRI。X 线头影测量能较好地显示上气道软组织和硬性解剖结构的关系，是目前定位 OSAHS 患者阻塞部位的有效方法。CT 可选择不同的窗宽和窗位对阻塞部位进行测量，还可以克服因呼吸形成的运动伪影，为 OSAHS 的诊断和疗效提供重要的依据。MRI 软组织分辨率优于 CT，可以进行任意层面的成像及三维重建。超快速 MRI 或称为电影 MRI，比普通 MRI 成像更快，能动态地观察及锁定上气道阻塞部位，实时评价上气道的三维动态变化。

4. 纤维鼻咽喉镜检查

纤维喉镜检查目前临床应用最广泛，可以发现上气道的解剖异常及狭窄部位。同时，纤维喉镜检查配合 Müller 试验（即在闭口、塞鼻的闭合状态下做用力吸气的动作）可以在清醒状态下模拟睡眠状态时下咽腔软组织塌陷情况，推断睡眠时上气道发生阻塞的部位。但纤维喉镜检查是一种侵入性检查，且在清醒状态下使用的局麻药物，在一定程度上降低了上气道组织的抵抗性，不能完全反映 OSAHS 患者的上气道肌张力状态。

5. 声反射咽测量

此技术通过测量气道的横截面面积，从而确定阻塞部位及狭窄程度，具有低成本、准确性高等特点，是一种非介入性上气道检测方式，应用前景比较好。

九、治疗

（一）非手术治疗

1. 病因治疗

纠正引起 OSAHS 或使其加重的基础疾病，如应用甲状腺激素治疗甲状腺功能减退，应用抑酸药及胃动力药治疗胃食管反流病等。

2. 一般疗法

对轻度 OSAHS 有一定效果，可作为中重度 OSAHS 的辅助治疗。

（1）减肥：肥胖是 OSAHS 的重要危险因素。减轻体重有助于减轻上气道塌陷，改善睡眠呼吸暂停和低通气，包括饮食控制、药物及手术。

（2）改变生活方式：OSAHS 是受生活习惯影响的一种疾病，避免吸烟、睡前限制饮酒和含咖啡因的饮料、规律作息、适当运动、合理膳食、保持乐观心态以及卧室舒适的睡眠环境等，均有助于改善睡眠呼吸暂停和低通气。

（3）体位治疗：侧卧位睡眠可避免舌根后坠，改善咽部塌陷情况。另外，可佩戴绑在背部的网球、背包或泡沫装置等，以最大限度地减少仰卧位的睡眠时间，减轻部分患者 OSA 严重程度，适合体位性 OSA。

（4）药物治疗：目前尚无疗效确切的药物用于治疗 OSAHS，临床上使用的药物多用于解决 OSAHS 导致的日间过度嗜睡、困倦等症状。

（5）器械治疗。

3. 气道正压通气治疗（PAP）

气道正压通气治疗（PAP）包括持续气道正压通气（CPAP）、双水平正压通气（BiPAP）、全自动正压通气（APAP）等模式，其中以口鼻 CPAP 最常用。

（1）持续气道正压通气（CPAP）。CPAP 是中重度 OSAHS 患者首选的治疗方法，它就像气压夹板一样维持上呼吸道的通畅，不但能改善患者的生活质量、认知功能，还能有效改善临床症状。在应用正压通气治疗时，应该要明确治疗适应证，根据患者的实际情况选择恰当的机型，进而达到良好的治疗效果。CPAP 治疗原理主要包括以下方面：持续的上气道正压对抗吸气时负压，防止气道塌陷，保持上气道开放；正压空气能刺激颏舌肌的机械感受器，提高其肌张力，防止舌根后坠；通过胸壁和迷走神经调节上气道肌肉，增加其肌张力，防止气道阻塞和塌陷；同时在呼气时提供一定的压力，防止呼气末肺泡萎陷，增加残气量，减少肺内分流，纠正低氧血症。CPAP 适用于：中度、重度 OSAHS 患者（AHI ＞ 15 次 / 小时）；症状明显（如白天嗜睡、认知障碍、抑郁等）且合并或并发心脑血管疾病、糖尿病的轻度 OSAHS（AHI ＜ 15 次 / 小时）患者；手术治疗失败或复发者；OSAHS 合并慢性阻塞性肺疾病；OSAHS 患者的围手术期治疗。应用时常可出现口鼻黏膜干燥、局部压迫、结膜炎和皮肤过敏等不良反应，可选择合适的鼻翼和加温湿化来改善。

（2）双水平正压通气（BiPAP）。BiPAP通过吸气相压力（IPAP）和呼气相压力（EPAP）进行双水平调节，即较高压力水平的IPAP产生额外的呼吸气量补气，较低压力水平的EPAP维持气道的扩张和通畅。与CPAP相比，BiPAP既保证上气道开放，又符合呼吸生理过程，患者感觉舒适，从而增加其依从性。临床BiPAP主要适用于二氧化碳潴留明显及需较高CPAP治疗压力的患者、不耐受CPAP者、OSAHS合并慢性阻塞性肺疾病并伴二氧化碳潴留患者。

（3）全自动正压通气（APAP）。APAP装置能实时监测OSAHS患者睡眠中出现的呼吸暂停和低通气事件，感知上气道量和阻力的变化，并通过一定的程序计算压力，按需提供合适的治疗压力。XU等的研究包括845例OSAHS患者，结果发现与CPAP相比，APAP在消除阻塞性事件和改善嗜睡症状等方面比较，其差异无统计学意义，但APAP在改善睡眠结构、患者耐受性等方面优于CPAP。APAP能否取代人工压力滴定CPAP有待于进一步研究。APAP一般用于无并发症的中重度OSAHS患者，但其价格昂贵，目前尚不能普及。

4. 口腔矫治器

口腔矫治器是一种简单、无创、价格低廉的保守治疗方法，其更符合患者的呼吸生理过程，对提升患者的依从性有重要作用。口腔矫正器用于扩张上呼吸道，防止上呼吸道在睡眠时进一步收缩和塌陷，减少患者夜间打鼾，比较适用于老年高龄患者以及轻中度对正压通气治疗不能耐受的患者。口腔矫正器包括下颌前移器、软腭作用器、舌作用器，其中下颌前移器最为常用。尽管目前OSAHS患者对口腔矫正器的接受度越来越高，但其治疗效果不及CPAP，且该治疗方法并不能治愈疾病，患者通常需要终身佩戴，在使用过程中应注意牙痛、牙龈炎、口干、过度流涎等不适反应。另外重度颞颌关节炎或功能障碍、严重牙周病、严重牙齿缺失者，禁用口腔矫治器。

（二）手术治疗

OSAHS患者常常有不同程度上气道解剖结构的异常，包括鼻中隔偏斜、下鼻甲肥大、咽侧壁增厚、软腭拉长、悬雍垂或扁桃体增大等。此时选择手术治疗解除上呼吸道梗阻因素的效果是显著的。根据阻塞部位和程度的不同，可以选择不同的手术方式。

1. 鼻部手术

临床上较常见的鼻中隔偏斜、下鼻甲肥大、鼻瓣膜塌陷、鼻息肉等情况可导致上气道不同程度的阻塞，从而引起鼻塞及呼吸用力，导致OSAHS。因此，鼻部手术包括矫正鼻中隔、缩小鼻甲、切除鼻息肉、加强支撑鼻瓣膜区等方式，可以使鼻腔空间更大，空气通过的阻力更小，从而有效缓解 OSAHS 患者的鼻塞等症状。

2. 扁桃体、腺样体切除术

对于有扁桃体Ⅱ度及以上肥大的成人 OSAHS 患者，可行扁桃体切除术，同时建议患者进行鼻咽喉镜检查，若发现腺体明显肥大时，可同期行腺体样切除术。

3. 悬雍垂腭咽成形术（UPPP）

腭咽部的手术主要是悬雍垂腭咽成形术（UPPP），是治疗 OSAHS 最常见的外科治疗方法。最佳适应证为上气道阻塞位于软腭后区水平或扁桃体肥大、腭弓肥厚者。此手术通过切除部分肥厚的软腭组织、腭垂、多余的咽侧壁软组织及肥大的腭扁桃体，达到扩大咽腔，解除腭后平面梗阻的目的。另外，改良型悬雍垂腭咽成形术（H-UPPP）扩大了软腭切除范围，同时完整保留了悬雍垂、功能性肌肉和较完整的黏膜组织，从而提高了咽部组织张力，扩大咽腔。此方式较传统的 UPPP 相比，损伤更小，术后恢复更快，并发症更少。

4. 舌根及舌骨手术

舌根手术主要包括舌根射频消融术及舌根部分切除术。舌骨手术主要是舌骨悬吊术，舌根及舌骨手术多用于治疗轻中度存在舌根平面狭窄的 OSA 患者。

5. 正颌手术

主要包括颏成形术、下颌前移术、双颌前移术等，适用于存在下颌畸形、下颌后缩或下颌弓狭窄的 OSAHS 患者。

6. 气管切开术

是一种新建的与外界再通进行呼吸的通道，可单独作为重度 OSAHS 的治疗方式，但因其可能会导致生活质量下降，所以多用于无其他治疗选择或临床紧急情况。

第二节　与运动相关的呼吸睡眠暂停问题

尽管较高的 BMI 和睡眠呼吸暂停有关联，但评估高 BMI 运动员中呼吸暂停患病率的研究数量有限。1994 年美国疾病控制和预防中心的研究发现，退休足球联盟（NFL）巡边员 52% 的心血管死亡率高于普通人群。据推测，前锋较高的 BMI 是心血管死亡率增加的原因；然而，本研究并未评估大多数已确定的心血管危险因素。

George 等人用特定的睡眠相关问卷和睡眠实验室评估。该研究估计 14% 的 NFL 球

 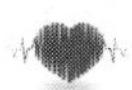

员有呼吸暂停。同样，芬兰一项针对职业冰球运动员的研究发现，107 名运动员中有 13% 患有阻塞性睡眠呼吸暂停综合征。在一项旨在确定患病率的研究中发现，一个由 25 名优秀橄榄球联盟球员（澳大利亚）组成的团队中，使用实验室 PSG 和睡眠调查问卷发现 24% 的球员存在 OSA。随着运动项目的身体对抗激烈程度不断加强，未被识别和治疗的睡眠呼吸暂停不仅会影响运动员的表现和生产力，还会影响他们未来的心血管健康。正如美国橄榄球联盟招聘调查所指出的那样，平均 NFL 边线员体重超过 300 磅。一项关于 NFL 球员 OSA 的综述强调，由于 NFL 运动员颈部尺寸、体重和 BMI 的增加存在不可估量的危险，对 NFL 前锋的健康状况进行进一步研究的必要性是前所未有的。事实上，一项对近期 NFL 球员死亡风险的研究表明，那些比赛时间 BMI 高的球员心血管死亡风险升高。除了美式足球运动员，其他运动员，如健美运动员、相扑运动员和职业摔跤运动员等，BMI 高、脖子大的运动员可能表现出更高的 OSA 发生率，但对这些人群的流行病学研究尚未进行。

Iso 等人调查了日本一个橄榄球队的 47 名大一男生运动员；18 名（43%）受试者符合睡眠呼吸暂停的标准。此外，与无呼吸暂停的运动员相比，有睡眠呼吸暂停的运动员表现出明显较低的最低氧饱和度、明显较高的氧去饱和指数和较高的心率。考虑到睡眠呼吸暂停可致心律失常，并与心源性猝死风险增加相关，研究未诊断和未治疗的睡眠呼吸暂停对年轻运动员（包括学生运动员）心血管健康的影响至关重要。

在过去的几年里，媒体经常报道美国职业棒球大联盟球员被诊断出患有睡眠呼吸暂停症，通常是在他们抱怨疲劳和疲劳症状多年之后。通常情况下，他们的 BMI 小于 30，虽然他们的身体不像 NFL 前锋，但大部分呼吸暂停患者并不肥胖。人们发现非肥胖的 OSA 患者治疗更具挑战性，对 CPAP 治疗的依从性较低。同样需要指出的是，近 1/3 的职业棒球运动员是西班牙裔或拉丁裔，这一人群中未诊断的呼吸暂停的患病率很高。OSA 与糖尿病和高血压（与肥胖无关）密切相关，这是一个额外的因素，有必要增加对职业运动员睡眠障碍的筛查。

最后，许多职业篮球运动员在媒体上分享了他们与睡眠呼吸暂停有关的故事，目的是增加职业运动员对这种疾病的认识。相比之下，在职业曲棍球或足球联盟中，很少有知名运动员分享他们的阻塞性睡眠呼吸暂停诊断，对女性运动员睡眠呼吸暂停的研究也很少。考虑到缺乏相关研究，团队医生在评估疲惫的运动员时，往往不会考虑睡眠呼吸暂停。然而，对团队医生来说，重要的是保持对睡眠呼吸暂停的鉴别，特别是当出现打鼾、疲劳（即使没有肥胖）时。解剖因素，如小的颅面结构，可导致某些非肥胖的 OSA 患者上呼吸道拥挤和上呼吸道塌陷性增加。此外，在所有 OSA 患者中，约 70% 的患者在呼吸刺激（低呼吸唤醒阈值）、不稳定的呼吸控制（高环路增益）和睡眠中无效的上气道扩张肌（可导致呼吸暂停）引起的唤醒倾向增加。

所有报告白天疲劳或打鼾、喘气、睡眠时呼吸中断的运动员，都应该询问和检查 OSA 的其他特征。这些症状包括醒来时口干或喉咙痛、情绪低落或易怒、注意力不集中、记忆障碍、性欲下降和阳痿、夜尿和胃食管反流病（GERD）。这些信息有助于确定哪些患者需要进一步的睡眠评估。

体格检查通常正常，除了 BMI > $30kg/m^2$，脖子> 17 英寸（约 43 厘米）。由于缺乏临床体征和症状的敏感性、特异性，有效地排除或排除睡眠呼吸暂停，各种临床问卷使用了在初级保健环境中容易获得和解释的常见的 OSA 体征和症状。虽然自我报告的诊断准确性有限，但在筛查高危环境（如术前评估、高危人群）的有症状患者 OSA 方面具有价值。这些问卷还没有被充分测试作为筛查工具，运动员可能只表现为打鼾或疲劳。运动员睡眠筛查问卷（ASSQ）是一种筛查工具，用于检测临床显著的运动员睡眠障碍和日间功能障碍，使用响亮的打鼾、窒息或喘气的存在触发进一步的睡眠呼吸暂停评估。

一旦怀疑呼吸暂停，就必须进行客观诊断检查。美国睡眠医学学会的临床实践指南，提倡在进行这项工作的同时进行全面的睡眠评估和充分的随访。

在临床情况下，对怀疑有轻度睡眠呼吸暂停（如睡眠呼吸暂停）的患者的建议，是一种室内多导睡眠描图睡眠评估，而不是无人参与的家用便携式呼吸暂停试验。对于中度或重度无并发症睡眠呼吸暂停的患者（许多患者有体征和症状），家庭测试是合适的。然而，使用的睡眠评估的类型很大程度上受第三方的影响，他们倾向于更便宜的家庭测试，而不是更彻底的实验室评估。对运动员来说，治疗睡眠呼吸暂停的额外潜在好处包括显著提高运动成绩。在使用 PAP 疗法治疗 OSA 后，高尔夫球手的平均障碍指数有显著改善。根据临床实践，指南治疗睡眠呼吸暂停的一线治疗方法是正压气道治疗。在某些情况下，运动员不喜欢使用正气道压通气（如 CPAP 口罩）或无法耐受的患者，口腔器械或上呼吸道手术可能是更容易接受和更好耐受的选择。

第九章

新型冠状病毒感染对运动员心脏的影响

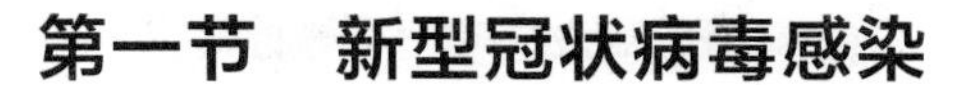

第一节　新型冠状病毒感染

新型冠状病毒感染是近几年人类面临的最大健康威胁。2020 年 1 月 12 日，世界卫生组织（WHO）将该病毒正式命名为“2019 新型冠状病毒（2019-nCoV）”，简称新型冠状病毒。2020 年 2 月 11 日，世界卫生组织宣布，将新型冠状病毒引发的疾病正式命名为“2019 冠状病毒病（COVID-19）”。新型冠状病毒感染是由冠状病毒 -2（SARS-CoV-2）引发的一种严重的急性肺部炎症，该疾病主要传播途径是通过呼吸道飞沫和密切接触传播，而在相对封闭的环境中则是通过气溶胶传播，此外，当健康人群接触被病毒污染的物品后也可造成感染。

SARS-CoV-2 属于 β 属的冠状病毒，有包膜，颗粒呈圆形或者椭圆形，直径为 60 ~ 140nm。具有 5 个必需基因，分别针对核蛋白（N）、病毒包膜（E）、基质蛋白（M）和刺突蛋白（S）4 种结构蛋白及 RNA 依赖性的 RNA 聚合酶（RdRp）。核蛋白（N）包裹 RNA 基因组构成核衣壳，外面围绕着病毒包膜（E），病毒包膜包埋有基质蛋白（M）和刺突蛋白（S）等蛋白，刺突蛋白通过结合血管紧张素转化酶 -2（ACE-2）进入细胞。体外分离培养时发现，新型冠状病毒在 96 个小时左右即可从人的呼吸道上皮细胞内发现。

与其他病毒一样，新型冠状病毒基因组也会发生变异，其中某些变异会影响病毒原本的生物学特性，如刺突蛋白（S）蛋白与 ACE-2 亲和力的改变将会影响病毒入侵细胞、复制、传播的能力，康复者恢复期和疫苗接种后抗体的产生，以及抗体药物的中和能力等，进而引起广泛关注。世界卫生组织（WHO）提出的“关切的变异株”（VOC）有 5 个，分别为阿尔法（Alpha）、贝塔（Beta）、伽马（Gamma）、德尔塔（Delta）和奥密克戎（Omicron）。现有证据显示奥密克戎株传播力强于德尔塔株，致病力有所减弱，我国境内常规使用的 PCR 检测诊断的准确性未受到影响，但可能降低了一些单克隆抗体药物对其中和作用。

冠状病毒对紫外线和热敏感，56℃ 30 分钟、乙醚、75% 乙醇、含氯消毒剂、过氧乙酸和氯仿等脂溶剂均可有效灭活病毒，但需要注意的是，氯己定不能有效灭活该病毒。

造成新冠病毒广泛传播的传染源主要是新型冠状病毒感染者，这类人群在潜伏期即有传染性，发病后 5 天内传染性较强。主要的传播途径是经呼吸道飞沫和密切接触传播，在相对封闭的环境中会经气溶胶传播，此外接触被病毒污染的物品后也可造成感染。虽然人群对该病毒普遍易感，但值得庆幸的是，感染后或接种新型冠状病毒疫苗后可获得一定的免疫力。感染该病毒后，潜伏期通常为1~14天，多为3~7天，常以发热、干咳、乏力为主要临床表现。部分患者常以咽痛、鼻塞、流涕、嗅觉味觉减退或丧失、结膜炎、肌痛和腹泻等其他症状为主要表现。在发病一周后，重症患者多会出现呼吸困难和（或）低氧血症，更严重者可能会快速进展为急性呼吸窘迫综合征、脓毒症休克、难以纠正的代谢性酸中毒以及出血、凝血功能障碍及多器官功能衰竭等。极少数患者还会有中枢神经系统受累及肢端缺血性坏死等表现。值得注意的是，重症、危重症患者整个发病过程中可为中低热，甚至无明显发热。轻症患者表现为低热、轻微乏力、嗅觉及味觉轻度障碍等，大多数可无肺炎表现。当然也存在一些人群，在感染新型冠状病毒后也可无明显临床症状。

一、肺脏

早期和较轻病变区见肺泡腔内浆液、纤维蛋白渗出以及透明膜形成，炎细胞以单核细胞和淋巴细胞为主；肺泡隔毛细血管充血。随病变进展和加重，大量单核细胞、巨噬细胞和纤维蛋白充满肺泡腔；Ⅱ型肺泡上皮细胞增生，部分细胞脱落，可见多核巨细胞，偶见红染包含体。易见肺血管炎、血栓形成（混合血栓、透明血栓），可见血栓栓塞。肺内各级支气管黏膜部分上皮脱落，腔内可见渗出物和黏液。小支气管和细支气管易见黏液栓形成。肺组织易见灶性出血，可见出血性梗死、细菌和（或）真菌感染。部分肺泡过度充气、肺泡隔断裂或囊腔形成。病程较长的病例，见肺泡腔渗出物肉质变和肺间质纤维化。电镜下支气管黏膜上皮和Ⅱ型肺泡上皮细胞胞质内见冠状病毒颗粒。免疫组化染色显示部分支气管黏膜上皮、肺泡上皮细胞和巨噬细胞呈新型冠状病毒抗原免疫染色和核酸检测阳性。

二、脾脏、肺门淋巴结和骨髓

脾脏缩小。白髓萎缩，淋巴细胞数量减少，部分细胞坏死；红髓充血，灶性出血，脾脏内巨噬细胞增生并可见吞噬现象；易见脾脏贫血性梗死。淋巴结淋巴细胞数量减少，可见坏死。免疫组化染色显示脾脏和淋巴结内 $CD4^{+}$ T 和 $CD8^{+}$T 细胞均减少。淋巴结组织新型冠状病毒核酸检测可呈阳性，巨噬细胞新型冠状病毒抗原免疫染色可见阳性。骨髓造血细胞或增生或数量减少，粒红比例增高；偶见噬血现象。

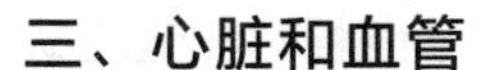

三、心脏和血管

部分心肌细胞可见变性、坏死，间质充血、水肿，可见少数单核细胞、淋巴细胞和(或)中性粒细胞浸润。新型冠状病毒核酸检测偶见阳性。全身主要部位小血管可见内皮细胞脱落、内膜或全层炎症；可见血管内混合血栓形成、血栓栓塞及相应部位的梗死。主要脏器微血管易见透明血栓形成。

四、肝脏和胆囊

肝细胞变性、灶性坏死伴中性粒细胞浸润；肝血窦充血，汇管区见淋巴细胞和单核细胞浸润及微血栓形成。胆囊高度充盈，胆囊黏膜上皮脱落。肝脏和胆囊新型冠状病毒核酸检测可见阳性。

五、肾脏

肾小球毛细血管充血，偶见节段性纤维素样坏死；球囊内见蛋白性渗出物。近端小管上皮变性，部分坏死、脱落，远端小管易见管型。肾间质充血，可见微血栓形成。肾组织新型冠状病毒核酸检测偶见阳性。

六、其他器官

脑组织充血、水肿，部分神经元变性、缺血性改变和脱失，可见噬节现象和卫星现象。可见血管周围间隙单核细胞和淋巴细胞浸润。肾上腺见灶性坏死。食管、胃和肠黏膜上皮不同程度变性、坏死、脱落，固有层和黏膜下单核细胞、淋巴细胞浸润。肾上腺可见皮质细胞变性、灶性出血和坏死。睾丸见不同程度的生精细胞数量减少，Sertoli 细胞和 Leydig 细胞变性。鼻咽和胃肠黏膜及睾丸和唾液腺等器官可检测到新型冠状病毒。

据统计，在曾经接种过疫苗者及感染过奥密克戎株者中，无症状及轻症占主要部分。有临床症状者则主要表现为中低度发热、鼻塞、流涕、咽干、咽痛等上呼吸道感染症状。多数患者均表示预后良好，少数患者病情危重，多见于老年人、有慢性基础疾病者、晚期妊娠和围产期女性、肥胖人群。儿童病例的症状相对较轻，部分儿童及新生儿病例症状不典型，常表现为呕吐、腹泻等消化道症状或仅仅表现为反应迟钝、呼吸急促。极少数儿童可有多系统炎症综合征（MIS-C），出现类似川崎病或不典型川崎病的表现、中毒性休克综合征或巨噬细胞活化综合征等，多发生于恢复期，主要表现为发热，伴皮疹、非化脓性结膜炎、黏膜炎症、低血压或休克、凝血障碍、急性消化道症状等。一旦发生，病情可在短期内急剧恶化。

新型冠状病毒感染在2020年初迅速发展且逐步扩散，一度造成全球大流行，因此引发了国际社会的广泛关注。发病率和死亡率高，其惊人的发病率和死亡率由多方面因素导致，人群普遍易感，且我国是人口大国，脆弱人群数量多，地区发展不平衡，医疗资源总数不足。对此，国内外采取了一系列措施控制疫情的传播，如控制人员流动和公共聚集活动，限制大规模公共集会，避免因人员密切接触而加速疫情的传播。我国疫情防控秉持着人民至上、生命至上，“外防输入、内防反弹”的总策略和“动态清零”的总方针，因时因势优化完善防控措施。

目前全球新冠感染死亡率整体呈现向下趋势，全球新冠感染死亡率随着Delta、Omicron等变异毒株和各类亚型的流行变化呈现出较为明显向下趋势。

在抗击COVID-19方面逐步取得进展的同时，我们的社会更加专注于恢复和重启正常生活，最大程度保护人民生命安全和身体健康，最大限度地减少疫情对经济社会发展的影响。2019年底至2020年以来，我国以体育赛事为核心的体育事业发展受到了极大的冲击和阻碍。女子足球、女子篮球以及拳击奥运资格竞赛、第十四届全国冬季运动会、中超、CBA联赛等都遭到了延期或者取消。随着疫情控制难度的增加，以及疫情期间安全隐患问题控制力度的不断加强，国际奥运委员会正式决定和宣布原定于2020年进行举办的东京奥运会将延期举办，基于疫情的发展，包括我国在内的全球范围的体育事业发展都遭受到了极大的打击，也不断面临着越来越复杂以及越来越严峻的发展环境。

体育赛事是体育事业发展的重要组成部分和核心内容，更是引领整个体育事业发展和前进脚步的核心力量。因此，科学地对疫情带给我国体育事业发展的影响进行预判和分析，对有效降低体育竞赛以及相关体育活动限制下给体育事业发展带来的损失程度有着重要的价值和作用，能够帮助我国体育事业的高效发展。体育赛事停摆势必会造成的巨大的经济损失。举办和开展体育赛事等集体性活动，势必会带来大量的人员聚集，从而给疫情的有效控制带来影响和不利，因此，全世界各国的体育赛事等集体性活动都不断延期或者取消，进而造成了极大的经济损失。首先，对于前期以及投入了大量经费进行筹备的体育赛事而言，疫情导致的延期或者取消，致使其经济回报难以实现。以日本东京奥运会为例，为了筹备本次奥运会，日本预计花费和投入的资金成本预计已达二百亿美元以上，疫情蔓延及发展致使本次奥运会延期举办，造成了日本投入资金回收周期的延长，给其带来了极大的经济压力。其次，各种体育职业联赛的停摆，给各体育职业俱乐部带来了极大的经济发展压力，职业性的体育俱乐部依靠各种联赛的举办，不断地产生诸如门票、周边产品等粉丝经济的收入，从而为俱乐部带来经济创收，并进一步推动其城市的经济发展。联赛的停办，不仅会致使俱乐部损失一部分粉丝，也会影响脑粉丝的经济消费，大幅降低俱乐部的经济收入。再次，对于暂停以及延期的体育赛事来讲，后期进行重启和恢复举办也需要花费大量的经济成本，赛事的重启需要涉及不同国家疫情控制清训、体育赛事支持政策、各赛事涉及主体之前的协议沟通和签订等多方面的因素影响，从而造成经济投入成本的增加。此外，在疫情结束以后，人们会在很长一段时间以内无法消除对人群聚集性活动的恐惧和担忧，消费者会对需要进行人群聚集的活动和场所产生抗拒情绪，进而致使相关体育赛事、联赛、表演性活动门票收入的降低。

尽管体育赛事的停摆造成了巨大的经济损失和压力，但是另一方面，疫情下的体育事业发展也具有一定的机遇，体育赛事市场依然存在着较为广阔的发展空间。体育竞赛表演作为体育事业发展的核心，近年来得到了快速发展。在此次新冠疫情的现状之下，其产业的敏感性特点被进一步突出和显示了出来。体育竞赛表演并不是人们日常的必需性和基础性的物质消费项目，其作为一种精神和文化类的活动，消费者对其的选择极易受到外界环境的影响，而且体育竞赛表演活动的举办需要协调和组织各方面力量的支持，任何一方面不确定性因素的影响都可能致使消费者取消观看计划，从而进一步显现出了该产业的敏感性和风险性特点。但是，与此同时，我们更加应该看到隐藏在其背后的市场发展空间和发展机遇。首先，各类的体育竞赛表演活动已经拥有了一大批忠实的粉丝和爱好者群体基础，在疫情出现之前，很多竞赛活动甚至会出现一票难求的现象。受疫情的影响，各类体育竞赛表演性活动被暂停和取消，粉丝和爱好者群体的消费需求被长时间地抑制，在疫情之后，粉丝和爱好者群体的消费欲望会得到大量地释放，因此，在此重要关口之下，只有科学合理地进行体育赛事的未来规划，势必会给疫情后的赛事恢复和重启带来巨大的帮助。其次疫情在全球范围内的不断蔓延和发展也为我国的体育事业发展带来了一定的机遇，很多大型国际赛事举办的风险性和不确定因素也不断增加，与此同时，我国国内的疫情状况已经逐渐得到了有效的控制，中国承担压制性赛事举办的能力也显露了出来。很多因疫情影响退出中国举办的赛事也逐渐表现出了返回中国进行举办的意向，借此契机，可以有效地加强和推动中国与国际赛事组织之间的密切联系和友好关系，从而为今后我国承办大型体育赛事创造更多的发展机会。随着举世瞩目的北京 2022 年冬奥会和冬残奥会的成功举办，是我国在新型冠状病毒感染疫情背景下举办的最大规模的国际体育赛事活动，给全世界和奥运历史上留下了浓墨重彩的一笔。运动员在赛场奋力拼搏的身后，全体服务保障人员也共同创造了胸怀大局、自信开放、迎难而上、追求卓越、共创未来的北京冬奥精神。其中，医疗保障工作是较为重要的一环，与运动员赛场上的紧急救治、运动员及随行官员日常身体健康紧密相关。北京冬奥会和冬残奥会期间，北京赛区、延庆赛区和张家口赛区共设置了 3 个冬奥村综合诊所、140 余个医疗站（包括场馆及定点酒店等）、30 余家定点医院，共 3000 余名医务人员承担医疗保障工作，他们通力合作、倾情奉献、辛勤付出，以强烈的责任感、使命感、荣誉感，完善救援流程，积极防控疫情，展现了医者无私奉献的大爱精神，赢得了各国运动员、国际及北京冬奥组委领导的高度赞誉。更为未来疫情背景下大规模的国际活动医疗保障工作提供了经验，包括逐步有序恢复有组织的体育运动等，但体育和卫生组织在设计并安全落实重返赛场（RTP）战略方面依然面临着重大挑战。

目前，我国对于新冠感染已经实施了“乙类乙管”的相关政策，但有关新冠感染对运动的影响，在今后的一段时间内仍是重点。

第二节　新型冠状病毒感染对心血管系统的影响

一、概述

回顾新型冠状病毒感染疫情早期的病例，可以总结出新型冠状病毒的主要器官的病理学改变（不包括基础疾病的病理改变）。其中，新型冠状病毒对心脏和血管方面的影响如下：部分心肌细胞可见变性、坏死，间质充血、水肿，并可见少数单核细胞、淋巴细胞和（或）中性粒细胞浸润。全身主要部位的小血管可见内皮细胞脱落、内膜或全层炎症；可见血管内混合血栓形成、血栓栓塞及相应部位的梗死。主要脏器微血管易见透明血栓形成。通过研究新冠感染发病中的危重患者和住院患者的早期数据，可以总结出 COVID-19 与心肌损伤之间存在联系。且心肌损伤在中国的早期病例中也得到了认可，其证据是心脏生物标志物升高，在对武汉 138 名新冠感染住院患者的研究中，46% 的非幸存者的 hs-cTnI 高于 99% 的参考上限，而在《2018 年 ESC 第四版心肌梗死定义》中指出 cTn 值高于正常参考值上限（URL）的第 99 百分位数时，定义为

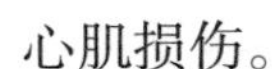

心肌损伤。

心肌炎是一种以炎症浸润为特征的心脏炎症性疾病，起病急，症状多样，多数患者症状较轻，但部分患者病情进展迅速，可出现急性心力衰竭、恶性心律失常等严重并发症，早期的积极治疗可改善患者预后，减少致残率，改善后期生活质量。病毒感染是心肌炎最常见的病因，全球每年发病率为（1.0~2.2）/100 万，此外，细菌、真菌、螺旋体、立克次体、原虫、螨虫等感染也可以引起心肌炎，但相对少见。非感染性心肌炎的病因则包括药物、毒物、放射、结缔组织病、血管炎、巨细胞心肌炎、结节病等。多种病毒感染都可以引起心肌炎，包括但不仅限于呼吸道病毒（尤其是柯萨奇 B 病毒）、腺病毒、巨细胞病毒、EB 病毒和流感病毒等，其中柯萨奇 B 病毒感染是最为常见的致病原因，占 30%~50%，损伤机制包括病毒直接作用，如病毒的侵袭、复制并直接损伤心肌，其直接作用造成心肌直接损害；另外还包括病毒与机体的免疫反应共同作用，如免疫反应造成心肌损害等，病毒介导的免疫损伤主要是由 T 淋巴细胞介导；此外还有多种细胞因子和 NO 等介导的心肌损害和微血管损伤，这些变化均可损害心肌组织的结构和功能。既往曾有文献报道，中东呼吸综合征冠状病毒（MERS–CoV）引起急性心肌炎并导致心力衰竭的患者，而新型冠状病毒（SARS–CoV–2）与 MERs–CoV 同属冠状病毒科，致病性相似，考虑存在导致病毒性心肌炎的可能。另外，近日美国心脏病学学会发布的关于 COVID–19 对心脏的影响，公告中指出 7.2% 的 COVID–19 患者伴有急性心脏损伤，部分患者伴有心肌炎。我们知道病毒感染会导致心肌损伤，而根据部分文献报道与研究，COVID–19 患者还存在不同程度的心脏损伤，且重症患者心脏损伤风险较高，为 22.2% ~ 31%，轻症患者为 2% ~ 4%，而死亡患者发生心脏损伤风险较幸存患者更高，为 28% ~ 88.9%。另有研究报道称，16.7% 的 COVID–19 患者出现心律失常。推测 SARS–CoV–2 损伤心脏的机制有以下几种可能：①病毒感染可能直接引起心肌损伤。②如前所述，SARS–CoV–2 与 SARS–CoV、MERS–CoV 同属冠状病毒科，致病性相似，可通过与血管紧张素转化酶 –2（ACE–2）结合，引发一系列瀑布式的免疫反应并损伤细胞，而广泛表达于呼吸系统及心血管系统中的 ACE–2 受体，其相关的信号通路可能在心脏损伤中发挥了重要作用。③患者体内可能存在的 T–helper–1 和 T–helper–2 失衡引起的细胞因子风暴，也可能是导致心脏损伤的机制之一。④ COVID–19 导致肺实变，肺部气体交换出现障碍，造成氧供需失衡，同样会引起心脏损伤。⑤社会心理因素引起应激状态，诱发心脏损伤。

前面已经提出了几种心肌损伤的机制，包括直接病毒性心肌损伤、微血管损伤、

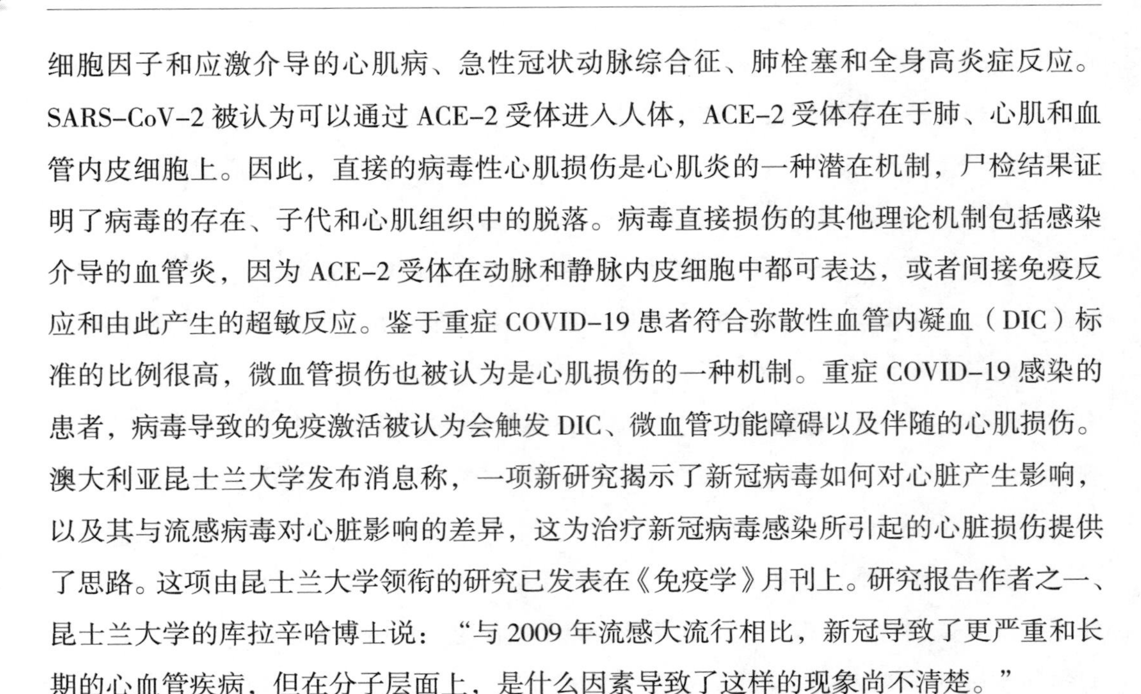

细胞因子和应激介导的心肌病、急性冠状动脉综合征、肺栓塞和全身高炎症反应。SARS-CoV-2 被认为可以通过 ACE-2 受体进入人体，ACE-2 受体存在于肺、心肌和血管内皮细胞上。因此，直接的病毒性心肌损伤是心肌炎的一种潜在机制，尸检结果证明了病毒的存在、子代和心肌组织中的脱落。病毒直接损伤的其他理论机制包括感染介导的血管炎，因为 ACE-2 受体在动脉和静脉内皮细胞中都可表达，或者间接免疫反应和由此产生的超敏反应。鉴于重症 COVID-19 患者符合弥散性血管内凝血（DIC）标准的比例很高，微血管损伤也被认为是心肌损伤的一种机制。重症 COVID-19 感染的患者，病毒导致的免疫激活被认为会触发 DIC、微血管功能障碍以及伴随的心肌损伤。澳大利亚昆士兰大学发布消息称，一项新研究揭示了新冠病毒如何对心脏产生影响，以及其与流感病毒对心脏影响的差异，这为治疗新冠病毒感染所引起的心脏损伤提供了思路。这项由昆士兰大学领衔的研究已发表在《免疫学》月刊上。研究报告作者之一、昆士兰大学的库拉辛哈博士说："与 2009 年流感大流行相比，新冠导致了更严重和长期的心血管疾病，但在分子层面上，是什么因素导致了这样的现象尚不清楚。"

据介绍，新研究使用了从 7 名新冠患者、2 名流感患者和 6 名对照组患者遗体上采集的心脏组织样本进行分析。结果显示，研究人员在流感患者的心脏样本上发现了较强的炎症，而在新冠患者的心脏样本中则发现了与脱氧核糖核酸（DNA）损伤和修复相关的组织变化。研究人员表示，新冠病毒很可能是直接对心脏的 DNA 产生影响，而不仅仅是通过引发炎症带来连锁反应。库拉辛哈认为，DNA 损伤和修复机制会造成基因组的不稳定，并且与糖尿病、癌症、动脉粥样硬化和神经退行性疾病等慢性疾病有关。

昆士兰大学教授约翰·弗雷泽认为，这项研究表明新冠病毒和流感病毒对心脏组织会带来不同的影响，这提供了更多证据证明新冠病毒并非"与流感病毒相似"。COVID-19 诱发的心肌炎已成为运动员 RTP 策略讨论中的一个关键问题。由于心肌炎是运动员心脏性猝死（SCD）的主要病因，在运动员中约占 SCD 的 4%~7.5%，这种 SCD 的风险随着运动进一步增加，特别是在年轻患者中，这对训练和竞技运动是他们生活的重要组成部分的运动员尤其值得关注，工作组建议，任何可能患有或轻度心肌炎的运动员不应在炎症期间参加竞技运动，目前针对心肌炎的指南建议为在确诊后的 3~6 个月内不要参加比赛或剧烈训练。时间的长短取决于疾病的临床严重程度，包括病程、左室功能障碍的严重程度等。既往有心肌炎病史的运动员应在未来 2 年内定期进行疾病的重新评估，如果左室功能恢复正常，损伤的生物标志物恢复正常，并且在运动心电图或动态心电图监测中没有临床相关的心律失常，那么恢复运动可能是合理的。

近期有多个学者对COVID-19恢复期的患者进行了相关研究，一项对最近从新冠感染中康复的德国患者的研究中，CMR显示78名患者（78%）有心脏受累，60名患者（60%）有持续的心肌炎症，且与先前存在的条件、急性疾病的严重程度和整个病程以及最初诊断的时间无关。这些发现表明需要对新冠感染的长期心血管后果进行持续调查。因此，更加强调了对COVID-19相关心肌炎的关注。此外，陆续有一些媒体报道了确诊运动员被诊断为疑似COVID-19心肌炎，关于在新冠大流行期间是否继续或者恢复体育训练和比赛的安全性问题展开了广泛讨论。

心肌炎的病理生理机制尚不清楚，大鼠肠道病毒心肌炎模型显示，病毒性心肌炎分为三期。首先，病毒通过特定的受体进入心肌细胞，如柯萨奇病毒B及腺病毒通过柯萨奇和腺病毒受体（CAR）进入心肌细胞，柯萨奇病毒以衰退加速因子（DAF）及腺病毒特殊整合蛋白作为协同受体。病毒进入心肌细胞后，通过复制导致心肌坏死，细胞内抗原暴露及宿主免疫系统激活。该急性期持续数天，进入以自身免疫反应为特征的第二阶段，即亚急性期。该期持续数周至数月，以病毒特异性T淋巴细胞激活为特征，造成靶器官损伤。细胞因子如肿瘤坏死因子、白细胞介素1、病毒抗体及心肌蛋白激活，均会加速心肌及其收缩功能损伤。多数心肌炎患者可以通过免疫反应清除病毒而减轻心肌损害，左室功能可以完全恢复。但是也有部分患者会发生心肌重构（心肌细胞持续性炎症就可能引起心肌重构）最终发展为DCM。

机体免疫导致细胞因子释放，引起炎症反应。其中，组胺增加小鼠自身免疫性心肌炎的易感性；转化生长因子等细胞因子的活化，可导致细胞内信号传导蛋白SMAD级联反应，使得促纤维化因子增加、病理性纤维化，心肌发生重构、心功能下降，最终可能发生进行性心力衰竭。

病毒性心肌炎的病理生理方面涉及多种机制，复杂多变，因此其临床表现也多种多样，该病患者的临床表现取决于病变的广泛程度与其部位，轻者可完全没有症状，重者甚至出现心源性休克以及猝死。多数患者发病前1~3周有病毒感染的前驱症状，如发热、全身疲惫感并伴有肌肉酸痛，或者出现恶心、呕吐等消化道症状。随后可出现心悸、胸闷、胸痛、呼吸困难、水肿、晕厥甚至猝死。临床诊断的病毒性心肌炎绝大部分的临床表现为心律失常为主诉或者为首发症状。查体常见有心律失常，其中以房性期前收缩、室性期前收缩及房室传导阻滞最为多见。重症可出现心源性休克的体征。

新冠病毒相关性心肌炎的诊断标准与其他类型的心肌炎相同，需要关注的是暴发性心肌炎的早期识别，其识别要点如下：

（1）症状：①病毒感染前驱症状：包括发热、乏力、鼻塞、流涕、咽痛、咳嗽、腹泻等为首发症状。②心肌受损表现：病毒感染前驱症状后的数日或1～3周，出现气短、呼吸困难、胸闷或胸痛、心悸、头晕、极度乏力、食欲明显下降等症状。③血流动力学障碍：是暴发性心肌炎的重要特点，部分患者可迅速发生急性左心衰竭或心源性休克，出现肺循环淤血或休克表现，可出现皮肤湿冷、苍白、发绀、皮肤花斑样改变，甚至意识障碍等。少数患者可发生晕厥或猝死。④其他组织器官受累表现：可引起多器官功能损害或衰竭，包括肝功能异常、肾功能损伤、凝血功能异常以及呼吸系统受累等。这种多器官功能的异常可导致患者全身情况急剧恶化。

（2）体征：①生命体征：血压、呼吸、心率等指标异常，提示血流动力学不稳定，是暴发性心肌炎最为显著的表现，也是病情严重程度的指征。心率增快与体温升高不相称虽然并不特异，但为急性心肌炎诊断的重要线索，需要高度重视。②心脏相关体征：心界通常不大，因心肌受累心肌收缩力减弱导致心尖冲动减弱或消失，听诊心音明显低钝，常可闻及第三心音奔马律；左心功能不全和合并肺炎时可出现肺部湿啰音；罕有右心功能不全表现。③其他表现：休克时可出现全身湿冷、末梢循环差及皮肤花斑样表现等；灌注减低和脑损伤时可出现烦躁、意识障碍，甚至昏迷；肝脏损害时可出现黄疸；凝血功能异常和微循环障碍可见皮肤瘀斑、瘀点等。

（3）实验室检查：①心肌损伤标志物：肌钙蛋白最为敏感和特异，持续性增高说明心肌持续进行性损伤和加重，提示预后不良。② BNP 或 NT-proBNP：正常或升高，如显著升高，提示心功能受损严重，对合并重症肺炎患者有重要鉴别诊断价值。

（4）心电图：①在新冠病毒感染相关性心肌炎诊断过程中，心电图的敏感度较高，但特异度低，应进行多次检查，比较其变化。②所有患者均应行 24 小时动态心电图检查。③心电图表现：a. 窦性心动过速最为常见；b. 频发房性期前收缩或室性期前收缩及短阵室性心动过速；c. 出现束支阻滞或房室传导阻滞提示预后不良；d. 肢体导联特别是胸前导联低电压提示心肌受损广泛且严重；e.ST-T 改变常见于部分患者的心电图，甚至可表现为类似急性心肌梗死的图形。

（5）超声心动图：新冠病毒感染相关性心肌炎诊断和随访意义重大，建议根据病情动态观察。可见以下改变：①室壁运动：轻症者可正常，重症可见弥漫性室壁运动减低。②心脏收缩功能：轻症正常，重症可见左心室射血分数显著降低。③心腔大小：多数患者心腔大小正常，仅少数患者心腔稍扩大，极少数明显扩大。

（6）胸部 X 线或胸部 CT 检查：所有疑诊患者均行胸部 X 线检查或胸部 CT 检查，

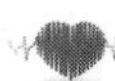

有阳性发现或危重患者进行动态监测。

（7）冠状动脉造影：临床疑似心肌炎，但心电图有缺血、梗死改变者，或年龄较大需排除急性心肌梗死的患者，应立即行冠状动脉造影。

（8）心脏磁共振成像（MRI）：疑诊患者在血流动力学稳定等条件许可时可进行MRI，在出现心肌炎最初临床表现后2～3周灵敏度最高；但是鉴于MRI在心肌炎发病早期的阳性率较低，必须慎重选择。

（9）经皮心内膜心肌活检：对临床疑似心肌炎的患者需考虑行心肌活检。

新冠病毒感染相关心肌炎的诊断流程见图9-1。

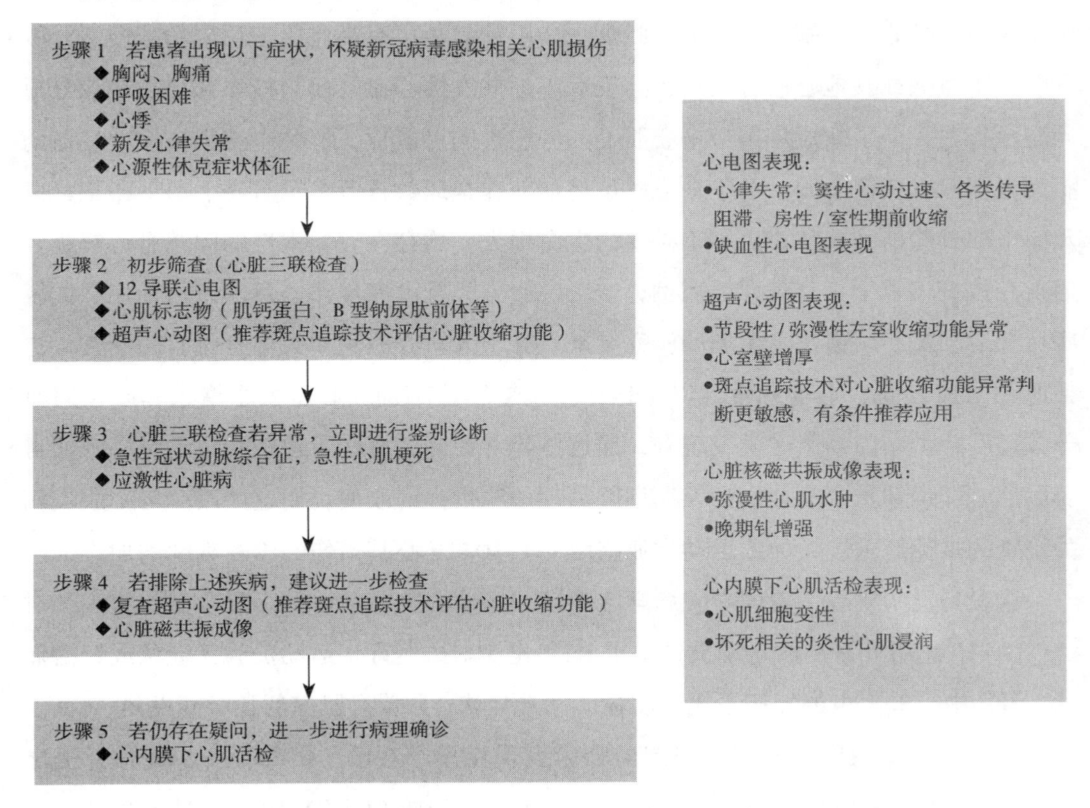

图9-1　新冠病毒感染相关心肌炎的诊断流程

尽管炎症性心脏病（包括心包炎和心肌炎）导致运动员恢复训练和比赛的风险增加，但COVID-19相关亚临床炎症性心脏病的真实发生率和患病率仍不清楚，特别是在无症状或者轻度症状的运动员中。此外，据希腊《中希时报》报道，美国一项最新研究表明，新冠感染康复者在之后一年内，出现一系列心血管问题的风险会增加，包括心律失常、心肌炎症、血栓、卒中、心肌梗死和心力衰竭。即使在不需要住院的轻症感染者中，该并发症的风险也很大。报道称，美国圣路易斯市退伍军人医疗首席研究员阿尔阿里在《自然》发表的一项研究中分析了近15.4万名感染新冠病毒的退伍军人数据。他认为，新冠病毒影响了人体的多个系统，特别是心血管系统。据报道，研究分析的患者主要是白人男性，平均年龄为61岁（89%为男性，71%为白人）。研究对象还包括约17000名女性，37000名非裔美国人，8000名拉美人、亚洲人、美洲原住民、夏威夷原住民以及其他种族患者。研究结果表明，所有接受过入院治疗的感染者几乎都患上了心血管疾病，包括血管性卒中、心律失常、缺血和心包炎、心肌炎、心衰和血液栓塞性疾病。值得注意的是，即使感染新冠病毒后没有住院治疗的人，不论年龄、种族、性别、肥胖史、吸烟史，不论是否患有高血压、糖尿病、慢性肾脏病、高脂血症或其他心血管疾病，感染后患上并发性心血管病的概率都很高。该分析同时检查并区分了新冠疫苗带来心肌炎和心包炎的可能性，但并未发现未接种疫苗的感染者情况有任何不同。关于新冠感染将如何在全球数百万运动员身上留下印记，以及应采取哪些措施来防止更多不必要的生命损失，均存在着根本性的问题有待解决。但现有数据仅限于小型观察性病例，缺乏说服力，且没有规律。目前评估无症状或轻度症状运动员心肌损伤发生率的研究结果差异很大。心肌炎相关检查化验的异常，包括肌钙蛋白升高、ECG异常，以及包括左室壁厚度增加、心室大小增大和心室射血分数轻度降低在内的影像学发现等，而这些异常指标，有些可被视为运动员心脏的自身属性，即运动员本身会因为长期训练出现一些指标的改变，而这些改变与心肌炎相关检查的指标有重合，导致运动员亚临床COVID-19心脏损伤的诊断难度增加。

认识到这些挑战，美国心脏病学会运动和运动心脏病学委员会以及其他组织，对COVID-19感染并恢复的运动员提出了RTP建议。虽然许多运动员为无症状或轻微症状，但其中一些人可能经历了比较明显的病毒症状，如伴有肌痛的长时间发热、胸痛、运动耐受力降低或呼吸短促。确定的临床表现应指导对运动员的下一步评估并提出假设，COVID-19感染后心脏后遗症的潜在风险与初始COVID-19病毒性疾病的严重程度之间存在相关性。尽管RTP公布的心血管筛查建议之间存在一些差异，但ACC运动和运动心脏病学理事会最初于2020年5月提出了一种保守的方法，包括心电图（ECG）、经胸超声心动图（TTE）和心脏生物标志物评估（肌钙蛋白评估）的组合，适用于之前患有轻至重度COVID-19病毒疾病的所有运动员。对于COVID-19检测呈阳性的无症状运动员，只需要临床观察，逐步恢复，逐步强化训练，不再进行额外心血管风险分层。

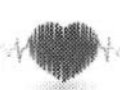

是否进行其他下游检测（包括 CMR），应该是基于对初始筛选检查提出的担忧。不建议广泛使用先进的成像方法，如 CMR 作为运动员参赛前初步筛查过程的一部分。我们仍然有理由担心，增加相关检测会使其灵敏度增加，但必然会降低特异性，特别是考虑到在运动员中区分潜在的 COVID-19 心脏病理和适应性重构的挑战。最初的 RTP 建议是在一种大众理解下提出的，即随着关于 COVID-19 心脏受累发生，随着更多数据和筛查措施的获得，筛查方法将不断发展。

二、心脏检测方法

在对患者进行潜在的 COVID-19 心脏病理学评估时，至关重要的一点是，了解 RTP 心脏筛查算法中，最新推荐的心脏测试所具有的优势以及它的局限性。正确地解读并合理地使用结果，将有助于加强疾病的筛查以及对运动员的保护，同时最大限度地减少假阳性结果，而假阳性结果的存在可能会对运动员造成不必要的 RTP 延误或取消资格，从而对运动员产生不利影响。在 RTP 筛选算法中，对运动员进行评估时最详细的四项测试项目分别是：心脏生物标志物（肌钙蛋白）、心电图、超声心动图和心脏磁共振。

1. 肌钙蛋白

肌钙蛋白（Tn）是肌肉组织收缩的调节蛋白，位于收缩蛋白的细肌丝上，在肌肉收缩和舒张过程中起着重要的调节作用。主要分为 3 个亚型：快反应型、慢反应型和心肌肌钙蛋白（cTn）。前两者与骨骼肌相关，而心肌肌钙蛋白则仅存在于心肌细胞中，是由肌钙蛋白 T（cTnT）、肌钙蛋白 I（cTnI）、肌钙蛋白 C（cTnC）三种亚单位组成的络合物。cTnT 和 cTnI 是心肌细胞特有的抗原，在心肌细胞损伤时从会心肌纤维上降解下来。因此，血清中 cTn 升高反映了心肌细胞受损，其特异性与敏感性均高于以往常用的心肌酶谱。从 1987 年国外报道外周血检测肌钙蛋白诊断心肌梗死以来，肌钙蛋白逐渐取代了肌酸激酶同工酶（CK-MB）成为心肌梗死生化标志物的金指标，肌钙蛋白在急诊胸痛的筛选、诊断和判断急性心肌梗死预后中极具重要意义。

急性心肌损伤的诊断依据之一就是肌钙蛋白水平超过 99%，而高达 22% 的 COVID-19 住院患者会发生急性心肌损伤。一些关于 COVID-19 RTP 研究的文献中提到，建议测量高灵敏度心脏肌钙蛋白（hs-cTn）水平，从而评估心肌损伤的生化存在，并以此为依据诊断亚临床心肌炎。这些关于 COVID-19 引起心肌损伤研究的患者，除了需要符合世界卫生组织临时指南的诊断标准外，首要条件就是有心脏生物标志物，无高敏肌钙蛋白 I（hs-cTnI）和肌酸酐激酶—心肌带（CK-MB）的值则会被排除在外。然而，有研究表明，剧烈运动也可能导致肌钙蛋白升高，可能与高强度耐力运动导致右心室功能急性下降相关。其释放的机制是复杂的，但似乎主要是生理现象而不是病理现象，因为这项指标的升高是可逆的，在运动后 24~48 小时就会达到峰值然后恢复到基线，而指标恢复所需的时间在一定范围内受运动持续时间影响。因此，hs-cTn 测试不应在此时间范围内进行，在出现孤立异常结果后应重复测试，以避免作为 COVID-19 心脏损伤标志出现的异常，可能与运动员心脏的正常生理和既定属性重叠。除此以外，当发现肌钙蛋白水平持续升高时，应及时结合超声心动图和心肌磁共振成像（CMR）对心肌进行详细描述。而在上述提及的结论中需要注意的一点是，以上各项研究中，将 hs-cTn 升高与 COVID-19 患者预后恶化情况联系起来的数据均来自住院患者，对于年轻、无症状或仅有轻度症状而未就医运动员来说，hs-cTn 升高造成的影响尚未可知。此外，由于各类运动员的训练重点及强度各不相同，导致 hs-cTn 没有固定的参考范围，所以需要将测得的 hs-cTn 结果与筛查过程中获得的其他临床数据相结合后，才能更加准确地评估被检者身体情况并合理地使用检测结果。

2. 心电图

据相关数据统计，心肌炎是 35 岁以下运动员运动相关心脏性猝死的主要原因之一。心肌炎患者的在临床上一般表现为广泛的症状谱。心肌炎患者心电图也同样如此，可有以下表现：首先，心肌炎患者可能会出现大面积的心肌坏死，心电图表现为肢体导联或胸部导联的低电压；其次，部分心肌炎患者可能合并有心包炎，在心电图上可以出现 ST 段的弓背向下抬高；另外，很多心肌炎的患者还会出现 T 波低平或倒置、假梗死模式（表现为病理性 Q 波以及 ST 段抬高）、左右束支传导阻滞和房室传导阻滞。此外，心肌炎最常引起室性心律失常，所以一些患者还会频繁地出现室性期前收缩，甚至室性心动过速等，当心电图出现这些情况时都提示心肌炎的病情较重。尽管心肌炎患者的心电图是多变的，而且这种变化被认为是辅助诊断的有用因素，但正如前文所提及的，其变化缺乏特异性。将心电图用于检测心包炎时，其敏感性低于 50%。由于其作为辅助检查，诊断心包炎时缺乏特异性，当运动员心电图上出现复极异常、高尖 T 波等其他常见的、自适应的生理电变化时，很有可能会被误解为心包炎。尽管心电图变化诊断心肌炎的特异性较低，但其进一步提供临床信息的潜力仍值得挖掘，如在特殊情况下，将目前的心电图与以往的心电图进行比较，有助于减少不必要的检查。

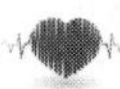

3. 超声心动图

对于 COVID-19 阳性后重返赛场的运动员来说，鉴于相对成本和获取方面的考虑，超声心动图与其他形式的先进心脏成像相比显然是不错的选择。这些运动员在限制运动至少 2~4 周后，需要进行彻底的体检，其体检内容包括休息和运动时的超声心动图，只有在没有异常结果的情况下，才可能被准许重返赛场。基于超声心动图出色的诊断能力，在一些特定的 RTP 策略中一度被推荐为一线成像检查，依据其报告结果，就如何避免对心肺系统有较高要求的优秀运动员发生 COVID-19 心肺并发症向运动医学医生提供实用建议。合理地运用超声心动图检查，还可以增加对运动员运动心脏重塑的相关认知。所谓运动心脏重塑是指由于长期的耐力训练，为了适应运动过程中身体对含氧血液的需求增加，运动员的心脏会发生形态学的变化。除了评估心脏大小、质量、壁厚等变量外，还可以检测其功能的变化，如运动员运动前后左右室收缩功能是否正常，或者是否存在舒张功能障碍等。另外，检测过程中发现异常量的心包积液，也是超声心动图的重要功能之一。特别是将最新的检测结果与以往检测结果对比后，出现明显异常改变时，将极大程度地促使人们考虑进行其他更为细致准确的影像学检查， 以排除与 COVID -19 相关的炎症性心脏病。相关统计数据表明，有时优秀耐力运动员可能出现左右心室收缩功能低于正常值或轻度下降的现象，在这种情况下，应激超声心动图就可以作为鉴别运动员心脏特征改变或潜在心脏病理改变的有用工具，因为它可以显示左心室壁段正常扩增量和正常运动血流动力学。然而，如果考虑到 COVID-19 相关性心肌炎的诊断时，就只有在经过 CMR 检查排除活动性心肌炎后，才应进行应激超声心动图的检查。且在此类疾病的高发地区，超声心动图的实施可能受到成本等限制。

4. 心脏磁共振

在 COVID-19 大流行的背景下，人们普遍采用保持距离的措施来减少传播。就医疗保健设施而言，则需要尽量减少患者和医护人员的接触，因此，常规 CMR 检查的分诊就显得尤为重要，特别是在多种成像模式可以选择的情况下，应简化检测并优化诊断价值，避免导致 CMR 转诊增加。出于以上考虑，只有需要立即做出临床决策从而进行患者管理的急性疾病期间才会行 CMR。否则，应在确定诊断 10 日后进行检查，以减少患者与 MRI 工作人员的接触。一些关于 CMR 特异性的研究表明，在感染 COVID-19 后康复的患者中，患有表现为心脏受累的相关疾病的患病率很高，但这些研究的样本量较小。如在一项从中重度 COVID-19 肺炎中恢复的 26 例患者中，31% 的患者出现晚期钆增强（LGE）。在高患病率的患者中，还出现了其他心肌炎症标志物，如 native

T1、T2 和细胞外体积增加。Puntmann 等人研究了一个由 100 名从 COVID-19 疾病中恢复的中年患者，报告 78% 的患者出现 CMR 异常（平均在确诊后 71 天），这些异常提供了患者发生心肌损伤、心脏受累的证据。但必须强调的一点是，该研究的平均年龄为 49 岁，且这些患者的既往疾病无疑也增加了心脏受累的可能性，其中患有高血压病的占到22%，患有糖尿病的占 18%；内源性肺部疾病占 21%，且 36% 的患者在行 CMR 时，既往疾病仍有持续症状。显然，通过研究这一队列得出的结论可能不适用于更年轻、更健康的运动员。此外，由于该研究的数据分析不准确和数据不一致等情况的发生，最终仅发表了一篇修改后的手稿。

还有一些专门针对运动员的 CMR 研究表明，在感染 COVID-19 后康复的运动员中，他们出现心脏异常的情况具有高可变率。如在一项单中心研究中，对 26 名既往无症状或仅有轻度 COVID-19 疾病的运动员（平均年龄 19 岁）行心脏相关检查，他们的心电图、hs-cTn 和超声心动图无异常，但 CMR 显示，这些运动员中 46% 有心肌的延迟强化（LGE），15% 的运动员 CMR 结果提示心肌炎。另一个观察性病例研究的选取的样本是 46 名从 COVID-19 中康复的大学运动员（平均年龄 19 岁），研究者对他们进行了 CMR 筛查，结果显示这 46 名运动员中，41% 的运动员出现了心包增强，提示心包炎的可能，只有 1 名运动员出现心肌 LGE，没有运动员出现原生 T2 值异常。与这些研究结果相反，第三项关于 CMR 的研究评估了 12 名从 COVID-19 中康复的匈牙利运动员（中位年龄 23 岁），其结果显示提供心肌损伤的证据。另一项基于 CMR 的研究，对 145 名从 COVID-19 中康复的大学运动员进行了 CMR 筛查，结果显示这些运动员中心肌炎的患病率为 1.4%。考虑到以上几个研究结果的可变性，显然需要进行大型、多中心、对照和盲法的 CMR 相关研究才能得出更准确且更有意义的结论。

目前，没有足够的研究数据支持 CMR 用于筛查所有确诊、疑似 COVID-19 的运动员，并且不建议在没有心肌炎症状的情况下，仅依据一些简单的记录或疑似感染而行 CMR，因为也没有证据表明它可以预测患有 COVID-19 的运动员的临床结果。正如前文在运动员引入心电图筛查过程中所了解到的一样，在缺乏标准化测量和规范数据的情况下，广泛和过早地应用 CMR 筛查可能会导致假阳性率升高、不必要的后续检查以及诊断医生行医资格的取消。

三、临床治疗

2020 年，通过大规模开展 COVID-19 RTP 心脏检测，以及从逐步有序恢复的运动

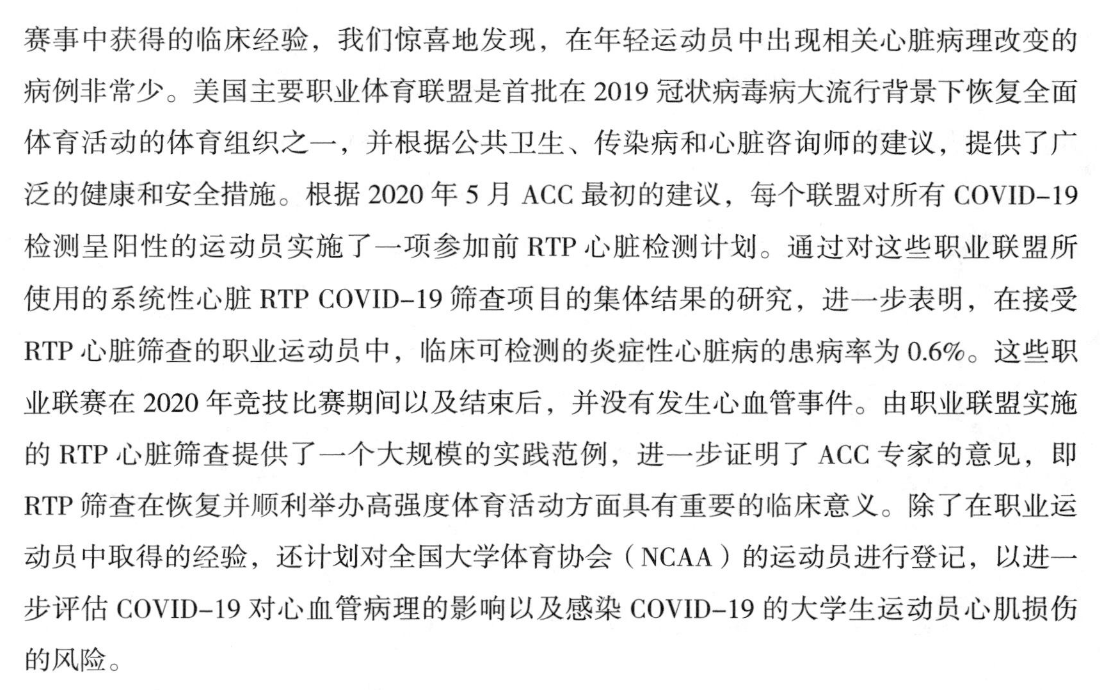

赛事中获得的临床经验，我们惊喜地发现，在年轻运动员中出现相关心脏病理改变的病例非常少。美国主要职业体育联盟是首批在 2019 冠状病毒病大流行背景下恢复全面体育活动的体育组织之一，并根据公共卫生、传染病和心脏咨询师的建议，提供了广泛的健康和安全措施。根据 2020 年 5 月 ACC 最初的建议，每个联盟对所有 COVID–19 检测呈阳性的运动员实施了一项参加前 RTP 心脏检测计划。通过对这些职业联盟所使用的系统性心脏 RTP COVID–19 筛查项目的集体结果的研究，进一步表明，在接受 RTP 心脏筛查的职业运动员中，临床可检测的炎症性心脏病的患病率为 0.6%。这些职业联赛在 2020 年竞技比赛期间以及结束后，并没有发生心血管事件。由职业联盟实施的 RTP 心脏筛查提供了一个大规模的实践范例，进一步证明了 ACC 专家的意见，即 RTP 筛查在恢复并顺利举办高强度体育活动方面具有重要的临床意义。除了在职业运动员中取得的经验，还计划对全国大学体育协会（NCAA）的运动员进行登记，以进一步评估 COVID–19 对心血管病理的影响以及感染 COVID–19 的大学生运动员心肌损伤的风险。

基于最初 RTP 筛查算法发布和实践后收集并分析的数据以及临床经验，美国心脏病学会运动和运动心脏病学委员会的成员于 2020 年 10 月发布了更新的 RTP 筛查建议。这些建议不主张对既往患有无症状或轻度 COVID–19 病毒疾病（定义为非特异性和自限性疲劳、嗅觉丧失或倦怠、恶心、呕吐、腹泻、头痛、咳嗽、喉咙痛和鼻咽充血）的运动员进行心血管（CV）风险分层，因为这些运动员在完成适当的自我隔离后会无症状。对于 15 岁以下的高中生运动员，从中度至重度感染 COVID–19 疾病 [定义为持续发热（100.4 ℉）或寒战、肌痛、严重嗜睡、缺氧或肺炎和（或）呼吸困难、胸痛等 CV 症状] 中恢复，建议由儿科医生或儿科心脏病专家进行评估，以确定是否需要进一步的 CV 风险分层。对于 15 岁以上患有无症状至轻度症状 COVID–19 疾病的高中生运动员，更新的 ACC 建议不提倡 CV 风险分层。

然而，对于有系统性或 CV 特异性症状的高中生运动员，建议对有症状的老年运动员采用类似的方法。

对于专业运动员，考虑到广泛筛查所需的条件，以及轻度感染后临床表现中出现心脏损伤的风险较低，不建议进行常规 RTP CV 评估。然而，风险分层可能有利于年龄大于 65 岁的专业运动员，特别是既往有 CV 疾病和既往有中度至重度 COVID–19 感染的人。

根据美国疾病控制与预防中心（CDC）的建议，将自我隔离时间从记录感染之日起的 14 天减少到 10 天，更新后的 RTP 算法将完全禁止运动的建议时间从无症状 COVID-19 感染检测结果阳性之日起的 14 天减少到 10 天。建议在这 10 天之后，逐步分级恢复锻炼。此外，现有数据表明，在患有轻度、自限性疾病的竞技运动员中，RTP CV 风险分层率似乎很低，患有轻度 COVID-19 疾病的竞技运动员可以在症状缓解 10 天后不进行参加前 RTP 测试的情况下以分级方式恢复训练。CV 风险分层适用于既往有中度或重度 COVID-19 疾病的竞技运动员。风险分层如图 9-2 所示。

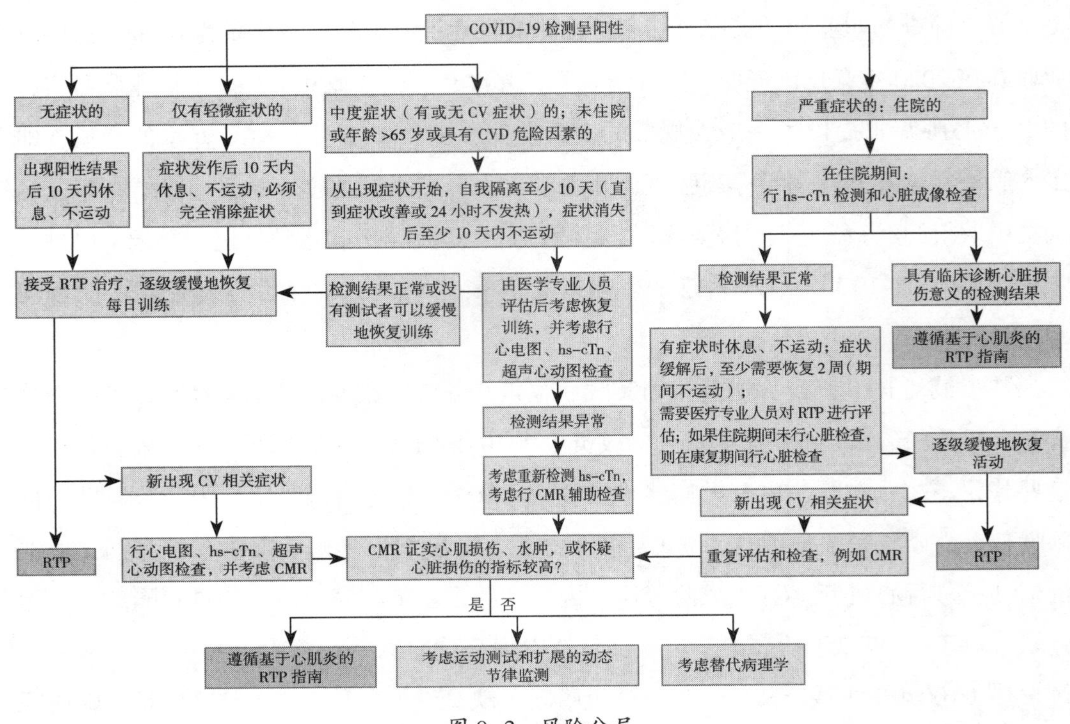

图 9-2　风险分层

四、小结

对 COVID-19 潜在的对心脏病理改变的担忧推动了专家共识 RTP 算法的形成，旨在保护运动员心脏。虽然早期经验表明，实施定向心脏筛查可以促进安全地重返赛场，并随着时间的推移，大量大规模前瞻性临床和影像学数据的收集分析，对于增进我们对 COVID-19 短期以及长期对心脏病理改变的了解至关重要，并为竞技运动员和高活跃人群的咨询和筛查提供数据驱动的方法。在 COVID-19 RTP 流程中，逐步吸纳越来越多的专家，这些专家在运动员心脏检测以及方法分析方面至关重要，通过逐步优化并简化下游检测，彻底降低以往出现的非必要的取消参赛资格或推迟参赛的事件发生。

第十章

运动员心脏管理

第一节　先天性长 QT 综合征

先天性长 QT 综合征（LQTS）是一种遗传性离子通道病，可表现为晕厥、癫痫，最重要的是在没有形态学上的心脏病的情况下发生心脏猝死。它是最常见的心脏离子通道病，其特点是心电图上矫正的 QT 间期（QTc）延长。据估计，在美国，它的发病率为每 2500 名活产婴儿中有 1 人，每年约有 5000 人死亡。然而，如果考虑到隐匿性 LQTS（基因型阳性，表型阴性）的亚人群，这可能是一个低估的结果。LQTS 首次报道于 1957 年，当时 Jervell 和 Lange-Neilsen 报道了一个家族的常染色体隐性遗传的疾病群，其中几个孩子在 QT 间期延长和极度感音神经性听力损失的情况下出现了反复晕厥和猝死。此后，人们发现 LQTS 患者对致命性室性心律失常的易感性增加，未经治疗的人每年猝死率为 0.33%~0.9%。

在遗传学时代到来之前，LQTS 是以一种不同的模式来看待的，第一个诊断标准是在 1985 年提出的。Schwartz 等人在 1993 年发表了一个修订版，通过对患者的症状、病史和家族史以及心电图结果进行赋分，形成了客观参数。随着对疾病遗传相互作用的理解的加深，人们意识到这些标准并不包括那些隐蔽的 LQTS 或沉默的变体。因此，这些标准对那些 QT 间期正常或边缘的人来说作用有限。在 2011 年，多项研究表明，在运动后测试的恢复阶段，QTc 延长可以掩盖 LQTS 的隐蔽亚型。

目前，75%~80% 的 LQTS 患者有可识别的遗传变异。17 个基因的变异与 LQTS 有关，每个基因都导致钠、钾或钙离子通道的功能障碍。每个变异体都会导致不同的临床特征，大多数为常染色体显性遗传。LQTS 的医疗管理包括使用 β－受体阻滞剂和避免使用延长 QTc 的药物。β－受体阻断剂已被证明可降低所有 LQTS 患者首次发病的风险，其对 LQT1 亚群尤其有益。

基因型阳性的 LQTS 的可变渗透率现象可能导致同一家族的成员在临床上有不同的表现，使对致命性心律失常的个体风险预测特别具有挑战性。

历史上，所有患有隐匿性 LQTS 的人都被限制参与所有运动。多年来，这种限制的必要性受到了质疑。随着级联筛查的出现，许多基因型阳性、表型阴性的患者被发现，但他们仍然没有症状。连续的研究表明，随着 β－受体阻滞剂作为护理标准的引入，心脏事件的风险降低。

LQTS 是一种临床诊断，包括临床表现、家族史和心电图特征。需要强调的是，专家们一致认为，怀疑患有心肌通道病的人在参加运动前应接受有经验的心律专家或有足够经验的遗传心脏病专家的全面评估。

一、运动员中 QTc 测量的挑战

计算机生成的 QT 的准确性为 90%~95%。为了得到最准确的结果，需要从 QRS 的最早起始点到 T 波的偏移点手动测量。最理想的做法是使用 T 波幅度最突出的导联（Ⅱ导联或 V5 导联）。

QT 间期可能随着心率的变化而波动，有几个公式可以根据心率校正 QT 间期。Bazett 公式被推荐用于运动员的 QTc 计算，大多数现有的 LQTS 数据都使用了这个公式。它需要使用紧接在测量的 QT 间期之前的 RR 间期，并将其纳入以下公式。

$$QTc=QT/RR^{1/2}$$

界定 T 波终点往往具有挑战性，但最好是在 T 波下降部分的最陡峭处画一条切线，并将其与等电位线的交点作为 T 波的终点。这种方法的准确性在极端心率的情况下是不理想的，特别是在小于 40bpm 和大于 120bpm 的情况下。这对运动员来说很重要，因为他们通常有较低的静止交感神经刺激和相对较高的静止迷走神经张力。以前已经证明，迷走神经刺激和乙酰胆碱会延长 QT 间期，与它们诱导心动过缓的能力无关。因此，在较低的心率下，使用 Bazett 公式的运动员的 QTc 可能被低估。

可能影响 QTc 间期的因素包括某些药物、电解质紊乱、心脏后负荷的变化（交感神经和副交感神经的相互作用）、代谢和神经系统疾病。

二、LQTS 的恶性心律失常的病理生理学

与 LQTS 相关的离子通道病导致动作电位延长和心肌复极化的分散性增加，使这些人容易出现尖端扭转性室速（TdP），并有可能退化为心室颤动（VF）。这种风险随着 QT 的逐渐延长而增加，QTc 大于 500ms 的人风险最高。肾上腺素应激状态被认为是先天性 LQTS 患者晕厥事件的一个基质。文献还指出，交感神经和迷走神经刺激之间的相互作用在 TdP 发生前 QT 间期的动态变化中起着重要作用。年龄和性别的变化是不同亚型的风险调节因素，使得对这一实体的理解更加错综复杂。如与女性相比，男性 LQT1 患者在青春期（＜ 16 岁）发生首次心脏事件的风险更高。青春期后，LQT1 男性患者的总体风险下降，但女性患者的风险仍然较高。

早期的分子研究表明，所有与 LQTS 相关的基因都编码形成跨膜离子通道亚单位的

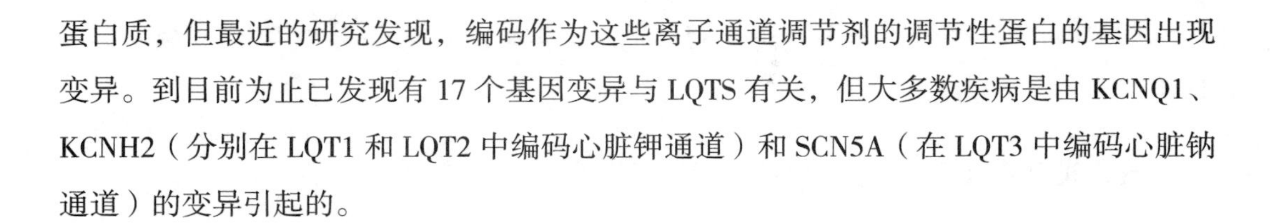

蛋白质，但最近的研究发现，编码作为这些离子通道调节剂的调节性蛋白的基因出现变异。到目前为止已发现有 17 个基因变异与 LQTS 有关，但大多数疾病是由 KCNQ1、KCNH2（分别在 LQT1 和 LQT2 中编码心脏钾通道）和 SCN5A（在 LQT3 中编码心脏钠通道）的变异引起的。

三、LQTS 的诊断

正常的 QTc 值与年龄和性别有关。诊断评估的第一步是静息心电图。典型的延长间期在男性中大于 470ms，在女性中大于 480ms，但也有各种界值。高达 50% 的 LQTS 患者表现出非诊断性的静息 QTc。临床标准评分包括 Schwartz 和 Keating 标准，尽管这些评分因敏感性低而受到阻碍。

最常见的亚型是 LQT1，约占 LQTS 患者人群的 35%。这种疾病背后的机制是 KCNQ1 基因的功能丧失。KCNQ1 编码 K^+ 通道的 α 亚单位，它对运动中心率增加时的 QT 适应性至关重要。当这个通道有缺陷时，心动过速时 QT 间期不会缩短，导致心律失常。该亚型的晕厥事件的主要诱因是运动，尤其是游泳。LQT2 是第二个最常见的亚型，由 KCNH2 基因功能缺失引起。该亚型中最常见的触发重大心脏事件的因素是通过听觉刺激、情绪事件或惊吓。在 LQT3 中，心律失常最常在睡眠中发生，使该亚型特别难以预防。

运动测试可用于区分 LQT1、LQT2 和未受影响者。与正常对照组相比，QTc 在 7 分钟时仍然延长，对 LQT1 和 LQT2 有预测作用。用肾上腺素进行分级输注的诱导性试验也可以诊断 LQTS，因为阳性结果将显示 QTc 的悖论性延长。

四、β－受体阻滞剂和其他治疗方法在 LQTS 中的应用

LQTS 的主要治疗方法是 β－受体阻断，因为这已被证明可以减少重大心脏事件和退化为 TdP 的数量。一项研究显示，LQT1 患者完全遵从并避免使用延长 QT 的药物，风险降低 90% 以上。虽然有多种治疗方案，但与美托洛尔相比，纳多洛尔已被证明是疗效最好的治疗方法，由于美托洛尔在治疗 LQTS 患者时有较多的突破性心脏事件发生，因此应避免使用。普萘洛尔的疗效与纳多洛尔相似，由于其为液体制剂，可用于婴儿和幼儿。

β－受体阻滞剂在 LQT1 患者中最为有效，但在 LQT2 和 LQT3 患者中也有明显益处。不遵守用药规定和使用延长 QT 的药物是治疗失败的最常见原因。越来越多的证据表明

β–受体阻滞剂能有效预防心脏事件的发生，从业人员对运动资格的放宽也变得更加自如。

五、ICD 在 LQTS 治疗中的作用

虽然植入式心脏除颤器（ICD）很少用于 LQTS 的治疗，但一些被认为是独立于运动之外的猝死高风险患者可能会被建议接受 ICD 植入。理论上，这种装置应该在运动中提供保护，但对不适当的电击或导线断裂的担忧，使专家们不愿意为使用 ICD 的运动员提出不同的运动参与建议。2012 年 ACCF/AHA/HRS 指南将 ICD 植入的唯一目的定为Ⅲ类建议（可能造成伤害），即不应该为了允许参与体育运动而植入 ICD。植入 ICD 的适应证各不相同，但可以包括以前的心脏骤停史、在接受 β–受体阻滞剂治疗后仍出现的晕厥、在接受 β–受体阻滞剂治疗后仍出现的室性心律失常，以及那些患有房室心脏阻滞的人。在放置 ICD 之前，临床医生和患者之间的讨论需要考虑到不适当的电击、导线断裂的风险以及设备重新介入的高可能性。最近一项探索多国 ICD 登记的长期结果的研究对 129 名参与竞技运动的年轻运动员进行了前瞻性评估。这些人被随访了 42 个月，观察到 35 名运动员接受了 38 次电击，没有发生任何与运动期间心律失常有关的死亡、停顿或伤害，这意味着参与运动的相对安全。然而，这些结果受到小样本的限制，可能不具有普遍性。

六、LQTS 的手术治疗

LQTS 的一个潜在的手术选择是左心交感神经切除。这种手术需要切除交感神经链的前 3~4 个神经节，适用于药物治疗无效、不能耐受或 QTc 严重延长（＞500ms）的患者。这种方法的有效性是可变的。一个大的样本发现 QTc 持续时间以及中止心脏骤停和晕厥发作的发生率明显降低。该手术的副作用包括左侧干燥、潮红、一过性眼睑下垂、体温调节困难和左臂麻木。

第二节　长 QT 综合征患者的运动参与

运动资格主要是基于对风险的临床解释，这种解释随着我们对基因型–表型相关性的理解和对运动测试的生理反应而发展。1998 年，只有 4 个与 LQTS 相关的基因被发现，Zareba 等人是第一个证明不同的 LQTS 基因型与重大心脏事件的总体风险不同有

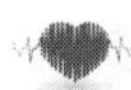

关的团体。这项研究标志着基于基因型—表型相关性的心脏猝死风险分层的开始。QTc延长被发现是心脏事件的一个独立危险因素。尽管研究人群中LQT1的平均QTc最低，但那些QTc大于500ms的人被发现有较高的心脏事件风险，包括晕厥、心脏骤停或猝死。

早期关于运动参与的指南，基于有证据表明运动是LQTS患者心脏事件的一般诱因。根据2005年发表的贝塞斯达共识指南，怀疑运动员的LQTS诊断应基于QTc超过男性470ms和女性480ms。这些建议指出，任何符合QTc标准、有LQTS相关症状史或植入ICD的LQTS患者都应被限制参加除IA类运动（包括台球、保龄球、板球、冰壶、高尔夫和射击）以外的所有运动。这些运动被广泛归类为涉及最低的动态和静态成分。然而，这个分类的作者承认，他们创建的运动矩阵不应该被硬性使用，因为一些运动是异质的，这取决于每项运动中角色的不同（比如在足球运动中担任前锋的运动员和担任守门员的运动员），以及个人在任何特定运动中表现的激烈程度的不同。

虽然贝塞斯达指南是以当时的最佳证据为基础的，但研究者承认，由于缺乏来自大型、设计良好的研究的经验数据，他们的建议更多的是基于医学艺术。然而，这些指南确实包括这样的建议，即不符合上述标准之一的基因型阳性、表型阴性的患者不应限制运动，这是基于这些患者的心脏事件发生率非常低的有力证据。这项规定的一个例外是，经基因确认的LQT1患者可以游泳。当时的研究已经清楚地证明了这一特殊的脆弱性，这也是首次在公布的指南中承认LQTS基因型会带来不同的风险。这些指南很宽泛，目的是最大限度地预防LQTS患者参与体育活动而导致的心脏事件。

但这并不允许对患者进行个性化的护理，也不承认患者的自主性。同年，欧洲心脏病学会（ESC）也发表了对LQTS患者参与运动的建议。这些指南比贝塞斯达共识指南更加严格，所有被诊断为LQTS的患者，包括那些表型阴性的患者，都应该被限制参加各种形式的运动。此外，他们还认可了一个更保守的QTc阈值（即男性440ms，女性460ms），用于推荐LQTS的基因检测。对于基因型阴性的边缘QTc患者，没有其他建议。贝塞斯达指南和ESC指南都排除了所有植入ICD的患者参与除ⅠA级以外的所有活动。

一、运动员风险分层

心律失常（尤其是LQT1的心律失常），往往是儿茶酚胺能激增的结果，儿茶酚胺能激增在竞技体育中是很典型的，因此专家对运动参与的共识特别保守。这一点在第36届贝塞斯达会议指南中特别明显，这些人被限制在低静态/低动态的竞技活动中，甚至那些没有症状的人也没有资格参加常见的竞技运动。随后的文献提出了新的证据，表明这些患者可以自由参加体育运动，而且可能比以前认为的更安全。一项单中心研究强调了这一点，该研究回顾性地检查了 212 名接受 β－受体阻滞治疗的 LQTS 基因型阳性患者的群组。在这 212 名患者中，有 103 人参加了竞技或休闲运动。这些患者中没有一个人在参加运动时出现 LQTS 症状。有 2 名患者接受了 5 次适当的 ICD 电击，其中没有一次与参加体育活动有关。因此，这项研究的结论是，符合治疗要求的 LQTS 患者在参加运动期间没有发生严重的心脏事件或死亡。另一项研究评估了 353 名 LQTS 患者，对他们进行了大约 5 年的跟踪。这项研究反映了类似的结果，只有一名患者因室颤而在两个不同的场合接受了 ICD 的适当电击，而这是在承认不坚持 β－阻断治疗的情况下。这项研究还得出结论，在参与体育运动时，LQTS 引发的心脏事件发生率很低。上述研究表明接受治疗的 LQTS 患者参与运动可能更安全，为先前共识的演变提供了支持。

最新的指南是 AHA/ACC 声明的有心血管异常的竞技运动员的资格和取消资格建议的报告。

心脏通道病。以前的建议被认为限制性太强，因为取消资格会带来一系列的健康和心理后果。这些指南建议允许无症状的 LQTS 基因型阳性、表型阴性的运动员参加所有的运动，并采取适当的预防措施，如避免脱水和在所有的训练和比赛中现场配备自动体外除颤器。至于那些过去有症状的人，如果经过医疗治疗至少 3 个月没有症状，可以考虑参加体育运动。

在患有 ICD 的运动员的情况下，对患有心血管异常的竞技运动员的资格和取消资格的建议。关于心律失常和传导缺陷，这些运动员如果在设备检查中连续 3 个月没有发作，就可以参加Ⅰ A 运动。为了避免 ICD 受损的风险，应该避免接触性运动。

二、赛场上的咨询和准备工作

有效的药物治疗的存在不应削弱一般谨慎措施对患有通道病的运动员的重要性。指南将其全面总结为运动员和组织团队应遵守的普遍预防措施。这些措施包括：避免对患有 LQTS 的运动员使用延长 QT 的药物，为所有运动员补充电解质和避免脱水，避免患有 LQTS 的运动员因发热性疾病或训练相关的热衰竭而出现高热和治疗高热，采购个人自动体外除颤器（AED）作为运动员个人运动安全装备的一部分，并与相关学校、团队官员建立应急行动计划。此外，教练员也应该了解他们运动员的心脏状况，并接受 AHA 认可的心肺复苏培训。

三、共同决策在患有 LQTS 的运动员中的作用

在现代，共同决策（SDM）已经成为改善患者临床护理的一种方式，它鼓励制作和传播准确、平衡、可理解的健康信息，同时增加患者对护理的参与。医生在 SDM 中的责任是提供准确的医疗信息，征求并承认患者对运动参与的偏好，让患者选择决策过程，并尊重患者的选择。在这种情况下，患者有责任向医生传达他们的价值观、目标和偏好。最后当做出治疗决定时，双方都同意这个决定。针对儿童运动员的方法较为复杂。不仅 SDM 应该是医生和患者之间的契约，而且让所有照顾者同意并支持孩子参与的决定。这个过程可能需要学校或球队官员的参与，因为他们可能对重返赛场有最终决定权。使用这种模式，有希望做出一个对患者安全和有益的共同决定。

四、发展趋势

目前 LQTS 的治疗方法是有效的，并将持续改进。已经有几十年的研究涉及特定的基因型和 LQTS 患者的自然史之间的联系；然而，其中一些研究在选择偏移方面存在局限性。尽管 LQTS 和通道病的研究经历了基因型—表型关系的爆炸性增长，但其中许多关联是观察性的、非随机性的和回顾性的。基因问题十分复杂，在我们能够阐明这种复杂性之前，运动参与指南往往对一些患者限制过严，而对另一些患者限制不够。

所研究的 β－受体阻滞剂对患者的治疗效果，特别是对 LQT1 患者的治疗效果，在很大程度上让人们认识到，运动参与的心理和健康益处可能超过了突发心脏事件的潜在风险。未来，我们希望根据每个人的特定基因变异（或组合）和他们的复律的电生理特征对风险进行分层，以确定他们的具体疗法和参与所有类型的竞技运动的能力。考虑到患者的安全，在诊断和治疗 LQTS 时可以采取更加个性化的方法，同时由心律专家对这些人进行全面的评价和评估。

53.6% 的病例超声心动图发现有潜在的心脏病理。然而，在超声心动图解释正常的运动员中，有 16.5% 的 CMR 诊断为心肌病；在超声心动图发现可疑的运动员中，有 30% 的病例诊断为心肌病。对 TWI 异常但回声和 CMR 正常的运动员进行 1 年随访，发现 7.2% 随后出现心肌病征象。国际建议纳入了这一数据，并强调了识别运动员下外侧 TWI 的重要性。建议指出，如果超声心动图不能诊断，则应进行钆 CMR 进一步评估运动员的侧位或下外侧 TWI。在这种情况下，CMR 的优点是，如果超声心动图图像技术欠佳，CMR 可以更好地描绘左室心尖的心肌肥厚，如果出现晚期钆增强，则提示心肌纤维化。

参考文献

[1] Engel D J，Phelan D M. Sports Cardiology [M]. Springer，2021.

[2] Di Luca T R. Medical malpractice and the modern athlete：a whole new ballgame or is it [J]. Westchester County Bar Assoc J，2008，35：17–26.

[3] Mitten M J. Emerging legal issues in sports medicine：a synthesis，summary，and analysis [J]. John's L. Rev.，2002，76：5.

[4] Baggish A L，Ackerman M J，Lampert R. Competitive sport participation among athletes with heart disease：a call for a paradigm shift in decision making [J]. Circulation，2017，136 (17)：1569–1571.

[5] Baggish A L，Ackerman M J，Putukian M，et al. Shared decision making for athletes with cardiovascular disease：practical considerations [J]. Current sports medicine reports，2019，18 (3)：76–81.

[6] Maron B J，Zipes D P. 36th Bethesda Conference：eligibility recommendations for competitive athletes with cardiovascular abnormalities [J]. J Am Coll Cardiol，2005，45 (8)：1318–1321.

[7] Harmon K G，Zigman M，Drezner J A. The effectiveness of screening history，physical exam，and ECG to detect potentially lethal cardiac disorders in athletes：a systematic review/meta–analysis [J]. Journal of electrocardiology，2015，48 (3)：329–338.

[8] Corrado D，Basso C，Pavei A，et al. Trends in sudden cardiovascular death in young competitive athletes after implementation of a preparticipation screening program [J]. Jama，2006，296 (13)：1593–1601.

[9] Whelton P K，Carey R M，Aronow W S，et al. Guideline for the prevention，detection，evaluation，and management of high blood pressure in adults：a report of the American College of Cardiology/American Heart Association Task Force on Clinical Practice Guidelines [J]. Journal of the American College of Cardiology，2017，71 (6)：1269–1324.

[10] O' Connor F G，Johnson J D，Chapin M，et al. A pilot study of clinical agreement in cardiovascular preparticipation examinations：how good is the standard of care? [J]. Clinical Journal of Sport Medicine，2005，15 (3)：177–179.

 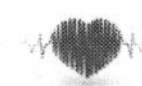

[11] Patel S，Varley I. Exploring the regulation of genetic testing in sport [J] . ESLJ，2019，17：1.

[12] Bland J A. There will be blood testing：the Intersection of Professional Sports and the Genetic Information Nondiscrimination Act of 2008 [J] . Vand. J. Ent. & Tech. L.，2010，13：357.

[13] Hudson K L，Holohan M K，Collins F S. Keeping pace with the times—the Genetic Information Nondiscrimination Act of 2008 [J] . New England Journal of Medicine，2008，358 (25) :2661–2663.

[14] Dvorak J，Grimm K，Schmied C，et al. Development and implementation of a standardized precompetition medical assessment of international elite football players–2006 FIFA World Cup Germany [J] . Clinical Journal of Sport Medicine，2009，19 (4) ：316–321.

[15] Ljungqvist A，Jenoure P，Engebretsen L，et al. The International Olympic Committee (IOC) Consensus Statement on periodic health evaluation of elite athletes March 2009 [J] . British journal of sports medicine，2009，43 (9) ：631–643.

[16] Hainline B，Drezner J A，Baggish A，et al. Interassociation consensus statement on cardiovascular care of college student–athletes [J] . Journal of the American College of Cardiology，2016，67 (25) ：2981–2995.

[17] Madsen N L，Drezner J A，Salerno J C. The preparticipation physical evaluation：an analysis of clinical practice [J] . Clinical Journal of Sport Medicine，2014，24 (2) ：142–149.

[18] Glover DW，Glover DW，Maron BJ. Evolution in the process of screening United States high school student–athletes for cardiovascular disease. Am J Cardiol. 2007;100 (11) :1709–1712.

[19] Charboneau M L，Mencias T，Hoch A Z. Cardiovascular screening practices in collegiate student–athletes [J] . PM&R，2014，6 (7) ：583–586.

[20] Moulson N，Kuljic N，McKinney J，et al. Variation in preparticipation screening medical questionnaires and physical examinations across Canadian universities [J] . Canadian Journal of Cardiology，2018，34 (7) ：933–936.

[21] Maron B J，Thompson P D，Ackerman M J，et al. Recommendations and considerations related to preparticipation screening for cardiovascular abnormalities in competitive athletes：2007 update：a scientific statement from the American Heart Association Council on Nutrition，Physical Activity，and Metabolism：endorsed by the American College of Cardiology Foundation [J] . Circulation，2007，115 (12) ：1643–1655.

[22] Corrado D，Pelliccia A，Bjørnstad H H，et al. Cardiovascular pre–participation screening of young competitive athletes for prevention of sudden death：proposal for a common European protocol：consensus statement of the Study Group of Sport Cardiology of the Working Group of Cardiac Rehabilitation and Exercise Physiology and the Working Group of Myocardial and

Pericardial Diseases of the European Society of Cardiology [J] . European heart journal, 2005, 26 (5) : 516–524.

[23] Maron B J, Thompson P D, Puffer J C, et al. Cardiovascular preparticipation screening of competitive athletes: a statement for health professionals from the Sudden Death Committee (clinical cardiology) and Congenital Cardiac Defects Committee (cardiovascular disease in the young) , American Heart Association [J] . Circulation, 1996, 94 (4) : 850–856.

[24] Ranthe M F, Winkel B G, Andersen E W, et al. Risk of cardiovascular disease in family members of young sudden cardiac death victims [J] . European heart journal, 2013, 34 (7) : 503–511.

[25] James McKinney, Amer M. Johri, Paul Poirier, et al. Canadian cardiovascular society cardiovascular screening of competitive athletes: The utility of the screening electrocardiogram to predict sudden cardiac death [J] . Canadian Journal of Cardiology, 2019, 35 (11) .

[26] Maron Barry J, Friedman Richard A, Kligfield Paul, et al. Assessment of the 12–lead ECG as a screening test for detection of cardiovascular disease in healthy general populations of young people (12–25 Years of Age) : a scientific statement from the American Heart Association and the American College of Cardiology. [J] . Circulation,2014, 130 (15) .

[27] Asif Irfan M, Drezner Jonathan A. Cardiovascular screening in young athletes: Evidence for the electrocardiogram. [J] . Current sports medicine reports, 2016, 15 (2) .

[28] Domenico Corrado, Cristina Basso, Maurizio Schiavon, et al. Pre–participation screening of young competitive athletes for prevention of sudden cardiac death [J] . Journal of the American College of Cardiology, 2008, 52 (24) .

[29] Arie Steinvil, Tamar Chundadze, David Zeltser, et al. Mandatory electrocardiographic screening of athletes to reduce their risk for sudden death [J] . Journal of the American College of Cardiology, 2011, 57 (11) .

[30] 孙艺红 . 肥厚型心肌病—系统综述 [J] . 美国医学会杂志：中文版，2003，22 (3) : 144–152

[31] David E. Price, Andrew McWilliams, Irfan M. Asif, et al. Electrocardiography–inclusive screening strategies for detection of cardiovascular abnormalities in high school athletes [J] . Heart Rhythm,2014,11 (3) .

[32] Williams Elizabeth A, Pelto Hank F, Toresdahl Brett G, et al. Performance of the American Heart Association (AHA) 14–point evaluation versus electrocardiography for the cardiovascular screening of high school athletes: A Prospective Study [J] . Journal of the American Heart Association, 2019, 8 (14) .

[33] Jonathan A. Drezner, David S. Owens, Jordan M. Prutkin, et al. Electrocardiographic screening in national collegiate athletic association athletes [J] . The American Journal of Cardiology,2016,118 (5) .

[34] McClean Gavin, Riding Nathan R, Pieles Guido, et al. Diagnostic accuracy and Bayesian analysis of new international ECG recommendations in paediatric athletes. [J] . Heart (British Cardiac Society) , 2019 ,105 (2) .

[35] Ethan J. Rowin, Barry J. Maron, Evan Appelbaum, et al. Significance of false negative electrocardiograms in preparticipation screening of athletes for hypertrophic cardiomyopathy[J]. The American Journal of Cardiology, 2012 ,110 (7) .

[36] Abbas Zaidi, Nabeel Sheikh, Jesse K. Jongman, Sabiha Gati, Vasileios F. Panoulas, Gerald Carr–White, Michael Papadakis, Rajan Sharma, Elijah R. Behr, Sanjay Sharma. Clinical Differentiation Between Physiological Remodeling and Arrhythmogenic Right Ventricular Cardiomyopathy in Athletes With Marked Electrocardiographic Repolarization Anomalies [J] . Journal of the American College of Cardiology, 2015, 65 (25) .

[37] Pelliccia Antonio, Di Paolo Fernando M, Quattrini Filippo M, et al. Outcomes in athletes with marked ECG repolarization abnormalities [J] . The New England journal of medicine, 2008, 358 (2) .

[38] Lampert Rachel. ECG screening in athletes: differing views from two sides of the Atlantic. [J] . Heart (British Cardiac Society) , 2018, 104 (12) .

[39] Barry J. Maron, Tammy S. Haas, Caleb J. Murphy, et al. Incidence and causes of sudden death in U.S. college athletes [J] . Journal of the American College of Cardiology, 2014, 63 (16) .

[40] David J. Engel, Allan Schwartz, Shunichi Homma. Athletic Cardiac Remodeling in US Professional Basketball Players [J] . JAMA Cardiology, 2016, 1 (1) .

[41] Anthony Magalski, Barry J. Maron, Michael L. Main, et al. Relation of race to electrocardiographic patterns in elite american football players [J] . Journal of the American College of Cardiology, 2008, 51 (23) .

[42] Rachel E. Bent, Matthew T. Wheeler, David Hadley, et al. Systematic comparison of digital electrocardiograms from healthy athletes and patients with hypertrophic cardiomyopathy [J] . Journal of the American College of Cardiology, 2015, 65 (22) .

[43] Christine E. Lawless, Chad Asplund, Irfan M. Asif, et al. Protecting the heart of the american athlete [J] . Journal of the American College of Cardiology, 2014, 64 (20) .

[44] Basu Joyee, Malhotra Aneil. Interpreting the Athlete' s ECG: Current State and Future Perspectives [J] . Current treatment options in cardiovascular medicine, 2018, 20 (12) .

[45] Sun Biao, Ma Ji Zheng, Yong Yong Hong, et al. The upper limit of physiological cardiac hypertrophy in elite male and female athletes in China [J]. European journal of applied physiology, 2007, 101 (4).

[46] Caruso Mario R, Garg Lohit, Martinez Matthew W. Cardiac Imaging in the Athlete: Shrinking the "Gray Zone" [J]. Current treatment options in cardiovascular medicine, 2020, 22 (2).

[47] Maria Brosnan, Andre La Gerche, Jon Kalman, et al. Comparison of frequency of significant electrocardiographic abnormalities in endurance versus nonendurance athletes [J]. The American Journal of Cardiology, 2014, 113 (9).

[48] Sanjay Sharma, Jonathan A. Drezner, Aaron Baggish, et al. International recommendations for electrocardiographic interpretation in athletes [J]. Journal of the American College of Cardiology, 2017, 69 (8).

[49] Riding Nathan R, Salah Othman, Sharma Sanjay, et al. ECG and morphologic adaptations in Arabic athletes: are the European Society of Cardiology's recommendations for the interpretation of the 12-lead ECG appropriate for this ethnicity? [J]. British journal of sports medicine, 2014, 48 (15).

[50] Sheikh Nabeel, Papadakis Michael, Ghani Saqib, et al. Comparison of electrocardiographic criteria for the detection of cardiac abnormalities in elite black and white athletes. [J]. Circulation, 2014, 129 (16).

[51] Sheikh Nabeel, Papadakis Michael, Schnell Frédéric, et al. Clinical Profile of Athletes With Hypertrophic Cardiomyopathy [J]. Circulation. Cardiovascular imaging, 2015, 8 (7).

[52] Calore Chiara, Zorzi Alessandro, Sheikh Nabeel, et al. Electrocardiographic anterior T-wave inversion in athletes of different ethnicities: differential diagnosis between athlete's heart and cardiomyopathy [J]. European heart journal, 2016, 37 (32).

[53] Pelliccia Antonio, Di Paolo Fernando M, Quattrini Filippo M, et al. Outcomes in athletes with marked ECG repolarization abnormalities [J]. The New England journal of medicine, 2008, 358 (2).

[54] Rachel E. Bent, Matthew T. Wheeler, David Hadley, et al. Systematic comparison of digital electrocardiograms from healthy athletes and patients with hypertrophic cardiomyopathy [J]. Journal of the American College of Cardiology, 2015, 65 (22).

[55] Mark S. Link, Douglas Laidlaw, Bronislava Polonsky, et al. Ventricular arrhythmias in the North American multidisciplinary study of aRVC [J]. Journal of the American College of Cardiology, 2014, 64 (2).

[56] Saguner Ardan M, Ganahl Sabrina, Kraus Andrea, et al. Electrocardiographic features of

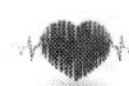

disease progression in arrhythmogenic right ventricular cardiomyopathy/dysplasia [J] . BMC cardiovascular disorders, 2015, 15 (1) .

[57] Elliott Perry M, Anastasakis Aris, Borger Michael A, et al. 2014 ESC Guidelines on diagnosis and management of hypertrophic cardiomyopathy: the task force for the diagnosis and management of hypertrophic cardiomyopathy of the European Society of Cardiology (ESC)[J]. European heart journal, 2014, 35 (39) .

[58] Pyotr G. Platonov, Hugh Calkins, Richard N. Hauer, et al. High interobserver variability in the assessment of epsilon waves: Implications for diagnosis of arrhythmogenic right ventricular cardiomyopathy/dysplasia [J] . Heart Rhythm, 2016, 13 (1) .

[59] Abbas Zaidi, Nabeel Sheikh, Jesse K. Jongman, et al. Clinical differentiation between physiological remodeling and arrhythmogenic right ventricular cardiomyopathy in athletes with marked electrocardiographic repolarization anomalies [J] . Journal of the American College of Cardiology, 2015, 65 (25) .

[60] Win–Kuang Shen, Robert S. Sheldon, David G. Benditt, et al. 2017 ACC/AHA/HRS guideline for the evaluation and management of patients with syncope [J] . Heart Rhythm, 2017, 14 (8)

[61] Matthias Greutmann, Emanuela R. Valsangiacomo Buechel, Christine Attenhofer Jost. The caveats of cardiac imaging in Ebstein anomaly [J] . Trends in Cardiovascular Medicine, 2018, 28 (6) .

[62] Lai Ernest, Chung Eugene H. Management of Arrhythmias in Athletes: Atrial fibrillation, premature ventricular contractions, and ventricular tachycardia [J] . Current treatment options in cardiovascular medicine, 2017, 19 (11) .

[63] Parshall Mark B, Schwartzstein Richard M, Adams Lewis, et al. An official American Thoracic Society statement: update on the mechanisms, assessment, and management of dyspnea [J] . American journal of respiratory and critical care medicine, 2012, 185 (4) .

[64] Stephen A. Tilles. Exercise–Induced Airway Dysfunction in Athletes [J] . Immunology and Allergy Clinics of North America, 2018, 38 (2) .

[65] Watson Andrew M. Sleep and Athletic Performance [J] . Current sports medicine reports, 2017, 16 (6) .

[66] Meeusen Romain, Duclos Martine, Foster Carl, et al. Prevention, diagnosis, and treatment of the overtraining syndrome: joint consensus statement of the European College of Sport Science and the American College of Sports Medicine [J] . Medicine and science in sports and exercise, 2013, 45 (1) .

[67] Laura F. DeFina, Nina B. Radford, Carolyn E. Barlow, et al. Association of all–cause and

cardiovascular mortality with high levels of physical activity and concurrent coronary artery calcification [J] . JAMA Cardiology, 2019, 4 (2) .

[68] Andersen Kasper, Farahmand Bahman, Ahlbom Anders, et al. Risk of arrhythmias in 52 755 long–distance cross–country skiers: a cohort study[J]. European heart journal, 2013, 34(47).

[69] Priori Silvia G, Blomström–Lundqvist Carina, Mazzanti Andrea, et al. 2015 ESC Guidelines for the management of patients with ventricular arrhythmias and the prevention of sudden cardiac death: The task force for the management of patients with ventricular arrhythmias and the prevention of sudden cardiac death of the European Society of Cardiology (ESC) . Endorsed by: Association for European Paediatric and Congenital Cardiology (AEPC) [J] . European heart journal, 2015, 36 (41) .

[70] McKillop Adam, McCrindle Brian W, Dimitropoulos Gina, et al. Physical activity perceptions and behaviors among young adults with congenital heart disease: A mixed–methods study [J] . Congenital heart disease, 2018, 13 (2) .

[71] Meryl S. Cohen, Benjamin W. Eidem, Frank Cetta, et al. Multimodality imaging guidelines of patients with transposition of the great arteries: A report from the american society of echocardiography developed in collaboration with the society for cardiovascular magnetic resonance and the society of cardiovascular computed tomography [J] . Journal of the American Society of Echocardiography, 2016, 29 (7) .

[72] Maron B J, Thompson P D, Ackerman M J, et al. Recommendations and considerations related to preparticipation screening for cardiovascular abnormalities in competitive athletes: 2007 update: a scientific statement from the American Heart Association Council on Nutrition, Physical Activity, and Metabolism: endorsed by the American College of Cardiology Foundation [J] . Circulation, 2007, 115 (12) : 1643–1655.

[73] Mont L, Guasch E, Pelliccia A. Preparticipation cardiovascular evaluation for athletic participants to prevents sudden death: author' s reply [J] . EP Europace, 2017, 19 (5) : 883–883.

[74] Hainline B, Drezner J A, Baggish A, et al. Interassociation consensus statement on cardiovascular care of college student–athletes [J] . Journal of the American College of Cardiology, 2016, 67 (25) : 2981–2995.

[75] Maron B J, Friedman R A, Kligfield P, et al. Assessment of the 12–lead ECG as a screening test for detection of cardiovascular disease in healthy general populations of young people (12 – 25 years of age) a scientific statement from the American Heart Association and the American College of Cardiology [J] . Circulation, 2014, 130 (15) : 1303–1334.

[76] Asif I M, Drezner J A. Cardiovascular screening in young athletes: evidence for the electrocardiogram [J]. Current sports medicine reports, 2016, 15 (2): 76-80.

[77] Myerburg R J, Vetter V L. Electrocardiograms should be included in preparticipation screening of athletes [J]. Circulation, 2007, 116 (22): 2616-2626.

[78] Corrado D, Basso C, Schiavon M, et al. Screening for hypertrophic cardiomyopathy in young athletes [J]. New England Journal of Medicine, 1998, 339 (6): 364-369.

[79] Corrado D, Basso C, Schiavon M, et al. Pre-participation screening of young competitive athletes for prevention of sudden cardiac death [J]. Journal of the American college of cardiology, 2008, 52 (24): 1981-1989.

[80] Corrado D, Basso C, Pavei A, et al. Trends in sudden cardiovascular death in young competitive athletes after implementation of a preparticipation screening program [J]. Jama, 2006, 296 (13): 1593-1601.

[81] Steinvil A, Chundadze T, Zeltser D, et al. Mandatory electrocardiographic screening of athletes to reduce their risk for sudden death: proven fact or wishful thinking? [J]. Journal of the American College of Cardiology, 2011, 57 (11): 1291-1296.

[82] Maron B J, Haas T S, Doerer J J, et al. Comparison of US and Italian experiences with sudden cardiac deaths in young competitive athletes and implications for preparticipation screening strategies [J]. The American journal of cardiology, 2009, 104 (2): 276-280.

[83] Maron B J, Mathenge R, Casey S A, et al. Clinical profile of hypertrophic cardiomyopathy identified de novo in rural communities [J]. Journal of the American College of Cardiology, 1999, 33 (6): 1590-1595.

[84] Pelliccia A, Di Paolo F M, Corrado D, et al. Evidence for efficacy of the Italian national pre-participation screening programme for identification of hypertrophic cardiomyopathy in competitive athletes [J]. European heart journal, 2006, 27 (18): 2196-2200.

[85] Price D E, McWilliams A, Asif I M, et al. Electrocardiography-inclusive screening strategies for detection of cardiovascular abnormalities in high school athletes [J]. Heart Rhythm, 2014, 11 (3): 442-449.

[86] Williams E A, Pelto H F, Toresdahl B G, et al. Performance of the American heart association (AHA) 14 - Point evaluation versus electrocardiography for the cardiovascular screening of high school athletes: a prospective study [J]. Journal of the American Heart Association, 2019, 8 (14): e012235.

[87] Le V V, Wheeler M T, Mandic S, et al. Addition of the electrocardiogram to the preparticipation examination of college athletes [J]. Clinical Journal of Sport Medicine,

2010, 20 (2): 98-105.

[88] Harmon K G, Suchsland M Z, Prutkin J M, et al. Comparison of cardiovascular screening in college athletes by history and physical examination with and without an electrocardiogram: efficacy and cost [J]. Heart Rhythm, 2020, 17 (10): 1649-1655.

[89] Drezner J A, Owens D S, Prutkin J M, et al. Electrocardiographic screening in national collegiate athletic association athletes[J]. The American Journal of Cardiology, 2016, 118(5): 754-759.

[90] Sharma S, Drezner J A, Baggish A, et al. International recommendations for electrocardiographic interpretation in athletes [J]. European heart journal, 2018, 39 (16): 1466-1480.

[91] McClean G, Riding N R, Pieles G, et al. Diagnostic accuracy and Bayesian analysis of new international ECG recommendations in paediatric athletes [J]. Heart, 2019, 105 (2): 152-159.

[92] Beale A L, Julliard M V, Maziarski P, et al. Electrocardiographic findings in elite professional cyclists: the 2017 international recommendations in practice [J]. Journal of science and medicine in sport, 2019, 22 (4): 380-384.

[93] Waase M P, Mutharasan R K, Whang W, et al. Electrocardiographic findings in national basketball association athletes [J]. JAMA cardiology, 2018, 3 (1): 69-74.

[94] Maron B J. Clinical course and management of hypertrophic cardiomyopathy [J]. New England Journal of Medicine, 2018, 379 (7): 655-668.

[95] Lampert R. ECG screening in athletes: differing views from two sides of the Atlantic [J]. Heart, 2018, 104 (12): 1037-1043.

[96] Drezner J A, O' Connor F G, Harmon K G, et al. AMSSM position statement on cardiovascular preparticipation screening in athletes: current evidence, knowledge gaps, recommendations and future directions[J]. British journal of sports medicine, 2017, 51(3): 153-167.

[97] Engel D J, Schwartz A, Homma S. Athletic cardiac remodeling in US professional basketball players [J]. JAMA cardiology, 2016, 1 (1): 80-87.

[98] Corrado D, Pelliccia A, Bjørnstad H H, et al. Cardiovascular pre-participation screening of young competitive athletes for prevention of sudden death: proposal for a common European protocol: consensus statement of the study group of sport cardiology of the working group of cardiac rehabilitation and exercise physiology and the working group of myocardial and pericardial diseases of the european society of cardiology [J]. European heart journal,

 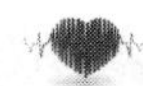

2005，26（5）：516–524.

[99] Kim J H，Baggish A L. Electrocardiographic right and left bundle branch block patterns in athletes：prevalence，pathology，and clinical significance [J] . Journal of Electrocardiology，2015，48（3）：380–384.

[100] Sheikh N，Papadakis M，Schnell F，et al. Clinical profile of athletes with hypertrophic cardiomyopathy [J] . Circulation：Cardiovascular Imaging，2015，8（7）：e003454.

[101] Karjalainen J，Kujala U M，Kaprio J，et al. Lone atrial fibrillation in vigorously exercising middle aged men：case–control study [J] . Bmj，1998，316（7147）：1784–1785.

[102] Feinberg W M，Blackshear J L，Laupacis A，et al. Prevalence，age distribution，and gender of patients with atrial fibrillation：analysis and implications [J] . Archives of internal medicine，1995，155（5）：469–473.

[103] Baldesberger S，Bauersfeld U，Candinas R，et al. Sinus node disease and arrhythmias in the long–term follow–up of former professional cyclists [J] . European heart journal，2008，29（1）：71–78.

[104] Molina L，Mont L，Marrugat J，et al. Long–term endurance sport practice increases the incidence of lone atrial fibrillation in men: a follow–up study [J]. Europace，2008，10（5）: 618–623.

[105] Schreiner A D，Keith B A，Abernathy K E，et al. Long–term，competitive swimming and the association with atrial fibrillation [J] . Sports Medicine–Open，2016，2（1）：1–5.

[106] Myrstad M，Løchen M L，Graff - Iversen S，et al. Increased risk of atrial fibrillation among elderly N orwegian men with a history of long - term endurance sport practice [J] . Scandinavian journal of medicine & science in sports，2014，24（4）：e238–e244.

[107] Grimsmo J，Grundvold I，Maehlum S，et al. High prevalence of atrial fibrillation in long–term endurance cross–country skiers：echocardiographic findings and possible predictorsa 28–30 years follow–up study [J]. European Journal of Preventive Cardiology，2010，17（1）: 100–105.

[108] Andersen K，Farahmand B，Ahlbom A，et al. Risk of arrhythmias in 52 755 long–distance cross–country skiers：a cohort study [J] . European heart journal，2013，34（47）：3624–3631.

[109] Aizer A，Gaziano J M，Cook N R，et al. Relation of vigorous exercise to risk of atrial fibrillation [J] . The American journal of cardiology，2009，103（11）：1572–1577.

[110] Drca N，Wolk A，Jensen–Urstad M，et al. Atrial fibrillation is associated with different levels of physical activity levels at different ages in men [J] . Heart，2014，100（13）：

1037–1042.

[111] Mohanty S, Mohanty P, Tamaki M, et al. Differential association of exercise intensity with risk of atrial fibrillation in men and women: evidence from a meta - analysis [J] . Journal of cardiovascular electrophysiology, 2016, 27 (9) : 1021–1029.

[112] Everett B M, Conen D, Buring J E, et al. Physical activity and the risk of incident atrial fibrillation in women [J] . Circulation: cardiovascular quality and outcomes, 2011, 4 (3) : 321–327.

[113] Wilhelm M, Roten L, Tanner H, et al. Gender differences of atrial and ventricular remodeling and autonomic tone in nonelite athletes [J] . The American journal of cardiology, 2011, 108 (10) : 1489–1495.

[114] Aagaard P, Sharma S, McNamara D A, et al. Arrhythmias and adaptations of the cardiac conduction system in former national football league players [J] . Journal of the American Heart Association, 2019, 8 (15) : e010401.

[115] Kim J H, Hollowed C, Irwin–Weyant M, et al. Sleep–disordered breathing and cardiovascular correlates in college football players [J] . The American journal of cardiology, 2017, 120 (8) : 1410–1415.

[116] Lin J, Wang F, Weiner R B, et al. Blood pressure and LV remodeling among American–style football players [J] . JACC: Cardiovascular Imaging, 2016, 9 (12) : 1367–1376.

[117] Opondo M A, Aiad N, Cain M A, et al. Does high–intensity endurance training increase the risk of atrial fibrillation? A longitudinal study of left atrial structure and function [J] . Circulation: Arrhythmia and Electrophysiology, 2018, 11 (5) : e005598.

[118] Guasch E, Benito B, Qi X, et al. Atrial fibrillation promotion by endurance exercise: demonstration and mechanistic exploration in an animal model [J] . Journal of the American College of Cardiology, 2013, 62 (1) : 68–77.

[119] Aschar–Sobbi R, Izaddoustdar F, Korogyi A S, et al. Increased atrial arrhythmia susceptibility induced by intense endurance exercise in mice requires TNF α [J] . Nature communications, 2015, 6 (1) : 6018.

[120] Pelliccia A, Maron B J, De Luca R, et al. Remodeling of left ventricular hypertrophy in elite athletes after long–term deconditioning [J] . Circulation, 2002, 105 (8) : 944–949.

[121] Pelliccia A, Maron B J, Di Paolo F M, et al. Prevalence and clinical significance of left atrial remodeling in competitive athletes [J] . Journal of the American College of Cardiology, 2005, 46 (4) : 690–696.

［122］Liu L，Nattel S. Differing sympathetic and vagal effects on atrial fibrillation in dogs：role of refractoriness heterogeneity［J］. American Journal of Physiology–Heart and Circulatory Physiology，1997，273（2）：H805–H816.

［123］Yorgun H，Aytemir K，Canpolat U，et al. Additional benefit of cryoballoon–based atrial fibrillation ablation beyond pulmonary vein isolation：modification of ganglionated plexi［J］. Europace，2014，16（5）：645–651.

［124］Engelmann M D M，Svendsen J H. Inflammation in the genesis and perpetuation of atrial fibrillation［J］. European heart journal，2005，26（20）：2083–2092.

［125］Bernecker C，Scherr J，Schinner S，et al. Evidence for an exercise induced increase of TNF - α and IL - 6 in marathon runners［J］. Scandinavian journal of medicine & science in sports，2013，23（2）：207–214.

［126］Platonov P G，Mitrofanova L B，Orshanskaya V，et al. Structural abnormalities in atrial walls are associated with presence and persistency of atrial fibrillation but not with age［J］. Journal of the American College of Cardiology，2011，58（21）：2225–2232.

［127］Siebermair J，Suksaranjit P，McGann C J，et al. Atrial fibrosis in non–atrial fibrillation individuals and prediction of atrial fibrillation by use of late gadolinium enhancement magnetic resonance imaging［J］. Journal of cardiovascular electrophysiology，2019，30（4）：550–556.

［128］Hoogsteen J，Schep G，Van Hemel N M，et al. Paroxysmal atrial fibrillation in male endurance athletes. A 9–year follow up［J］. EP Europace，2004，6（3）：222–228.

［129］Calvo N，Mont L，Tamborero D，et al. Efficacy of circumferential pulmonary vein ablation of atrial fibrillation in endurance athletes［J］. Europace，2010，12（1）：30–36.

［130］Mandsager K T, Phelan D M, Diab M, et al. Outcomes of pulmonary vein isolation in athletes［J］. Clinical Electrophysiology, 2020，6（10）：1265–1274.

［131］Furlanello F，Lupo P，Pittalis M，et al. Radiofrequency catheter ablation of atrial fibrillation in athletes referred for disabling symptoms preventing usual training schedule and sport competition［J］. Journal of cardiovascular electrophysiology，2008，19（5）：457–462.

［132］Shapero K，Deluca J，Contursi M，et al. Cardiovascular risk and disease among masters endurance athletes：insights from the Boston MASTER Initiative［J］. Sports medicine–open，2016，2：1–10.

［133］Boraita A, Santos–Lozano A, Heras M E, et al. Incidence of atrial fibrillation in elite athletes［J］. JAMA cardiology，2018，3（12）：1200–1205.

［134］Karjalainen J，Kujala U M，Kaprio J，et al. Lone atrial fibrillation in vigorously exercising middle aged men: case-control study [J] . Bmj, 1998, 316 (7147) : 1784-1785.

[135] Feinberg W M, Blackshear J L, Laupacis A, et al. Prevalence, age distribution, and gender of patients with atrial fibrillation: analysis and implications [J] . Archives of internal medicine, 1995, 155 (5) : 469-473.

[136] Baldesberger S, Bauersfeld U, Candinas R, et al. Sinus node disease and arrhythmias in the long-term follow-up of former professional cyclists [J] . European heart journal, 2008, 29 (1) : 71-78.

[137] Molina L, Mont L, Marrugat J, et al. Long-term endurance sport practice increases the incidence of lone atrial fibrillation in men: a follow-up study [J]. Europace, 2008, 10(5): 618-623.

[138] Schreiner A D, Keith B A, Abernathy K E, et al. Long-term, competitive swimming and the association with atrial fibrillation [J] . Sports Medicine-Open, 2016, 2 (1) : 1-5.

[139] Grimsmo J, Grundvold I, Maehlum S, et al. High prevalence of atrial fibrillation in long-term endurance cross-country skiers: echocardiographic findings and possible predictors—a 28-30 years follow-up study [J]. European Journal of Preventive Cardiology, 2010, 17(1): 100-105.

[140] Andersen K, Farahmand B, Ahlbom A, et al. Risk of arrhythmias in 52 755 long-distance cross-country skiers: a cohort study [J] . European heart journal, 2013, 34 (47) : 3624-3631.

[141] Aizer A, Gaziano J M, Cook N R, et al. Relation of vigorous exercise to risk of atrial fibrillation [J] . The American journal of cardiology, 2009, 103 (11) : 1572-1577.

[142] Drca N, Wolk A, Jensen-Urstad M, et al. Atrial fibrillation is associated with different levels of physical activity levels at different ages in men [J] . Heart, 2014, 100 (13) : 1037-1042.

[143] Morseth B, Graff-Iversen S, Jacobsen B K, et al. Physical activity, resting heart rate, and atrial fibrillation: the Tromsø Study [J] . European heart journal, 2016, 37 (29) : 2307-2313.

[144] Mohanty S, Mohanty P, Tamaki M, et al. Differential association of exercise intensity with risk of atrial fibrillation in men and women: evidence from a meta - analysis [J] . Journal of cardiovascular electrophysiology, 2016, 27 (9) : 1021-1029.

[145] Everett B M, Conen D, Buring J E, et al. Physical activity and the risk of incident atrial fibrillation in women [J]. Circulation: Cardiovascular Quality and Outcomes, 2011, 4(3): 321-327.

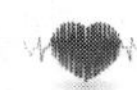

[146] Wilhelm M, Roten L, Tanner H, et al. Gender differences of atrial and ventricular remodeling and autonomic tone in nonelite athletes [J] . The American journal of cardiology, 2011, 108 (10) : 1489–1495.

[147] Aagaard P, Sharma S, McNamara D A, et al. Arrhythmias and adaptations of the cardiac conduction system in former national football league players [J] . Journal of the American Heart Association, 2019, 8 (15) : e010401.

[148] Kim J H, Hollowed C, Irwin–Weyant M, et al. Sleep–disordered breathing and cardiovascular correlates in college football players [J] . The American journal of cardiology, 2017, 120 (8) : 1410–1415.

[149] Lin J, Wang F, Weiner R B, et al. Blood pressure and LV remodeling among American–style football players [J] . JACC: Cardiovascular Imaging, 2016, 9 (12) : 1367–1376.

[150] Opondo M A, Aiad N, Cain M A, et al. Does high–intensity endurance training increase the risk of atrial fibrillation? A longitudinal study of left atrial structure and function [J] . Circulation: Arrhythmia and Electrophysiology, 2018, 11 (5) : e005598.

[151] Guasch E, Benito B, Qi X, et al. Atrial fibrillation promotion by endurance exercise: demonstration and mechanistic exploration in an animal model [J] . Journal of the American College of Cardiology, 2013, 62 (1) : 68–77.

[152] Aschar–Sobbi R, Izaddoustdar F, Korogyi A S, et al. Increased atrial arrhythmia susceptibility induced by intense endurance exercise in mice requires TNF α [J] . Nature communications, 2015, 6 (1) : 6018.

[153] Pelliccia A, Maron B J, De Luca R, et al. Remodeling of left ventricular hypertrophy in elite athletes after long–term deconditioning [J] . Circulation, 2002, 105 (8) : 944–949.

[154] Pelliccia A, Maron B J, Di Paolo F M, et al. Prevalence and clinical significance of left atrial remodeling in competitive athletes [J] . Journal of the American College of Cardiology, 2005, 46 (4) : 690–696.

[155] Liu L, Nattel S. Differing sympathetic and vagal effects on atrial fibrillation in dogs: role of refractoriness heterogeneity [J] . American Journal of Physiology–Heart and Circulatory Physiology, 1997, 273 (2) : H805–H816.

[156] Yorgun H, Aytemir K, Canpolat U, et al. Additional benefit of cryoballoon–based atrial fibrillation ablation beyond pulmonary vein isolation: modification of ganglionated plexi [J] . Europace, 2014, 16 (5) : 645–651.

[157] Engelmann M D M, Svendsen J H. Inflammation in the genesis and perpetuation of atrial

fibrillation [J] . European heart journal，2005，26 (20) ：2083–2092.

[158] Bernecker C，Scherr J，Schinner S，et al. Evidence for an exercise induced increase of TNF - α and IL - 6 in marathon runners [J] . Scandinavian journal of medicine & science in sports，2013，23 (2) ：207–214.

[159] Platonov P G，Mitrofanova L B，Orshanskaya V，et al. Structural abnormalities in atrial walls are associated with presence and persistency of atrial fibrillation but not with age [J] . Journal of the American College of Cardiology，2011，58 (21) ：2225–2232.

[160] Siebermair J，Suksaranjit P，McGann C J，et al. Atrial fibrosis in non - atrial fibrillation individuals and prediction of atrial fibrillation by use of late gadolinium enhancement magnetic resonance imaging [J] . Journal of cardiovascular electrophysiology，2019，30 (4) ：550–556.

[161] Hoogsteen J，Schep G，Van Hemel N M，et al. Paroxysmal atrial fibrillation in male endurance athletes. A 9–year follow up [J] . EP Europace，2004，6 (3) ：222–228.

[162] Calvo N，Mont L，Tamborero D，et al. Efficacy of circumferential pulmonary vein ablation of atrial fibrillation in endurance athletes [J] . Europace，2010，12 (1) ：30–36.

[163] Mandsager K T, Phelan D M, Diab M, et al. Outcomes of pulmonary vein isolation in athletes[J]. Clinical Electrophysiology，2020，6 (10) ：1265–1274.

[164] Furlanello F，Lupo P，Pittalis M，et al. Radiofrequency catheter ablation of atrial fibrillation in athletes referred for disabling symptoms preventing usual training schedule and sport competition [J] . Journal of cardiovascular electrophysiology，2008，19 (5) ：457–462.

[165] Shapero K，Deluca J，Contursi M，et al. Cardiovascular risk and disease among masters endurance athletes：insights from the Boston MASTER (Masters Athletes Survey To Evaluate Risk) Initiative [J] . Sports medicine–open，2016，2：1–10.

[166] Boraita A，Santos–Lozano A，Heras M E，et al. Incidence of atrial fibrillation in elite athletes [J] . JAMA cardiology，2018，3 (12) ：1200–1205.

[167] Dubin A M，Jorgensen N W，Radbill A E，et al. What have we learned in the last 20 years? A comparison of a modern era pediatric and congenital catheter ablation registry to previous pediatric ablation registries [J] . Heart Rhythm，2019，16 (1) ：57–63.

[168] Maron B J，Zipes D P. Introduction：eligibility recommendations for competitive athletes with cardiovascular abnormalities—general considerations [J] . Journal of the American College of Cardiology，2005，45 (8) ：1318–1321.

[169] Corrado D，Pelliccia A，Bjørnstad H H，et al. Cardiovascular pre–participation screening of young competitive athletes for prevention of sudden death：proposal for a common European

protocol: consensus statement of the Study Group of Sport Cardiology of the Working Group of Cardiac Rehabilitation and Exercise Physiology and the Working Group of Myocardial and Pericardial Diseases of the European Society of Cardiology [J] . European heart journal, 2005, 26 (5) : 516–524.

[170] Zipes D P, Link M S, Ackerman M J, et al. Eligibility and disqualification recommendations for competitive athletes with cardiovascular abnormalities: task force 9: arrhythmias and conduction defects: a scientific statement from the American Heart Association and American College of Cardiology [J] . Circulation, 2015, 132 (22) : e315–e325.

[171] Kiger M E, Mccanta A C, Tong S, et al. Intermittent versus persistent Wolff - Parkinson - white syndrome in children: Electrophysiologic properties and clinical outcomes [J] . Pacing and Clinical Electrophysiology, 2016, 39 (1) : 14–20.

[172] Fitzsimmons P J, McWhirter P D, Peterson D W, et al. The natural history of Wolff–Parkinson–White syndrome in 228 military aviators: a long–term follow–up of 22 years [J] . American heart journal, 2001, 142 (3) : 530–536.

[173] Dalili M, Vahidshahi K, Aarabi–Moghaddam M Y, et al. Exercise testing in children with Wolff - Parkinson - White syndrome: what is its value? [J] . Pediatric cardiology, 2014, 35 (7) : 1142–1146.

[174] Etheridge S P, Escudero C A, Blaufox A D, et al. Life–threatening event risk in children with Wolff–Parkinson–White syndrome: a multicenter international study [J] . JACC: Clinical Electrophysiology, 2018, 4 (4) : 433–444.

[175] Hayashi M, Denjoy I, Extramiana F, et al. Incidence and risk factors of arrhythmic events in catecholaminergic polymorphic ventricular tachycardia [J]. Circulation, 2009, 119(18): 2426–2434.

[176] Postma A V, Denjoy I, Hoorntje T M, et al. Absence of calsequestrin 2 causes severe forms of catecholaminergic polymorphic ventricular tachycardia [J] . Circulation research, 2002, 91 (8) : e21–e26.

[177] Sumitomo N. Current topics in catecholaminergic polymorphic ventricular tachycardia [J] . Journal of arrhythmia, 2016, 32 (5) : 344–351.

[178] Marjamaa A, Hiippala A, Arrhenius B, et al. Intravenous epinephrine infusion test in diagnosis of catecholaminergic polymorphic ventricular tachycardia [J] . Journal of cardiovascular electrophysiology, 2012, 23 (2) : 194–199.

[179] Sumitomo N, Sakurada H, Taniguchi K, et al. Association of atrial arrhythmia and sinus node dysfunction in patients with catecholaminergic polymorphic ventricular tachycardia [J] .

Circulation Journal, 2007, 71 (10): 1606-1609.

[180] Swan H, Laitinen P, Kontula K, et al. Calcium channel antagonism reduces exercise-induced ventricular arrhythmias in catecholaminergic polymorphic ventricular tachycardia patients with RyR2 mutations[J]. Journal of cardiovascular electrophysiology, 2005, 16(2): 162-166.

[181] Rosso R, Kalman J M, Rogowski O, et al. Calcium channel blockers and beta-blockers versus beta-blockers alone for preventing exercise-induced arrhythmias in catecholaminergic polymorphic ventricular tachycardia [J]. Heart Rhythm, 2007, 4 (9): 1149-1154.

[182] Watanabe H, Chopra N, Laver D, et al. Flecainide prevents catecholaminergic polymorphic ventricular tachycardia in mice and humans [J]. Nature medicine, 2009, 15 (4): 380-383.

[183] van der Werf C, Kannankeril P J, Sacher F, et al. Flecainide therapy reduces exercise-induced ventricular arrhythmias in patients with catecholaminergic polymorphic ventricular tachycardia [J]. Journal of the American College of Cardiology, 2011, 57 (22): 2244-2254.

[184] Watanabe H, van der Werf C, Roses-Noguer F, et al. Effects of flecainide on exercise-induced ventricular arrhythmias and recurrences in genotype-negative patients with catecholaminergic polymorphic ventricular tachycardia [J]. Heart rhythm, 2013, 10 (4): 542-547.

[185] Schwartz P J, Ackerman M J, Antzelevitch C, et al. Inherited cardiac arrhythmias [J]. Nature Reviews Disease Primers, 2020, 6 (1): 58.

[186] Roses-Noguer F, Jarman J W E, Clague J R, et al. Outcomes of defibrillator therapy in catecholaminergic polymorphic ventricular tachycardia [J]. Heart Rhythm, 2014, 11 (1): 58-66.

[187] Roston T M, Jones K, Hawkins N M, et al. Implantable cardioverter-defibrillator use in catecholaminergic polymorphic ventricular tachycardia: a systematic review [J]. Heart Rhythm, 2018, 15 (12): 1791-1799.

[188] Ostby S A, Bos J M, Owen H J, et al. Competitive sports participation in patients with catecholaminergic polymorphic ventricular tachycardia: a single center's early experience[J]. JACC: Clinical Electrophysiology, 2016, 2 (3): 253-262.

[189] Lampert R, Olshansky B, Heidbuchel H, et al. Safety of sports for athletes with implantable cardioverter-defibrillators: results of a prospective, multinational registry [J]. Circulation, 2013, 127 (20): 2021-2030.

[190] Lampert R, Olshansky B, Heidbuchel H, et al. Safety of sports for athletes with implantable cardioverter–defibrillators: results of a prospective, multinational registry [J]. Circulation, 2013, 127 (20): 2021–2030.

[191] Al–Khatib S M, Stevenson W G, Ackerman M J, et al. 2017 AHA/ACC/HRS guideline for management of patients with ventricular arrhythmias and the prevention of sudden cardiac death: a report of the American College of Cardiology/American Heart Association Task Force on Clinical Practice Guidelines and the Heart Rhythm Society [J]. Journal of the American College of Cardiology, 2018, 72 (14): e91–e220.

[192] Haïssaguerre M, Derval N, Sacher F, et al. Sudden cardiac arrest associated with early repolarization [J]. New England Journal of Medicine, 2008, 358 (19): 2016–2023.

[193] Nam G B, Kim Y H, Antzelevitch C. Augmentation of J waves and electrical storms in patients with early repolarization [J]. New England Journal of Medicine, 2008, 358 (19): 2078–2079.

[194] Tikkanen J T, Junttila M J, Anttonen O, et al. Early repolarization: electrocardiographic phenotypes associated with favorable long–term outcome [J]. Circulation, 2011, 123 (23): 2666–2673.

[195] Roten L, Derval N, Maury P, et al. Benign vs malignant inferolateral early repolarization: focus on the T wave [J]. Heart Rhythm, 2016, 13 (4): 894–902.

[196] Yamada T, McElderry H T, Doppalapudi H, et al. Idiopathic ventricular arrhythmias originating from the aortic root: prevalence, electrocardiographic and electrophysiologic characteristics, and results of radiofrequency catheter ablation [J]. Journal of the American College of Cardiology, 2008, 52 (2): 139–147.

[197] Sawant A C, Bhonsale A, Riele A S J M, et al. Exercise has a disproportionate role in the pathogenesis of arrhythmogenic right ventricular dysplasia/cardiomyopathy in patients without desmosomal mutations [J]. Journal of the American Heart Association, 2014, 3 (6): e001471.

[198] Saeid A K, Klein G J, Leong–Sit P. Sustained ventricular tachycardia in apparently normal hearts: Medical therapy should be the first step in management [J]. Cardiac Electrophysiology Clinics, 2016, 8 (3): 631–639.

[199] Latchamsetty R, Yokokawa M, Morady F, et al. Multicenter outcomes for catheter ablation of idiopathic premature ventricular complexes [J]. JACC: Clinical Electrophysiology, 2015, 1 (3): 116–123.

[200] Maron B J, Mitten M J, Quandt E F, et al. Competitive athletes with cardiovascular

disease—the case of Nicholas Knapp[J]. New England Journal of Medicine, 1998, 339(22): 1632-1635.

[201] Fagard R. Athlete’ s heart [J] . Heart, 2003, 89 (12) : 1455-1461.

[202] Ross R, Blair S N, Arena R, et al. Importance of assessing cardiorespiratory fitness in clinical practice: a case for fitness as a clinical vital sign: a scientific statement from the American Heart Association [J] . Circulation, 2016, 134 (24) : e653-e699.

[203] Adea J E B, Leonor R M L, Lu C H, et al. Sport disciplines and cardiac remodeling in elite university athletes competing in 2017 Taipei Summer Universiade [J] . Medicine, 2020, 99 (45) .

[204] Maron B J. Structural features of the athlete heart as defined by echocardiography [J] . Journal of the American College of Cardiology, 1986, 7 (1) : 190-203.

[205] La Gerche A, Taylor A J, Prior D L. Athlete’ s heart: the potential for multimodality imaging to address the critical remaining questions [J] . JACC: Cardiovascular Imaging, 2009, 2 (3) : 350-363.

[206] Arstila M, Koivikko A. Electrocardiographic and vectorcardiographic signs of left and right ventricular hypertrophy in endurance athletes [J] . The Journal of Sports Medicine and Physical Fitness, 1966, 6 (3) : 166-175.

[207] Roeske W R, O’ Rourke R A, Klein A, et al. Noninvasive evaluation of ventricular hypertrophy in professional athletes [J] . Circulation, 1976, 53 (2) : 286-291.

[208] Morganroth J, Maron B J, Henry W L, et al. Comparative left ventricular dimensions in trained athletes [J] . Annals of internal medicine, 1975, 82 (4) : 521-524.

[209] Gilbert C A, Nutter D O, Felner J M, et al. Echocardiographic study of cardiac dimensions and function in the endurance-trained athlete [J] . The American journal of cardiology, 1977, 40 (4) : 528-533.

[210] Fagard R H. Athlete’ s heart: a meta-analysis of the echocardiographic experience [J] . International journal of sports medicine, 1996, 17 (S 3) : S140-S144.

[211] Pluim B M, Zwinderman A H, van der Laarse A, et al. The athlete’ s heart: a meta-analysis of cardiac structure and function [J] . Circulation, 2000, 101 (3) : 336-344.

[212] D’ Ascenzi F, Anselmi F, Piu P, et al. Cardiac magnetic resonance normal reference values of biventricular size and function in male athlete’ s heart [J] . JACC: Cardiovascular Imaging, 2019, 12 (9) : 1755-1765.

[213] Brown B, Millar L, Somauroo J, et al. Left ventricular remodeling in elite and sub - elite road cyclists [J] . Scandinavian Journal of Medicine & Science in Sports, 2020, 30 (7) :

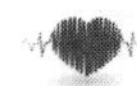

1132–1139.

[214] Trachsel L D, Ryffel C P, De Marchi S, et al. Exercise–induced cardiac remodeling in non–elite endurance athletes: Comparison of 2–tiered and 4–tiered classification of left ventricular hypertrophy [J]. PloS one, 2018, 13 (2): e0193203.

[215] Abergel E, Chatellier G, Hagege A A, et al. Serial left ventricular adaptations in world–class professional cyclists: implications for disease screening and follow–up [J]. Journal of the American College of Cardiology, 2004, 44 (1): 144–149.

[216] tomi V, Oxborough D, Whyte G P, et al. Systematic review and meta–analysis of training mode, imaging modality and body size influences on the morphology and function of the male athlete' s heart [J]. Heart, 2013, 99 (23): 1727–1733.

[217] Pelliccia A, Culasso F, Di Paolo F M, et al. Physiologic left ventricular cavity dilatation in elite athletes [J]. Annals of internal medicine, 1999, 130 (1): 23–31.

[218] Ribeiro I, Botanico J. Physiologic left ventricular cavity dilatation in elite athletes [J]. Annals of internal medicine, 1999, 131 (7): 546.

[219] Pelliccia A, Maron B J, Spataro A, et al. The upper limit of physiologic cardiac hypertrophy in highly trained elite athletes [J]. New England Journal of Medicine, 1991, 324 (5): 295–301.

[220] Churchill T W, Petek B J, Wasfy M M, et al. Cardiac structure and function in elite female and male soccer players [J]. JAMA cardiology, 2021, 6 (3): 316–325.

[221] Boraita A, Díaz–Gonzalez L, Valenzuela P L, et al. Normative Values for Sport–Specific Left Ventricular Dimensions and Exercise–Induced Cardiac Remodeling in Elite Spanish Male and Female Athletes [J]. Sports Medicine–Open, 2022, 8 (1): 1–13.

[222] Galanti G, Toncelli L, Tosi B, et al. Evaluation of left ventricular remodelling in young Afro–Caribbean athletes [J]. Cardiovascular Ultrasound, 2019, 17: 1–8.

[223] Basavarajaiah S, Boraita A, Whyte G, et al. Ethnic differences in left ventricular remodeling in highly–trained athletes: relevance to differentiating physiologic left ventricular hypertrophy from hypertrophic cardiomyopathy [J]. Journal of the american College of Cardiology, 2008, 51 (23): 2256–2262.

[224] Makan J, Sharma S, Firoozi S, et al. Physiological upper limits of ventricular cavity size in highly trained adolescent athletes [J]. British journal of sports medicine, 2005, 39 (8): 531–531.

[225] Rawlins J, Carré F, Kervio G, et al. Ethnic differences in physiological cardiac adaptation to intense physical exercise in highly trained female athletes[J]. Circulation, 2010, 121(9):

1078–1085.

[226] Zaidi A, Ghani S, Sharma R, et al. Physiological right ventricular adaptation in elite athletes of African and Afro–Caribbean origin [J] . Circulation, 2013, 127 (17) : 1783–1792.

[227] Riding N R, Sharma S, McClean G, et al. Impact of geographical origin upon the electrical and structural manifestations of the black athlete's heart [J] . European heart journal, 2019, 40 (1) : 50–58.

[228] Demola P, Crocamo A, Ceriello L, et al. Hemodynamic and ECG responses to stress test in early adolescent athletes explain ethnicity–related cardiac differences [J] . International Journal of Cardiology, 2019, 289: 125–130.

[229] Gati S, Chandra N, Bennett R L, et al. Increased left ventricular trabeculation in highly trained athletes: do we need more stringent criteria for the diagnosis of left ventricular non–compaction in athletes? [J] . Heart, 2013, 99 (6) : 401–408.

[230] Pelliccia A, Maron B J, Culasso F, et al. Athlete's heart in women: echocardiographic characterization of highly trained elite female athletes [J] . Jama, 1996, 276 (3) : 211–215.

[231] La Gerche A, Claessen G. Is exercise good for the right ventricle? Concepts for health and disease [J] . Canadian Journal of Cardiology, 2015, 31 (4) : 502–508.

[232] Corrado D, Basso C, Rizzoli G, et al. Does sports activity enhance the risk of sudden death in adolescents and young adults? [J] . Journal of the American College of Cardiology, 2003, 42 (11) : 1959–1963.

[233] La Gerche A, Heidbuechel H, Burns A T, et al. Disproportionate exercise load and remodeling of the athlete's right ventricle [J] . Medicine and science in sports and exercise, 2011, 43 (6) : 974–981.

[234] King G, Wood M J. The right ventricle of the elite high end endurance athlete cannot be underestimated [J] . Journal of the American Society of Echocardiography, 2012, 25 (3) : 272–273.

[235] Neilan T G, Januzzi J L, Lee–Lewandrowski E, et al. Myocardial injury and ventricular dysfunction related to training levels among nonelite participants in the Boston marathon [J] . Circulation, 2006, 114 (22) : 2325–2333.

[236] Utomi V, Oxborough D, Ashley E, et al. The impact of chronic endurance and resistance training upon the right ventricular phenotype in male athletes [J] . European journal of applied physiology, 2015, 115: 1673–1682.

[237] Erol M K, Karakelleoglu S. Assessment of right heart function in the athlete's heart [J] . Heart and vessels, 2002, 16: 175–180.

[238] La Gerche A, Rakhit D J, Claessen G. Exercise and the right ventricle: a potential Achilles' heel [J] . Cardiovascular research, 2017, 113 (12) : 1499–1508.

[239] La Gerche A, Burns A T, Mooney D J, et al. Exercise–induced right ventricular dysfunction and structural remodelling in endurance athletes[J]. European heart journal, 2012, 33(8): 998–1006.

[240] Pelliccia A, Maron B J, Di Paolo F M, et al. Prevalence and clinical significance of left atrial remodeling in competitive athletes [J] . Journal of the American College of Cardiology, 2005, 46 (4) : 690–696.

[241] Mont L, Sambola A, Brugada J, et al. Long–lasting sport practice and lone atrial fibrillation [J] . European heart journal, 2002, 23 (6) : 477–482.

[242] Hauser A M, Dressendorfer R H, Vos M, et al. Symmetric cardiac enlargement in highly trained endurance athletes: a two–dimensional echocardiographic study [J] . American heart journal, 1985, 109 (5) : 1038–1044.

[243] Höglund C. Enlarged left atrial dimension in former endurance athletes: an echocardiographic study [J] . International journal of sports medicine, 1986, 7 (3) : 133–136.

[244] Gersh B J, Maron B J, Bonow R O, et al. 2011 ACCF/AHA guideline for the diagnosis and treatment of hypertrophic cardiomyopathy: a report of the American College of Cardiology Foundation/American Heart Association Task Force on Practice Guidelines [J] . Circulation, 2011, 124 (24) : e783–e831.

[245] Semsarian C, Ingles J, Maron M S, et al. New perspectives on the prevalence of hypertrophic cardiomyopathy [J] . Journal of the American College of Cardiology, 2015, 65 (12) : 1249–1254.

[246] Maron B J, Gohman T E, Kyle S B, et al. Clinical profile and spectrum of commotio cordis[J]. Jama, 2002, 287 (9) : 1142–1146.

[247] Maron B J. Sudden death in young athletes [J] . New England Journal of Medicine, 2003, 349 (11) : 1064–1075.

[248] Maron B J, Doerer J J, Haas T S, et al. Sudden deaths in young competitive athletes: analysis of 1866 deaths in the United States, 1980 – 2006[J]. Circulation, 2009, 119(8): 1085–1092.

[249] Harmon K G, Asif I M, Klossner D, et al. Incidence of sudden cardiac death in National Collegiate Athletic Association athletes [J] . Circulation, 2011, 123 (15) : 1594–1600.

[250] Pelliccia A, Fagard R, Bjørnstad H H, et al. Recommendations for competitive sports participation in athletes with cardiovascular diseaseA consensus document from the Study Group of Sports Cardiology of the Working Group of Cardiac Rehabilitation and Exercise Physiology and the Working Group of Myocardial and Pericardial Diseases of the European Society of Cardiology [J]. European heart journal, 2005, 26 (14): 1422–1445.

[251] Basavarajaiah S, Wilson M, Whyte G, et al. Prevalence of hypertrophic cardiomyopathy in highly trained athletes: relevance to pre–participation screening [J]. Journal of the American College of Cardiology, 2008, 51 (10): 1033–1039.

[252] Sheikh N, Papadakis M, Schnell F, et al. Clinical profile of athletes with hypertrophic cardiomyopathy [J]. Circulation: Cardiovascular Imaging, 2015, 8 (7): e003454.

[253] Malhotra A, Sheikh N, Dhutia H, et al. Differentiating physiological left ventricular hypertrophy from hypertrophic cardiomyopathy in athletes: proposed echocardiographic protocol [J]. Heart, 2014, 100 (Suppl 3): 52–53.

[254] Sharma S, Maron B J, Whyte G, et al. Physiologic limits of left ventricular hypertrophy in elite junior athletes: relevance to differential diagnosis of athlete' s heart and hypertrophic cardiomyopathy [J]. Journal of the American College of Cardiology, 2002, 40 (8): 1431–1436.

[255] Spirito P, Pelliccia A, Proschan M A, et al. Morphology of the "athlete' s heart" assessed by echocardiography in 947 elite athletes representing 27 sports [J]. The American journal of cardiology, 1994, 74 (8): 802–806.

[256] Morganroth J, Maron B J, Henry W L, et al. Comparative left ventricular dimensions in trained athletes [J]. Annals of internal medicine, 1975, 82 (4): 521–524.

[257] Sharma S, Drezner J A, Baggish A, et al. International recommendations for electrocardiographic interpretation in athletes [J]. European heart journal, 2018, 39 (16): 1466–1480.

[258] Montgomery J V, Harris K M, Casey S A, et al. Relation of electrocardiographic patterns to phenotypic expression and clinical outcome in hypertrophic cardiomyopathy [J]. The American journal of cardiology, 2005, 96 (2): 270–275.

[259] Panhuyzen–Goedkoop N M, Wellens H J, Verbeek A L M, et al. ECG criteria for the detection of high–risk cardiovascular conditions in master athletes [J]. European journal of preventive cardiology, 2020, 27 (14): 1529–1538.

[260] Schnell F, Riding N, O' Hanlon R, et al. Recognition and significance of pathological T–wave inversions in athletes [J]. Circulation, 2015, 131 (2): 165–173.

[261] Sheikh N, Papadakis M, Ghani S, et al. Comparison of electrocardiographic criteria for the detection of cardiac abnormalities in elite black and white athletes [J] . Circulation, 2014, 129 (16) : 1637–1649.

[262] Maron B J, Thompson P D, Ackerman M J, et al. Recommendations and considerations related to preparticipation screening for cardiovascular abnormalities in competitive athletes: 2007 update: a scientific statement from the American Heart Association Council on Nutrition, Physical Activity, and Metabolism: endorsed by the American College of Cardiology Foundation [J] . Circulation, 2007, 115 (12) : 1643–1655.

[263] Calore C, Zorzi A, Sheikh N, et al. Electrocardiographic anterior T–wave inversion in athletes of different ethnicities: differential diagnosis between athlete' s heart and cardiomyopathy [J] . European heart journal, 2016, 37 (32) : 2515–2527.

[264] De Lazzari M, Zorzi A, Bettella N, et al. Papillary Muscles Abnormalities in Athletes With Otherwise Unexplained T - Wave Inversion in the ECG Lateral Leads [J] . Journal of the American Heart Association, 2021, 10 (3) : e019239.

[265] Shapiro L M, McKenna W J. Distribution of left ventricular hypertrophy in hypertrophic cardiomyopathy: a two–dimensional echocardiographic study [J] . Journal of the American College of Cardiology, 1983, 2 (3) : 437–444.

[266] Klues H G, Schiffers A, Maron B J. Phenotypic spectrum and patterns of left ventricular hypertrophy in hypertrophic cardiomyopathy: morphologic observations and significance as assessed by two–dimensional echocardiography in 600 patients [J] . Journal of the American College of Cardiology, 1995, 26 (7) : 1699–1708.

[267] Dominguez F, Gonzalez–Lopez E, Padron–Barthe L, et al. Role of echocardiography in the diagnosis and management of hypertrophic cardiomyopathy [J] . Heart, 2018, 104 (3) : 261–273.

[268] Caselli S, Maron M S, Urbano–Moral J A, et al. Differentiating left ventricular hypertrophy in athletes from that in patients with hypertrophic cardiomyopathy [J] . The American journal of cardiology, 2014, 114 (9) : 1383–1389.

[269] Spirito P, Seidman C E, McKenna W J, et al. The management of hypertrophic cardiomyopathy [J] . New England Journal of Medicine, 1997, 336 (11) : 775–785.

[270] Maron M S, Olivotto I, Zenovich A G, et al. Hypertrophic cardiomyopathy is predominantly a disease of left ventricular outflow tract obstruction [J] . Circulation, 2006, 114 (21) : 2232–2239.

[271] Lewis J F, Spirito P, Pelliccia A, et al. Usefulness of Doppler echocardiographic assessment

of diastolic filling in distinguishing "athlete' s heart" from hypertrophic cardiomyopathy[J]. Heart, 1992, 68 (9) : 296-300.

[272] Maron B J, Spirito P, Green K J, et al. Noninvasive assessment of left ventricular diastolic function by pulsed Doppler echocardiography in patients with hypertrophic cardiomyopathy[J]. Journal of the American College of Cardiology, 1987, 10 (4) : 733-742.

[273] Nagueh S F, Bachinski L L, Meyer D, et al. Tissue Doppler imaging consistently detects myocardial abnormalities in patients with hypertrophic cardiomyopathy and provides a novel means for an early diagnosis before and independently of hypertrophy [J] . Circulation, 2001, 104 (2) : 128-130.

[274] Nagueh S F, McFalls J, Meyer D, et al. Tissue Doppler imaging predicts the development of hypertrophic cardiomyopathy in subjects with subclinical disease [J] . Circulation, 2003, 108 (4) : 395-398.

[275] Palka P, Lange A, Fleming A D, et al. Differences in myocardial velocity gradient measured throughout the cardiac cycle in patients with hypertrophic cardiomyopathy, athletes and patients with left ventricular hypertrophy due to hypertension [J] . Journal of the American College of Cardiology, 1997, 30 (3) : 760-768.

[276] Vinereanu D, Florescu N, Sculthorpe N, et al. Differentiation between pathologic and physiologic left ventricular hypertrophy by tissue Doppler assessment of long-axis function in patients with hypertrophic cardiomyopathy or systemic hypertension and in athletes [J] . The American journal of cardiology, 2001, 88 (1) : 53-58.

[277] Nagueh S F, Lakkis N M, Middleton K J, et al. Doppler estimation of left ventricular filling pressures in patients with hypertrophic cardiomyopathy [J] . Circulation, 1999, 99 (2) : 254-261.

[278] Popović Z B, Kwon D H, Mishra M, et al. Association between regional ventricular function and myocardial fibrosis in hypertrophic cardiomyopathy assessed by speckle tracking echocardiography and delayed hyperenhancement magnetic resonance imaging [J] . Journal of the American Society of Echocardiography, 2008, 21 (12) : 1299-1305.

[279] Poulsen S H, Hjortshøj S, Korup E, et al. Strain rate and tissue tracking imaging in quantitation of left ventricular systolic function in endurance and strength athletes [J] . Scandinavian journal of medicine & science in sports, 2007, 17 (2) : 148-155.

[280] Richand V, Lafitte S, Reant P, et al. An ultrasound speckle tracking (two-dimensional strain) analysis of myocardial deformation in professional soccer players compared with healthy subjects and hypertrophic cardiomyopathy [J] . The American journal of

 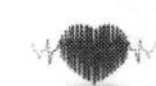

cardiology，2007，100（1）：128-132.

[281] Rickers C，Wilke N M，Jerosch-Herold M，et al. Utility of cardiac magnetic resonance imaging in the diagnosis of hypertrophic cardiomyopathy [J]. Circulation，2005，112(6)：855-861.

[282] Maron M S，Maron B J，Harrigan C，et al. Hypertrophic cardiomyopathy phenotype revisited after 50 years with cardiovascular magnetic resonance [J]. Journal of the American College of Cardiology，2009，54（3）：220-228.

[283] Moon J C C，Fisher N G，McKenna W J，et al. Detection of apical hypertrophic cardiomyopathy by cardiovascular magnetic resonance in patients with non-diagnostic echocardiography [J]. Heart，2004，90（6）：645-649.

[284] McDiarmid A K，Swoboda P P，Erhayiem B，et al. Athletic cardiac adaptation in males is a consequence of elevated myocyte mass[J]. Circulation: Cardiovascular Imaging，2016，9(4): e003579.

[285] Hinojar R，Varma N，Child N，et al. T1 mapping in discrimination of hypertrophic phenotypes：hypertensive heart disease and hypertrophic cardiomyopathy：findings from the international T1 multicenter cardiovascular magnetic resonance study [J]. Circulation：Cardiovascular Imaging，2015，8（12）：e003285.

[286] Swoboda P P，McDiarmid A K，Erhayiem B，et al. Assessing myocardial extracellular volume by T1 mapping to distinguish hypertrophic cardiomyopathy from athlete’s heart [J]. Journal of the American College of Cardiology，2016，67（18）：2189-2190.

[287] Lyons K S，Dixon L J，Johnston N，et al. Late gadolinium enhancement is common in patients with hypertrophic cardiomyopathy and no clinical risk factors for sudden cardiac death：A single center experience [J]. Cardiology Journal，2014，21（1）：29-32.

[288] Schnell F，Claessen G，La Gerche A，et al. Subepicardial delayed gadolinium enhancement in asymptomatic athletes：let sleeping dogs lie? [J]. British journal of sports medicine，2016，50（2）：111-117.

[289] Chan R H，Maron B J，Olivotto I，et al. Prognostic value of quantitative contrast-enhanced cardiovascular magnetic resonance for the evaluation of sudden death risk in patients with hypertrophic cardiomyopathy [J]. Circulation，2014，130（6）：484-495.

[290] Czimbalmos C，Csecs I，Toth A，et al. The demanding grey zone：Sport indices by cardiac magnetic resonance imaging differentiate hypertrophic cardiomyopathy from athlete’s heart[J]. PLoS One，2019，14（2）：e0211624.

[291] Ommen S R，Mital S，Burke M A，et al. 2020 AHA/ACC guideline for the diagnosis and

treatment of patients with hypertrophic cardiomyopathy: executive summary: a report of the American College of Cardiology/American Heart Association Joint Committee on Clinical Practice Guidelines [J] . Journal of the American College of Cardiology, 2020, 76 (25) : 3022–3055.

[292] Sharma S, Elliott P M, Whyte G, et al. Utility of metabolic exercise testing in distinguishing hypertrophic cardiomyopathy from physiologic left ventricular hypertrophy in athletes [J] . Journal of the american College of Cardiology, 2000, 36 (3) : 864–870.

[293] Pelliccia A, Maron B J, De Luca R, et al. Remodeling of left ventricular hypertrophy in elite athletes after long-term deconditioning [J] . Circulation, 2002, 105 (8) : 944–949.

[294] Maron B J, Pelliccia A, Spataro A, et al. Reduction in left ventricular wall thickness after deconditioning in highly trained Olympic athletes [J] . Heart, 1993, 69 (2) : 125–128.

[295] Weiner R B, Wang F, Berkstresser B, et al. Regression of "gray zone" exercise-induced concentric left ventricular hypertrophy during prescribed detraining [J] . Journal of the American College of Cardiology, 2012, 59 (22) : 1992–1994.

[296] Perhonen M A, Franco F, Lane L D, et al. Cardiac atrophy after bed rest and spaceflight [J]. Journal of applied physiology, 2001, 91 (2) : 645–653.

[297] de Gregorio C, Speranza G, Magliarditi A, et al. Detraining-related changes in left ventricular wall thickness and longitudinal strain in a young athlete likely to have hypertrophic cardiomyopathy [J] . Journal of sports science & medicine, 2012, 11 (3) : 557.

[298] Maron B J, Maron M S. Hypertrophic cardiomyopathy [J]. The Lancet, 2013, 381 (9862): 242–255.

[299] Towbin J A. Molecular genetic basis of sudden cardiac death [J] . Cardiovascular pathology, 2001, 10 (6) : 283–295.

[300] Sylvester J, Seidenberg P, Silvis M. The dilemma of genotype positive-phenotype negative hypertrophic cardiomyopathy [J] . Current sports medicine reports, 2014, 13 (2) : 94–99.

[301] Ho C Y, López B, Coelho-Filho O R, et al. Myocardial fibrosis as an early manifestation of hypertrophic cardiomyopathy [J] . New England Journal of Medicine, 2010, 363 (6) : 552–563.

[302] Ho C Y, Abbasi S A, Neilan T G, et al. T1 measurements identify extracellular volume expansion in hypertrophic cardiomyopathy sarcomere mutation carriers with and without left ventricular hypertrophy [J] . Circulation: Cardiovascular Imaging, 2013, 6 (3) : 415–

422.

[303] Jensen M K，Havndrup O，Christiansen M，et al. Penetrance of hypertrophic cardiomyopathy in children and adolescents：a 12–year follow–up study of clinical screening and predictive genetic testing [J] . Circulation，2013，127 (1) : 48–54.

[304] Van Camp S P，Bloor C M，Mueller F O，et al. Nontraumatic sports death in high school and college athletes [J] . Medicine and Science in sports and exercise，1995，27 (5) : 641–647.

[305] Ullal A J，Abdelfattah R S，Ashley E A，et al. Hypertrophic cardiomyopathy as a cause of sudden cardiac death in the young：a meta–analysis [J] . The American journal of medicine，2016，129 (5) : 486–496.

[306] Cannan C R，Reeder G S，Bailey K R，et al. Natural history of hypertrophic cardiomyopathy：a population–based study，1976 through 1990 [J] . Circulation，1995，92 (9) : 2488–2495.

[307] Maron B J，Rowin E J，Casey S A，et al. What do patients with hypertrophic cardiomyopathy die from? [J] . The American Journal of Cardiology，2016，117 (3) : 434–435.

[308] Alpert C，Day S M，Saberi S. Sports and exercise in athletes with hypertrophic cardiomyopathy [J] . Clinics in sports medicine，2015，34 (3) : 489–505.

[309] Day S M. Exercise in hypertrophic cardiomyopathy [J] . Journal of cardiovascular translational research，2009，2：407–414.

[310] Harmon K G，Drezner J A，Maleszewski J J，et al. Pathogeneses of sudden cardiac death in national collegiate athletic association athletes [J] . Circulation：Arrhythmia and Electrophysiology，2014，7 (2) : 198–204.

[311] Gimeno J R，Tome–Esteban M，Lofiego C，et al. Exercise–induced ventricular arrhythmias and risk of sudden cardiac death in patients with hypertrophic cardiomyopathy [J] . European heart journal，2009，30 (21) : 2599–2605.

[312] Meyer L，Stubbs B，Fahrenbruch C，et al. Incidence，causes，and survival trends from cardiovascular–related sudden cardiac arrest in children and young adults 0 to 35 years of age：a 30–year review [J] . Circulation，2012，126 (11) : 1363–1372.

[313] Maron B J，Olivotto I，Spirito P，et al. Epidemiology of hypertrophic cardiomyopathy - related death：revisited in a large non - referral–based patient population [J] . Circulation，2000，102 (8) : 858–864.

[314] Basso C，Thiene G，Corrado D，et al. Hypertrophic cardiomyopathy and sudden death in the young: pathologic evidence of myocardial ischemia[J]. Human pathology, 2000, 31(8):

988–998.

[315] Maron M S, Rowin E J, Wessler B S, et al. Enhanced American College of Cardiology/ American Heart Association strategy for prevention of sudden cardiac death in high–risk patients with hypertrophic cardiomyopathy [J] . JAMA cardiology, 2019, 4 (7) : 644–657.

[316] Konhilas J P, Watson P A, Maass A, et al. Exercise can prevent and reverse the severity of hypertrophic cardiomyopathy [J] . Circulation research, 2006, 98 (4) : 540–548.

[317] Watson P A, Reusch J E B, McCune S A, et al. Restoration of CREB function is linked to completion and stabilization of adaptive cardiac hypertrophy in response to exercise [J] . American journal of physiology–heart and circulatory physiology, 2007, 293 (1) : H246–H259.

[318] Albert C M, Mittleman M A, Chae C U, et al. Triggering of sudden death from cardiac causes by vigorous exertion [J] . New England Journal of Medicine, 2000, 343 (19) : 1355–1361.

[319] Reineck E, Rolston B, Bragg–Gresham J L, et al. Physical activity and other health behaviors in adults with hypertrophic cardiomyopathy [J] . The American Journal of Cardiology, 2013, 111 (7) : 1034–1039.

[320] O' Connor C M, Whellan D J, Lee K L, et al. Efficacy and safety of exercise training in patients with chronic heart failure: HF–ACTION randomized controlled trial [J] . Jama, 2009, 301 (14) : 1439–1450.

[321] Sorajja P, Allison T, Hayes C, et al. Prognostic utility of metabolic exercise testing in minimally symptomatic patients with obstructive hypertrophic cardiomyopathy [J] . The American journal of cardiology, 2012, 109 (10) : 1494–1498.

[322] Klempfner R, Kamerman T, Schwammenthal E, et al. Efficacy of exercise training in symptomatic patients with hypertrophic cardiomyopathy: results of a structured exercise training program in a cardiac rehabilitation center [J] . European Journal of Preventive Cardiology, 2015, 22 (1) : 13–19.

[323] Saberi S, Wheeler M, Bragg–Gresham J, et al. Effect of moderate–intensity exercise training on peak oxygen consumption in patients with hypertrophic cardiomyopathy: a randomized clinical trial [J] . Jama, 2017, 317 (13) : 1349–1357.

[324] Maron B J, Udelson J E, Bonow R O, et al. Eligibility and disqualification recommendations for competitive athletes with cardiovascular abnormalities: task force 3: hypertrophic cardiomyopathy, arrhythmogenic right ventricular cardiomyopathy and

other cardiomyopathies, and myocarditis: a scientific statement from the American Heart Association and American College of Cardiology [J]. Circulation, 2015, 132 (22): e273–e280.

[325] Pelliccia A, Sharma S, Gati S, et al. 2020 ESC Guidelines on sports cardiology and exercise in patients with cardiovascular disease: the Task Force on sports cardiology and exercise in patients with cardiovascular disease of the European Society of Cardiology (ESC) [J]. European heart journal, 2021, 42 (1): 17–96.

[326] Maron B J, Ackerman M J, Nishimura R A, et al. Task Force 4: HCM and other cardiomyopathies, mitral valve prolapse, myocarditis, and Marfan syndrome [J]. Journal of the American College of Cardiology, 2005, 45 (8): 1340–1345.

[327] Maron B J, Yeates L, Semsarian C. Clinical challenges of genotype positive (+) – phenotype negative (–) family members in hypertrophic cardiomyopathy [J]. American Journal of Cardiology, 2011, 107 (4): 604–608.

[328] Maron B J, Niimura H, Casey S A, et al. Development of left ventricular hypertrophy in adults with hypertrophic cardiomyopathy caused by cardiac myosin–binding protein C gene mutations [J]. Journal of the American College of Cardiology, 2001, 38 (2): 315–321.

[329] Maron B J, Haas T S, Kitner C, et al. Onset of apical hypertrophic cardiomyopathy in adulthood [J]. The American journal of cardiology, 2011, 108 (12): 1783–1787.

[330] Basso C, Corrado D, Marcus F I, et al. Arrhythmogenic right ventricular cardiomyopathy [J]. The Lancet, 2009, 373 (9671): 1289–1300.

[331] Marcus F I, Fontaine G H, Guiraudon G, et al. Right ventricular dysplasia: a report of 24 adult cases [J]. Circulation, 1982, 65 (2): 384–398.

[332] Miles C, Finocchiaro G, Papadakis M, et al. Sudden death and left ventricular involvement in arrhythmogenic cardiomyopathy [J]. Circulation, 2019, 139 (15): 1786–1797.

[333] Corrado D, Thiene G. Arrhythmogenic right ventricular cardiomyopathy/dysplasia: clinical impact of molecular genetic studies [J]. Circulation, 2006, 113 (13): 1634–1637.

[334] Sen–Chowdhry S, Syrris P, McKenna W J. Role of genetic analysis in the management of patients with arrhythmogenic right ventricular dysplasia/cardiomyopathy [J]. Journal of the American College of Cardiology, 2007, 50 (19): 1813–1821.

[335] Sen–Chowdhry S, Syrris P, McKenna W J. Role of genetic analysis in the management of patients with arrhythmogenic right ventricular dysplasia/cardiomyopathy [J]. Journal of the American College of Cardiology, 2007, 50 (19): 1813–1821.

[336] Marcus F I, McKenna W J, Sherrill D, et al. Diagnosis of arrhythmogenic right

ventricular cardiomyopathy/dysplasia: proposed modification of the task force criteria [J]. Circulation, 2010, 121 (13): 1533-1541.

[337] Corrado D, Biffi A, Basso C, et al. 12-lead ECG in the athlete: physiological versus pathological abnormalities [J]. British journal of sports medicine, 2009, 43 (9): 669-676.

[338] Corrado D, Basso C, Schiavon M, et al. Does sports activity enhance the risk of sudden cardiac death? [J]. Journal of Cardiovascular Medicine, 2006, 7 (4): 228-233.

[339] Benito B, Gay-Jordi G, Serrano-Mollar A, et al. Cardiac arrhythmogenic remodeling in a rat model of long-term intensive exercise training [J]. Circulation, 2011, 123 (1): 13-22.

[340] Kirchhof P, Fabritz L, Zwiener M, et al. Age-and training-dependent development of arrhythmogenic right ventricular cardiomyopathy in heterozygous plakoglobin-deficient mice [J]. Circulation, 2006, 114 (17): 1799-1806.

[341] James C A, Bhonsale A, Tichnell C, et al. Exercise increases age-related penetrance and arrhythmic risk in arrhythmogenic right ventricular dysplasia/cardiomyopathy - associated desmosomal mutation carriers [J]. Journal of the American College of Cardiology, 2013, 62 (14): 1290-1297.

[342] Corrado D, Leoni L, Link M S, et al. Implantable cardioverter-defibrillator therapy for prevention of sudden death in patients with arrhythmogenic right ventricular cardiomyopathy/dysplasia [J]. Circulation, 2003, 108 (25): 3084-3091.

[343] Wichter T, Paul M, Wollmann C, et al. Implantable cardioverter/defibrillator therapy in arrhythmogenic right ventricular cardiomyopathy: single-center experience of long-term follow-up and complications in 60 patients [J]. Circulation, 2004, 109 (12): 1503-1508.

[344] Corrado D, Calkins H, Link M S, et al. Prophylactic implantable defibrillator in patients with arrhythmogenic right ventricular cardiomyopathy/dysplasia and no prior ventricular fibrillation or sustained ventricular tachycardia [J]. Circulation, 2010, 122 (12): 1144-1152.

[345] Maron B J, Maron B A. Revisiting athlete's heart versus pathologic hypertrophy: arvc and the right ventricle [J]. JACC: Cardiovascular Imaging, 2017, 10 (4): 394-397.

[346] Zaidi A, Sheikh N, Jongman J K, et al. Clinical differentiation between physiological remodeling and arrhythmogenic right ventricular cardiomyopathy in athletes with marked electrocardiographic repolarization anomalies [J]. Journal of the American College of

 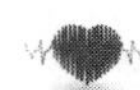

Cardiology, 2015, 65（25）: 2702–2711.

[347] Bauce B, Frigo G, Benini G, et al. Differences and similarities between arrhythmogenic right ventricular cardiomyopathy and athlete’s heart adaptations [J]. British journal of sports medicine, 2010, 44（2）: 148–154.

[348] Finocchiaro G, Papadakis M, Robertus J L, et al. Etiology of sudden death in sports: insights from a United Kingdom regional registry [J]. Journal of the American college of cardiology, 2016, 67（18）: 2108–2115.

[349] La Gerche A, Robberecht C, Kuiperi C, et al. Lower than expected desmosomal gene mutation prevalence in endurance athletes with complex ventricular arrhythmias of right ventricular origin [J]. Heart, 2010, 96（16）: 1268–1274.

[350] Zaidi A, Ghani S, Sheikh N, et al. Clinical significance of electrocardiographic right ventricular hypertrophy in athletes: comparison with arrhythmogenic right ventricular cardiomyopathy and pulmonary hypertension [J]. European heart journal, 2013, 34（47）: 3649–3656.

[351] Kim J H, Baggish A L. Electrocardiographic right and left bundle branch block patterns in athletes: prevalence, pathology, and clinical significance [J]. Journal of Electrocardiology, 2015, 48（3）: 380–384.

[352] Heidbüchel H, La Gerche A. The right heart in athletes [J]. Herzschrittmachertherapie und Elektrophysiologie, 2012: 1–5.

[353] Oxborough D, Sharma S, Shave R, et al. The right ventricle of the endurance athlete: the relationship between morphology and deformation [J]. Journal of the American Society of Echocardiography, 2012, 25（3）: 263–271.

[354] Pelliccia A, Caselli S, Sharma S, et al. European Association of Preventive Cardiology（EAPC）and European Association of Cardiovascular Imaging（EACVI）joint position statement: recommendations for the indication and interpretation of cardiovascular imaging in the evaluation of the athlete's heart [J]. European heart journal, 2018, 39（21）: 1949–1969.

[355] Saberniak J, Leren I S, Haland T F, et al. Comparison of patients with early-phase arrhythmogenic right ventricular cardiomyopathy and right ventricular outflow tract ventricular tachycardia [J]. European Heart Journal–Cardiovascular Imaging, 2017, 18（1）: 62–69.

[356] Lang R M, Badano L P, Mor–Avi V, et al. Recommendations for cardiac chamber quantification by echocardiography in adults: an update from the American Society of

Echocardiography and the European Association of Cardiovascular Imaging [J]. European Heart Journal–Cardiovascular Imaging, 2015, 16 (3): 233–271.

[357] La Gerche A, Claessen G, Dymarkowski S, et al. Exercise–induced right ventricular dysfunction is associated with ventricular arrhythmias in endurance athletes [J]. European heart journal, 2015, 36 (30): 1998–2010.

[358] La Gerche A, Claessen G, Van de Bruaene A, et al. Cardiac MRI: a new gold standard for ventricular volume quantification during high–intensity exercise [J]. Circulation. Cardiovascular Imaging, 2012, 6 (2): 329–338.

[359] Domenech–Ximenos B, Garza M S, Prat–González S, et al. Exercise–induced cardio–pulmonary remodelling in endurance athletes: not only the heart adapts [J]. European journal of preventive cardiology, 2020, 27 (6): 651–659.

[360] Marra M P, Leoni L, Bauce B, et al. Imaging study of ventricular scar in arrhythmogenic right ventricular cardiomyopathy: comparison of 3D standard electroanatomical voltage mapping and contrast–enhanced cardiac magnetic resonance [J]. Circulation: Arrhythmia and electrophysiology, 2012, 5 (1): 91–100.

[361] Czimbalmos C, Csecs I, Dohy Z, et al. Cardiac magnetic resonance based deformation imaging: role of feature tracking in athletes with suspected arrhythmogenic right ventricular cardiomyopathy [J]. The international journal of cardiovascular imaging, 2019, 35: 529–538.

[362] Franklin B A, Thompson P D, Al–Zaiti S S, et al. Exercise–related acute cardiovascular events and potential deleterious adaptations following long–term exercise training: placing the risks into perspective – an update: a scientific statement from the American Heart Association [J]. Circulation, 2020, 141 (13): e705–e736.

[363] Palatini P, Maraglino G, Sperti G, et al. Prevalence and possible mechanisms of ventricular arrhythmias in athletes [J]. American heart journal, 1985, 110 (3): 560–567.

[364] Biffi A, Maron B J, Di Giacinto B, et al. Relation between training–induced left ventricular hypertrophy and risk for ventricular tachyarrhythmias in elite athletes [J]. The American journal of cardiology, 2008, 101 (12): 1792–1795.

[365] Biffi A, Maron B J, Verdile L, et al. Impact of physical deconditioning on ventricular tachyarrhythmias in trained athletes [J]. Journal of the American College of Cardiology, 2004, 44 (5): 1053–1058.

[366] Biffi A, Pelliccia A, Verdile L, et al. Long–term clinical significance of frequent and complex ventricular tachyarrhythmias in trained athletes [J]. Journal of the American

 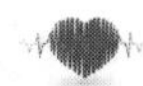

College of Cardiology，2002，40（3）：446–452.

[367] Russo A D，Pieroni M，Santangeli P，et al. Concealed cardiomyopathies in competitive athletes with ventricular arrhythmias and an apparently normal heart：role of cardiac electroanatomical mapping and biopsy [J]. Heart rhythm，2011，8（12）：1915–1922.

[368] Ackerman M J，Priori S G，Willems S，et al. HRS/EHRA expert consensus statement on the state of genetic testing for the channelopathies and cardiomyopathies：this document was developed as a partnership between the Heart Rhythm Society（HRS）and the European Heart Rhythm Association（EHRA）[J]. Europace，2011，13（8）：1077–1109.

[369] Rigato I，Bauce B，Rampazzo A，et al. Compound and digenic heterozygosity predicts lifetime arrhythmic outcome and sudden cardiac death in desmosomal gene - related arrhythmogenic right ventricular cardiomyopathy [J]. Circulation：Cardiovascular Genetics，2013，6（6）：533–542.

[370] Gandjbakhch E，Redheuil A，Pousset F，et al. Clinical diagnosis，imaging，and genetics of arrhythmogenic right ventricular cardiomyopathy/dysplasia：JACC state–of–the–art review [J]. Journal of the American college of cardiology，2018，72（7）：784–804.

[371] Merner N D，Hodgkinson K A，Haywood A F M，et al. Arrhythmogenic right ventricular cardiomyopathy type 5 is a fully penetrant，lethal arrhythmic disorder caused by a missense mutation in the TMEM43 gene[J]. The American Journal of Human Genetics，2008，82(4)：809–821.

[372] James C A，Bhonsale A，Tichnell C，et al. Exercise increases age–related penetrance and arrhythmic risk in arrhythmogenic right ventricular dysplasia/cardiomyopathy - associated desmosomal mutation carriers [J]. Journal of the American College of Cardiology，2013，62（14）：1290–1297.

[373] Sanz de la Garza M，Carro A，Caselli S. How to interpret right ventricular remodeling in athletes [J]. Clinical Cardiology，2020，43（8）：843–851.

[374] Costa S，Koch K，Gasperetti A，et al. Changes in exercise capacity and ventricular function in arrhythmogenic right ventricular cardiomyopathy：The impact of sports restriction during follow–up [J]. Journal of Clinical Medicine，2022，11（5）：1150.

[375] Wang W，Orgeron G，Tichnell C，et al. Impact of exercise restriction on arrhythmic risk among patients with arrhythmogenic right ventricular cardiomyopathy [J]. Journal of the American Heart Association，2018，7（12）：e008843.

[376] Elliott P，Andersson B，Arbustini E，et al. Classification of the cardiomyopathies：a position statement from the European Society Of Cardiology Working Group on Myocardial and

Pericardial Diseases [J] . European heart journal, 2008, 29 (2) : 270–276.

[377] Weintraub R G, Semsarian C, Macdonald P. Dilated cardiomyopathy [J] . The Lancet, 2017, 390 (10092) : 400–414.

[378] Gigli M, Merlo M, Graw S L, et al. Genetic risk of arrhythmic phenotypes in patients with dilated cardiomyopathy [J]. Journal of the American College of Cardiology, 2019, 74 (11): 1480–1490.

[379] Spezzacatene A, Sinagra G, Merlo M, et al. Arrhythmogenic phenotype in dilated cardiomyopathy: natural history and predictors of life - threatening arrhythmias [J] . Journal of the American Heart Association, 2015, 4 (10) : e002149.

[380] Corrado D, Drezner J A, D' Ascenzi F, et al. How to evaluate premature ventricular beats in the athlete: critical review and proposal of a diagnostic algorithm [J] . British journal of sports medicine, 2020, 54 (19) : 1142–1148.

[381] Finocchiaro G, Merlo M, Sheikh N, et al. The electrocardiogram in the diagnosis and management of patients with dilated cardiomyopathy [J] . European Journal of Heart Failure, 2020, 22 (7) : 1097–1107.

[382] Brosnan M J, Rakhit D. Differentiating athlete's heart from cardiomyopathies—the left side[J]. Heart, Lung and Circulation, 2018, 27 (9) : 1052–1062.

[383] Galderisi M, Cardim N, d' Andrea A, et al. The multi–modality cardiac imaging approach to the Athlete' s heart: an expert consensus of the European Association of Cardiovascular Imaging [J] . European Heart Journal–Cardiovascular Imaging, 2015, 16 (4) : 353–353r.

[384] Pelliccia A, Maron B J, Culasso F, et al. Athlete' s heart in women: echocardiographic characterization of highly trained elite female athletes [J] . Jama, 1996, 276 (3) : 211–215.

[385] D' Andrea A, Cocchia R, Riegler L, et al. Left ventricular myocardial velocities and deformation indexes in top–level athletes [J] . Journal of the American Society of Echocardiography, 2010, 23 (12) : 1281–1288.

[386] Tarando F, Coisne D, Galli E, et al. Left ventricular non–compaction and idiopathic dilated cardiomyopathy: the significant diagnostic value of longitudinal strain [J] . The International Journal of Cardiovascular Imaging, 2017, 33: 83–95.

[387] Flannery M D, Beaudry R, Prior D, et al. P1535Global longitudinal strain does not help differentiate between athlete' s heart and pathology in athletes with low LVEF [J] . European Heart Journal, 2017, 38 (1) .

[388] Francone M. Role of cardiac magnetic resonance in the evaluation of dilated cardiomyopathy: diagnostic contribution and prognostic significance [J] . International Scholarly Research Notices, 2014, 2014.

[389] Waterhouse D F, Ismail T F, Prasad S K, et al. Imaging focal and interstitial fibrosis with cardiovascular magnetic resonance in athletes with left ventricular hypertrophy: implications for sporting participation [J] . British journal of sports medicine, 2012, 46 (1) : i69–i77.

[390] Nazarian S, Bluemke D A, Lardo A C, et al. Magnetic resonance assessment of the substrate for inducible ventricular tachycardia in nonischemic cardiomyopathy [J] . Circulation, 2005, 112 (18) : 2821–2825.

[391] Writing Committee Members, Hundley W G, Bluemke D A, et al. ACCF/ACR/AHA/NASCI/SCMR 2010 expert consensus document on cardiovascular magnetic resonance: a report of the American College of Cardiology Foundation Task Force on Expert Consensus Documents [J] . Circulation, 2010, 121 (22) : 2462–2508.

[392] Mordi I, Carrick D, Bezerra H, et al. T 1 and T 2 mapping for early diagnosis of dilated non–ischaemic cardiomyopathy in middle–aged patients and differentiation from normal physiological adaptation [J] . European Heart Journal–Cardiovascular Imaging, 2016, 17 (7) : 797–803.

[393] Abernethy W B, Choo J K, Hutter A M. Echocardiographic characteristics of professional football players [J] . Journal of the american College of Cardiology, 2003, 41 (2) : 280–284.

[394] Ennezat P V, Maréchaux S, Huerre C, et al. Exercise does not enhance the prognostic value of Doppler echocardiography in patients with left ventricular systolic dysfunction and functional mitral regurgitation at rest [J] . American heart journal, 2008, 155 (4) : 752–757.

[395] Claessen G, Schnell F, Bogaert J, et al. Exercise cardiac magnetic resonance to differentiate athlete's heart from structural heart disease [J] . European Heart Journal–Cardiovascular Imaging, 2018, 19 (9) : 1062–1070.

[396] Hasselberg N E, Haland T F, Saberniak J, et al. Lamin A/C cardiomyopathy: young onset, high penetrance, and frequent need for heart transplantation [J] . European heart journal, 2018, 39 (10) : 853–860.

[397] Ortiz–Genga M F, Cuenca S, Dal Ferro M, et al. Truncating FLNC mutations are associated with high–risk dilated and arrhythmogenic cardiomyopathies [J] . Journal of the American

College of Cardiology，2016，68（22）：2440-2451.

[398] Gati S，Drezner J，Sharma S. Highlights from the 2020 ESC guidelines on sport cardiology：practical management for safe sports and exercise in patients with cardiovascular disease [J]. Heart，2021，107（6）：441-443.

[399] Dhutia H，Malhotra A，Yeo T J，et al. Inter-rater reliability and downstream financial implications of electrocardiography screening in young athletes [J]. Circulation：Cardiovascular Quality and Outcomes，2017，10（8）：e003306.

[400] Gati S，Rajani R，Carr-White G S，et al. Adult left ventricular noncompaction：reappraisal of current diagnostic imaging modalities[J]. JACC：Cardiovascular Imaging，2014，7(12)：1266-1275.

[401] Chin T K，Perloff J K，Williams R G，et al. Isolated noncompaction of left ventricular myocardium. A study of eight cases [J]. Circulation，1990，82（2）：507-513.

[402] Jenni R，Oechslin E，Schneider J，et al. Echocardiographic and pathoanatomical characteristics of isolated left ventricular non-compaction：a step towards classification as a distinct cardiomyopathy [J]. Heart，2001，86（6）：666-671.

[403] Floria M，Tinica G，Grecu M. Left Ventricular Non-Compaction - Challenges and Controversies [J]. Mædica，2014，9（3）：282.

[404] Gebhard C，Stähli B E，Greutmann M，et al. Reduced left ventricular compacta thickness：a novel echocardiographic criterion for non-compaction cardiomyopathy [J]. Journal of the American Society of Echocardiography，2012，25（10）：1050-1057.

[405] Petersen S E，Selvanayagam J B，Wiesmann F，et al. Left ventricular non-compaction：insights from cardiovascular magnetic resonance imaging [J]. Journal of the American College of Cardiology，2005，46（1）：101-105.

[406] Ivanov A，Dabiesingh D S，Bhumireddy G P，et al. Prevalence and prognostic significance of left ventricular noncompaction in patients referred for cardiac magnetic resonance imaging [J]. Circulation：Cardiovascular Imaging，2017，10（9）：e006174.

[407] Captur G，Muthurangu V，Cook C，et al. Quantification of left ventricular trabeculae using fractal analysis [J]. Journal of Cardiovascular Magnetic Resonance，2013，15：1-10.

[408] Cai J，Bryant J A，Le T T，et al. Fractal analysis of left ventricular trabeculations is associated with impaired myocardial deformation in healthy Chinese [J]. Journal of Cardiovascular Magnetic Resonance，2017，19：1-13.

[409] Femia G，Semsarian C，Ross S B，et al. Left Ventricular Non-Compaction：Review of the Current Diagnostic Challenges and Consequences in Athletes[J]. Medicina，2020，56(12)：

697.

[410] Caselli S, Ferreira D, Kanawati E, et al. Prominent left ventricular trabeculations in competitive athletes: a proposal for risk stratification and management [J]. International journal of cardiology, 2016, 223: 590-595.

[411] Harmon K G, Drezner J A, Wilson M G, et al. Incidence of sudden cardiac death in athletes: a state-of-the-art review [J]. Heart, 2014, 100 (16): 1227-1234.

[412] Pelliccia A, Solberg E E, Papadakis M, et al. Recommendations for participation in competitive and leisure time sport in athletes with cardiomyopathies, myocarditis, and pericarditis: position statement of the Sport Cardiology Section of the European Association of Preventive Cardiology (EAPC) [J]. European Heart Journal, 2019, 40 (1): 19-33.

[413] Coris E E, Moran B K, De Cuba R, et al. Left ventricular non-compaction in athletes: to play or not to play [J]. Sports Medicine, 2016, 46: 1249-1259.

[414] Akinseye O A, Pathak A, Ibebuogu U N. Aortic valve regurgitation: a comprehensive review[J]. Current problems in cardiology, 2018, 43 (8): 315-334.

[415] 朱晓东 . 心脏外科基础图解 [M].2 版 . 北京：中国协和医科大学出版社 , 2002.

[416] 张宝仁，朱家麟 . 人造心脏瓣膜与瓣膜置换术 [M].2 版 . 北京：人民卫生出版社 , 1999.

[417] Glasson J R, Komeda M, Daughters G T, et al. Loss of three-dimensional canine mitral annular systolic contraction with reduced left ventricular volumes [J]. Circulation, 1996, 94 (9): 152-158.

[418] Glasson J R, Komeda M, Daughters G T, et al. Most ovine mitral annular three-dimensional size reduction occurs before ventricular systole and is abolished with ventricular pacing [J]. Circulation, 1997, 96 (9): 110-115.

[419] Karlsson M O, Glasson J R, Bolger A F, et al. Mitral valve opening in the ovine heart [J]. American Journal of Physiology-Heart and Circulatory Physiology, 1998, 274 (2): H552-H563.

[420] Cosgrove D M. Mitral valve repair in patients with elongated chordae tendineae [J]. Journal of Cardiac Surgery, 1989, 4 (3): 247-252.

[421] Reul R M, Cohn L H. Mitral valve reconstruction for mitral insufficiency [J]. Progress in cardiovascular diseases, 1997, 39 (6): 567-599.

[422] David T E, Armstrong S, Sun Z, et al. Late results of mitral valve repair for mitral regurgitation due to degenerative disease [J]. The Annals of thoracic surgery, 1993, 56 (1): 7-14.

[423] Carpentier A F, Lessana A, Relland J Y M, et al. The "physio-ring": an advanced

concept in mitral valve annuloplasty [J] . The Annals of thoracic surgery，1995，60（5）：1177–1186.

[424] Al - Taweel A，Almahmoud M F，Khairandish Y，et al. Degenerative mitral valve stenosis：diagnosis and management [J] . Echocardiography，2019，36（10）：1901–1909.

[425] Sadeghian H，Savand–Roomi Z. 3D Echocardiography of Structural Heart Disease：An Imaging Atlas [R] . Springer International Publishing，2017.

[426] Stone G W，Vahanian A S，Adams D H，et al. Clinical trial design principles and endpoint definitions for transcatheter mitral valve repair and replacement：part 1：clinical trial design principles：a consensus document from the mitral valve academic research consortium [J] . European heart journal，2015，36（29）：1851–1877.

[427] Nishimura R A，Otto C M，Bonow R O，et al. 2014 AHA/ACC guideline for the management of patients with valvular heart disease：a report of the American College of Cardiology/ American Heart Association Task Force on Practice Guidelines [J] . Circulation，2014，129（23）：e521–e643.

[428] Pelliccia A，Sharma S，Gati S，et al. 2020 ESC Guidelines on sports cardiology and exercise in patients with cardiovascular disease：the Task Force on sports cardiology and exercise in patients with cardiovascular disease of the European Society of Cardiology （ESC） [J] . European heart journal，2021，42（1）：17–96.

[429] Dall' Armellina E. Applications of 3 Tesla CMR in acute coronary syndromes （ACS） [J] . 2012.

[430] Akinseye O A, Pathak A, Ibebuogu U N. Aortic valve regurgitation: a comprehensive review[J]. Current problems in cardiology，2018，43（8）：315–334.

[431] 尹立雪 . 主动脉瓣关闭不全的超声心动图量化评估及临床应用 [J] . 中华医学超声杂志（电子版）, 2021, 18（10）:921–925.

[432] Akinseye O A, Pathak A, Ibebuogu U N. Aortic valve regurgitation: a comprehensive review[J]. Current problems in cardiology，2018，43（8）：315–334.

[433] Beaudry R，Haykowsky M J，Baggish A，et al. A modern definition of the athlete' s heart—for research and the clinic [J] . Cardiology Clinics，2016，34（4）：507–514.

[434] Prior D L. LA Gerche A. The athlete' s heart [J] . Heart，2012，98：947–955.

[435] Pelliccia A，Culasso F，Di Paolo F M，et al. Physiologic left ventricular cavity dilatation in elite athletes [J] . Annals of internal medicine，1999，130（1）：23–31.

[436] Pelliccia A，Kinoshita N，Pisicchio C，et al. Long–term clinical consequences of intense,

uninterrupted endurance training in Olympic athletes［J］. Journal of the American College of Cardiology，2010，55（15）：1619–1625.

［437］Dujardin K S，Enriquez–Sarano M，Schaff H V，et al. Mortality and morbidity of aortic regurgitation in clinical practice：a long–term follow–up study［J］. Circulation，1999，99（14）：1851–1857.

［438］Bonow R O，Nishimura R A，Thompson P D，et al. Eligibility and disqualification recommendations for competitive athletes with cardiovascular abnormalities：task force 5：valvular heart disease：a scientific statement from the American Heart Association and American College of Cardiology［J］. Circulation，2015，132（22）：e292–e297.

［439］Gentry III J L，Phelan D，Desai M Y，et al. The role of stress echocardiography in valvular heart disease：a current appraisal［J］. Cardiology，2017，137（3）：137–150.

［440］Gati S，Malhotra A，Sharma S. Exercise recommendations in patients with valvular heart disease［J］. Heart，2019，105（2）：106–110.

［441］Iung B，Baron G，Butchart E G，et al. A prospective survey of patients with valvular heart disease in Europe：The Euro Heart Survey on Valvular Heart Disease［J］. European heart journal，2003，24（13）：1231–1243.

［442］Nkomo V T，Gardin J M，Skelton T N，et al. Burden of valvular heart diseases：a population–based study［J］. The lancet，2006，368（9540）：1005–1011.

［443］Maron B J. Sudden death in young athletes［J］. New England Journal of Medicine，2003，349（11）：1064–1075.

［444］葛均波 . 徐永健 . 内科学 [M].9 版 . 北京：人民卫生出版社，2018

［445］Minners J，Allgeier M，Gohlke–Baerwolf C，et al. Inconsistencies of echocardiographic criteria for the grading of aortic valve stenosis［J］. European heart journal，2008，29（8）：1043–1048.

［446］马立勤 , 张远慧 . 主动脉瓣狭窄的诊断与治疗［J］. 新医学 , 2007（7）:430–432.

［447］Baumgartner H，Hung J，Bermejo J，et al. Echocardiographic assessment of valve stenosis：EAE/ASE recommendations for clinical practice［J］. European Journal of Echocardiography，2009，10（1）：1–25.

［448］Authors/Task Force Members，Vahanian A，Alfieri O，et al. Guidelines on the management of valvular heart disease （version 2012） The Joint Task Force on the Management of Valvular Heart Disease of the European Society of Cardiology （ESC） and the European Association for Cardio–Thoracic Surgery （EACTS）［J］. European heart journal，2012，33（19）：2451–2496.

[449] 张澍，霍勇 . 内科学：心血管内科分册 [M]. 北京：人民卫生出版社，2016.
[450] 张春振，方敏华，王镇龙，等 . 成人重度肺动脉瓣狭窄外科治疗临床观察 [J] . 创伤与急危重症医学，2018，6 (02) :90-92.
[451] Hasegawa H，Hoshina M，Obunai K，et al. Effectiveness of evaluation by four-dimensional multidetector computed tomography on congenital unicuspid valvular pulmonary stenosis [J] . European Heart Journal-Cardiovascular Imaging，2021，22 (3)：e2-e2.
[452] 禹丽 , 周海宁 , 陈权 , 等 . 经皮球囊肺动脉瓣成形术治疗肺动脉瓣狭窄临床分析 [J] . 系统医学 , 2018, 3 (12) :81-82, 85.
[453] 宋善新 . 对比观察跨伤椎固定与经伤椎固定在治疗胸腰段脊柱骨折的临床疗效 [J] . 中国继续医学教育，2015, 7 (19) :131-132.
[454] 周万兴 . 肺动脉瓣狭窄、关闭不全的诊断与治疗 [J] . 新医学 , 2007 (7) :433-434.
[455] 李云娟 . 超声在肺动脉瓣狭窄诊断中的使用方法 [J] . 中国继续医学教育 , 2016, 8 (16) :41-42.
[456] 刘良华 . 彩色多普勒超声诊断胎儿单纯性肺动脉瓣狭窄 1 例 [J] . 临床超声医学杂志 , 2010, 12 (10) :696, 699.
[457] Williams K，Carson J，Lo C. Genetics of congenital heart disease [J] . Biomolecules，2019，9 (12)：879.
[458] Zaidi S，Brueckner M. Genetics and genomics of congenital heart disease [J] . Circulation research，2017，120 (6)：923-940.
[459] Sun R R，Liu M，Lu L，et al. Congenital heart disease：causes，diagnosis，symptoms，and treatments [J] . Cell biochemistry and biophysics，2015，72：857-860.
[460] Li Y，Klena N T，Gabriel G C，et al. Global genetic analysis in mice unveils central role for cilia in congenital heart disease [J] . Nature，2015，521 (7553)：520-524.
[461] Bruneau B G. The developmental genetics of congenital heart disease [J] . Nature，2008，451 (7181)：943-948.
[462] Brade T，Pane L S，Moretti A，et al. Embryonic heart progenitors and cardiogenesis [J] . Cold Spring Harbor perspectives in medicine，2013，3 (10)：a013847.
[463] Sylva M，van den Hoff M J B，Moorman A F M. Development of the human heart [J] . American Journal of Medical Genetics Part A，2014，164 (6)：1347-1371.
[464] Gittenberger de Groot A C，Bartelings M M，Deruiter M C，et al. Basics of cardiac development for the understanding of congenital heart malformations [J] . Pediatric research，2005，57 (2)：169-176.
[465] Lin C J，Lin C Y，Chen C H，et al. Partitioning the heart：mechanisms of cardiac septation

and valve development [J] . Development, 2012, 139 (18) : 3277–3299.

[466] Krishnan A, Samtani R, Dhanantwari P, et al. A detailed comparison of mouse and human cardiac development [J] . Pediatric research, 2014, 76 (6) : 500–507.

[467] Houyel L, Khoshnood B, Anderson R H, et al. Population–based evaluation of a suggested anatomic and clinical classification of congenital heart defects based on the International Paediatric and Congenital Cardiac Code[J]. Orphanet journal of rare diseases, 2011, 6: 1–9.

[468] Ellesøe S G, Workman C T, Bouvagnet P, et al. Familial co–occurrence of congenital heart defects follows distinct patterns [J] . European heart journal, 2018, 39 (12) : 1015–1022.

[469] Botto L D, Lin A E, Riehle - Colarusso T, et al. Seeking causes: classifying and evaluating congenital heart defects in etiologic studies [J] . Birth Defects Research Part A: Clinical and Molecular Teratology, 2007, 79 (10) : 714–727.

[470] Liu Y, Chen S, Zühlke L, et al. Global birth prevalence of congenital heart defects 1970 – 2017: updated systematic review and meta–analysis of 260 studies [J] . International journal of epidemiology, 2019, 48 (2) : 455–463.

[471] Sifrim A, Hitz M P, Wilsdon A, et al. Distinct genetic architectures for syndromic and nonsyndromic congenital heart defects identified by exome sequencing [J] . Nature genetics, 2016, 48 (9) : 1060–1065.

[472] Brodwall K, Greve G, Leirgul E, et al. Recurrence of congenital heart defects among siblings—a nationwide study [J] . American journal of medical genetics Part A, 2017, 173 (6) : 1575–1585.

[473] McElhinney D B, Driscoll D A, Levin E R, et al. Chromosome 22q11 deletion in patients with ventricular septal defect: frequency and associated cardiovascular anomalies [J] . Pediatrics, 2003, 112 (6) : e472–e476.

[474] Li L, Wang F, Lv P W, et al. Angiotensin II type 1 receptor gene A1166C polymorphism and breast cancer susceptibility [J] . Genet Mol Res, 2015, 14 (4) : 15016–15023.

[475] Iolascon A, Esposito M R, Russo R. Clinical aspects and pathogenesis of congenital dyserythropoietic anemias: from morphology to molecular approach [J] . haematologica, 2012, 97 (12) : 1786.

[476] Jin S C, Homsy J, Zaidi S, et al. Contribution of rare inherited and de novo variants in 2, 871 congenital heart disease probands [J] . Nature genetics, 2017, 49 (11) : 1593–1601.

[477] Prendiville T, Jay P Y, Pu W T. Insights into the genetic structure of congenital heart

disease from human and murine studies on monogenic disorders [J] . Cold Spring Harbor perspectives in medicine, 2014, 4 (10) : a013946.

[478] Zhang T, Yuan H, Zhu H, et al. Fetal Congenital Heart Disease Caused by Compound Heterozygous Mutations in the DNAH9 Gene: A Case Report [J] . Frontiers in Genetics, 2022, 12: 2784.

[479] Winston J B, Erlich J M, Green C A, et al. Heterogeneity of genetic modifiers ensures normal cardiac development [J] . Circulation, 2010, 121 (11) : 1313–1321.

[480] Zakariyah A F, Rajgara R F, Horner E, et al. In vitro modeling of congenital heart defects associated with an NKX2–5 mutation revealed a dysregulation in BMP/notch–mediated signaling [J] . Stem Cells, 2018, 36 (4) : 514–526.

[481] Funke–Kaiser H, Lemmer J, Langsdorff C V, et al. Endothelin - converting enzyme - 1 is a downstream target of the homeobox transcription factor Nkx2 - 5 [J] . The FASEB journal, 2003, 17 (11) : 1–26.

[482] Li R G, Xu Y J, Wang J, et al. GATA4 loss–of–function mutation and the congenitally bicuspid aortic valve [J] . The American journal of cardiology, 2018, 121 (4) : 469–474.

[483] Zhao R, Watt A J, Battle M A, et al. Loss of both GATA4 and GATA6 blocks cardiac myocyte differentiation and results in acardia in mice [J] . Developmental biology, 2008, 317 (2) : 614–619.

[484] Yang B, Zhou W, Jiao J, et al. Protein–altering and regulatory genetic variants near GATA4 implicated in bicuspid aortic valve [J] . Nature communications, 2017, 8 (1) : 15481.

[485] Maitra M, Koenig S N, Srivastava D, et al. Identification of GATA6 sequence variants in patients with congenital heart defects [J] . Pediatric research, 2010, 68 (4) : 281–285.

[486] Laforest B, Andelfinger G, Nemer M. Loss of Gata5 in mice leads to bicuspid aortic valve[J]. The Journal of clinical investigation, 2011, 121 (7) : 2876–2887.

[487] Chen L, Fulcoli F G, Ferrentino R, et al. Transcriptional control in cardiac progenitors: Tbx1 interacts with the BAF chromatin remodeling complex and regulates Wnt5a [J] . PLoS genetics, 2012, 8 (3) : e1002571.

[488] Gao W, Higaki T, Eguchi–Ishimae M, et al. DGCR6 at the proximal part of the DiGeorge critical region is involved in conotruncal heart defects [J] . Human genome variation, 2015, 2 (1) : 1–7.

[489] Tang Y, Aryal S, Geng X, et al. TBX20 Improves Contractility and Mitochondrial Function

During Direct Human Cardiac Reprogramming [J] . Circulation, 2022, 146 (20) : 1518–1536.

[490] He G, Wang X, Kang M, et al. Prenatal Diagnosis of Holt - Oram Syndrome With a Novel Mutation of TBX5 Gene: A Case Report [J] . Frontiers in Pediatrics, 2021: 1009.

[491] Zhu H. Forkhead box transcription factors in embryonic heart development and congenital heart disease [J] . Life sciences, 2016, 144: 194–201.

[492] Hilger A C, Halbritter J, Pennimpede T, et al. Targeted resequencing of 29 candidate genes and mouse expression studies implicate ZIC3 and FOXF1 in human VATER/VACTERL association [J] . Human mutation, 2015, 36 (12) : 1150–1154.

[493] Wang B, Yan J, Mi R, et al. Forkhead box H1 (FOXH1) sequence variants in ventricular septal defect [J] . International journal of cardiology, 2010, 145 (1) : 83–85.

[494] Priest J R, Osoegawa K, Mohammed N, et al. De novo and rare variants at multiple loci support the oligogenic origins of atrioventricular septal heart defects [J] . PLoS genetics, 2016, 12 (4) : e1005963.

[495] Wu S, Cheng C M, Lanz R B, et al. Atrial identity is determined by a COUP–TFII regulatory network [J] . Developmental cell, 2013, 25 (4) : 417–426.

[496] Qiao X H, Wang Q, Wang J, et al. A novel NR2F2 loss–of–function mutation predisposes to congenital heart defect [J] . European Journal of Medical Genetics, 2018, 61 (4) : 197–203.

[497] Firulli B A, Toolan K P, Harkin J, et al. The HAND1 frameshift A126FS mutation does not cause hypoplastic left heart syndrome in mice[J]. Cardiovascular Research, 2017, 113(14): 1732–1742.

[498] Sun Y M, Wang J, Qiu X B, et al. A HAND2 loss–of–function mutation causes familial ventricular septal defect and pulmonary stenosis [J] . G3: Genes, Genomes, Genetics, 2016, 6 (4) : 987–992.

[499] De Luca A, Sarkozy A, Consoli F, et al. Familial transposition of the great arteries caused by multiple mutations in laterality genes [J] . Heart, 2010, 96 (9) : 673–677.

[500] MacGrogan D, Münch J, de la Pompa J L. Notch and interacting signalling pathways in cardiac development, disease, and regeneration [J] . Nature Reviews Cardiology, 2018, 15 (11) : 685–704.

[501] Blue G M, Kirk E P, Giannoulatou E, et al. Targeted next–generation sequencing identifies pathogenic variants in familial congenital heart disease [J] . Journal of the American College

of Cardiology，2014，64（23）：2498–2506.

[502] Kerstjens–Frederikse W S，Van De Laar I M，Vos Y J，et al. Cardiovascular malformations caused by NOTCH1 mutations do not keep left：data on 428 probands with left–sided CHD and their families [J] . Genetics in Medicine，2016，18（9）：914–923.

[503] Girdauskas E，Geist L，Disha K，et al. Genetic abnormalities in bicuspid aortic valve root phenotype：preliminary results [J] . European Journal of Cardio–thoracic Surgery，2017，52（1）：156–162.

[504] Li B，Yu L，Liu D，et al. MIB1 mutations reduce Notch signaling activation and contribute to congenital heart disease [J] . Clinical Science，2018，132（23）：2483–2491.

[505] Mommersteeg M T M，Yeh M L，Parnavelas J G，et al. Disrupted Slit–Robo signalling results in membranous ventricular septum defects and bicuspid aortic valves [J] . Cardiovascular Research，2015，106（1）：55–66.

[506] Rochais F，Mesbah K，Kelly R G. Signaling pathways controlling second heart field development [J] . Circulation research，2009，104（8）：933–942.

[507] Bonachea E M，Zender G，White P，et al. Use of a targeted，combinatorial next–generation sequencing approach for the study of bicuspid aortic valve [J] . BMC medical genomics，2014，7（1）：1–10.

[508] Phillips M D，Mukhopadhyay M，Poscablo C，et al. Dkk1 and Dkk2 regulate epicardial specification during mouse heart development [J] . International journal of cardiology，2011，150（2）：186–192.

[509] Qian B，Mo R，Da M，et al. Common variations in BMP4 confer genetic susceptibility to sporadic congenital heart disease in a Han Chinese population [J] . Pediatric cardiology，2014，35：1442–1447.

[510] Tian E，Stevens S R，Guan Y，et al. Galnt1 is required for normal heart valve development and cardiac function [J] . PloS one，2015，10（1）：e0115861.

[511] Dyer L A，Kirby M L. Sonic hedgehog maintains proliferation in secondary heart field progenitors and is required for normal arterial pole formation [J] . Developmental biology，2009，330（2）：305–317.

[512] Liu J，Cheng H，Xiang M，et al. Gata4 regulates hedgehog signaling and Gata 6 expression for outflow tract development [J] . PLoS genetics，2019，15（5）：e1007711.

[513] Dyer L A，Makadia F A，Scott A，et al. BMP signaling modulates hedgehog–induced secondary heart field proliferation [J] . Developmental biology，2010，348（2）：167–176.

 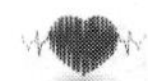

[514] Ackerman C, Locke A E, Feingold E, et al. An excess of deleterious variants in VEGF-A pathway genes in Down-syndrome-associated atrioventricular septal defects [J]. The American Journal of Human Genetics, 2012, 91 (4): 646-659.

[515] Reuter M S, Jobling R, Chaturvedi R R, et al. Haploinsufficiency of vascular endothelial growth factor related signaling genes is associated with tetralogy of Fallot [J]. 2019.

[516] Bjornsson T, Thorolfsdottir R B, Sveinbjornsson G, et al. A rare missense mutation in MYH6 associates with non-syndromic coarctation of the aorta [J]. European heart journal, 2018, 39 (34): 3243-3249.

[517] England J, Granados-Riveron J, Polo-Parada L, et al. Tropomyosin 1: Multiple roles in the developing heart and in the formation of congenital heart defects [J]. Journal of molecular and cellular cardiology, 2017, 106: 1-13.

[518] Matsson H, Eason J, Bookwalter C S, et al. Alpha-cardiac actin mutations produce atrial septal defects [J]. Human molecular genetics, 2008, 17 (2): 256-265.

[519] Rexiati M, Sun M, Guo W. Muscle-specific mis-splicing and heart disease exemplified by RBM20 [J]. Genes, 2018, 9 (1): 18.

[520] Hsu P L, Su B C, Kuok Q Y, et al. Extracellular matrix protein CCN1 regulates cardiomyocyte apoptosis in mice with stress-induced cardiac injury [J]. Cardiovascular research, 2013, 98 (1): 64-72.

[521] Shi Y, Li Y, Wang Y, et al. BVES downregulation in non-syndromic tetralogy of fallot is associated with ventricular outflow tract stenosis [J]. Scientific Reports, 2020, 10 (1): 14167.

[522] Liu X, Yagi H, Saeed S, et al. The complex genetics of hypoplastic left heart syndrome [J]. Nature genetics, 2017, 49 (7): 1152-1159.

[523] Wang G, Wang B, Yang P. Epigenetics in congenital heart disease [J]. Journal of the American Heart Association, 2022, 11 (7): e025163.

[524] Feinberg A P. The key role of epigenetics in human disease prevention and mitigation [J]. New England Journal of Medicine, 2018, 378 (14): 1323-1334.

[525] Ziller M J, Gu H, Müller F, et al. Charting a dynamic DNA methylation landscape of the human genome [J]. Nature, 2013, 500 (7463): 477-481.

[526] Taylor S M, Jones P A. Multiple new phenotypes induced in 10T12 and 3T3 cells treated with 5-azacytidine [J]. Cell, 1979, 17 (4): 771-779.

[527] Taylor K, Elhakeem A, Nader J L T, et al. Effect of Maternal Prepregnancy/Early-Pregnancy Body Mass Index and Pregnancy Smoking and Alcohol on Congenital Heart

Diseases: A Parental Negative Control Study [J]. J Am Heart Assoc, 2021, 10 (11).

[528] Tran D, Maiorana A, Ayer J, et al. Recommendations for exercise in adolescents and adults with congenital heart disease [J]. Progress in Cardiovascular Diseases, 2020, 63 (3): 350–366.

[529] Moller T, Brun H, Fredriksen P M, et al. Right ventricular systolic pressure response during exercise in adolescents born with atrial or ventricular septal defect [J]. Am J Cardiol, 2010, 105 (11): 1610–1616.

[530] Miranovic V. The Incidence of Congenital Heart Disease: Previous Findings and Perspectives [J]. Srp Ark Celok Lek, 2014, 142 (3–4): 243–248.

[531] Wu W L, He J X, Shao X B. Incidence and mortality trend of congenital heart disease at the global, regional, and national level, 1990–2017 [J]. Medicine, 2020, 99 (23).

[532] Muscogiuri G, Guaricci A I, Soldato N, et al. Multimodality Imaging of Sudden Cardiac Death and Acute Complications in Acute Coronary Syndrome [J]. J Clin Med, 2022, 11(19).

[533] Kobayashi Y, Nakanishi N, Kosakai Y. Pre– and postoperative exercise capacity associated with hemodynamics in adult patients with atrial septal defect: a retrospective study [J]. Eur J Cardiothorac Surg, 1997, 11 (6): 1062–1066.

[534] Hirth A, Reybrouck T, Bjarnason–wehrens B, et al. Recommendations for participation in competitive and leisure sports in patients with congenital heart disease: a consensus document [J]. Eur J Cardiovasc Prev Rehabil, 2006, 13 (3): 293–299.

[535] Maron B J, Zipes D P. Introduction: eligibility recommendations for competitive athletes with cardiovascular abnormalities–general considerations [J]. J Am Coll Cardiol, 2005, 45 (8): 1318–1321.

[536] Buber J, Rhodes J. Exercise physiology and testing in adult patients with congenital heart disease [J]. Heart Fail Clin, 2014, 10 (1): 22–23.

[537] Sheng S P, Feinberg J L, Bostrom J A, et al. Adherence and exercise capacity improvements of patients with adult congenital heart disease participating in cardiac rehabilitation [J]. J Am Heart Assoc, 2022, 11 (16).

[538] Callaghan S, Morrison M L, Mckeown P P, et al. Exercise prescription improves exercise tolerance in young children with CHD: a randomised clinical trial [J]. Open Heart, 2021, 8 (1).

[539] Butera G, Biondi–zoccai G, Sangiorgi G, et al. Percutaneous versus surgical closure of secundum atrial septal defects: a systematic review and meta–analysis of currently available clinical evidence [J]. Eurointervention, 2011, 7 (3): 377–385.

[540] Zaqout M, de Baets F, Schelstraete P, et al. Pulmonary function in children after surgical and percutaneous closure of atrial septal defect [J] . Pediatr Cardiol, 2010, 31 (8) : 1171–1175.

[541] Sugimoto M, Ota K, Kajihama A, et al. Volume overload and pressure overload due to left–to–right shunt–induced myocardial injury – evaluation using a highly sensitive cardiac troponin–I assay in children with congenital heart disease [J] . Circ J, 2011, 75 (9) : 2213–2219.

[542] Suematsu Y, Kia Ⅱ B, Bainbridge D T, et al. Robotic–assisted closure of atrial septal defect under real–time three–dimensional echo guide: in vitro study [J] . Eur J Cardio–Thorac, 2007, 32 (4) : 573–576.

[543] Taylor J. The 2010 version of the ESC Guidelines for the management of grown–up adult congenital heart disease are discussed by Guidelines task force chairman H. Baumgartner [J]. Eur Heart J, 2010, 31 (23) : 2825–2826.

[544] Baumgartner H. What news in the 2010 European Society of Cardiology (ESC) guidelines for the management of grown–up congenital heart disease? [J] . J Cardiovasc Med, 2013, 14 (2) : 100–103.

[545] Valente A M, Rhodes J F. Current indications and contraindications for transcatheter atrial septal defect and patent foramen ovale device closure [J] . Am Heart J, 2007, 153 (4 Suppl) :81–84.

[546] Abaci A, Unlu S, Alsancak Y, et al. Short and long term complications of device closure of atrial septal defect and patent foramen ovale: Meta–analysis of 28 142 patients from 203 studies [J] . Catheter Cardio Inte, 2013, 82 (7) : 1123–1138.

[547] Roguin N, Du Z D, Barak M, et al. High prevalence of muscular ventricular septal defect in neonates [J] . J Am Coll Cardiol, 1995, 26 (6) : 1545–1548.

[548] Hoffman J I, Kaplan S, Liberthson R R. Prevalence of congenital heart disease [J]. Am Heart J, 2004, 147 (3) : 425–439.

[549] Contreras–ramos A, Sanchez–gomez C, Garcia–romero H L, et al. Normal development of the muscular region of the interventricular septum–I. The significance of the ventricular trabeculations [J] . Anat Histol Embryol, 2008, 37 (5) : 344–351.

[550] Goor D A, Edwards J E, Lillehei C W. The development of the interventricular septum of the human heart; correlative morphogenetic study [J] . Chest, 1970, 58 (5) : 453–467.

[551] Nora J J. Multifactorial inheritance hypothesis for the etiology of congenital heart diseases. The genetic–environmental interaction [J] . Circulation, 1968, 38 (3) : 604–617.

[552] Minette M S, Sahn D J. Ventricular septal defects [J]. Circulation, 2006, 114 (20): 2190-2197.

[553] Kilner P J, Geva T, Kaemmerer H, et al. Recommendations for cardiovascular magnetic resonance in adults with congenital heart disease from the respective working groups of the European Society of Cardiology [J]. Eur Heart J, 2010, 31 (7): 794-805.

[554] Collins N J, Benson L, Horlick E. Late complete heart block in an adult patient undergoing percutaneous ventricular septal defect closure [J]. J Invasive Cardiol, 2008, 20 (6): 200-203.

[555] Hammerman C, Strates E, Valaitis S. The silent ductus: its precursors and its aftermath [J]. Pediatr Cardiol, 1986, 7 (3): 121-127.

[556] Mitchell S C, Korones S B, Berendes H W. Congenital heart disease in 56, 109 births. Incidence and natural history [J]. Circulation, 1971, 43 (3): 323-332.

[557] Mavroudis C, Backer C L, Gevitz M. Forty-six years of patient ductus arteriosus division at Children' s Memorial Hospital of Chicago. Standards for comparison [J]. Ann Surg, 1994, 220 (3): 402-409; discussion 9-10.

[558] Nielsen E A, Hjortdal V E. Surgically treated pulmonary stenosis: over 50 years of follow-up [J]. Cardiol Young, 2016, 26 (5): 860-866.

[559] Mcgrath L B, Gonzalez-Lavin L. Determination of the need for a ventriculotomy in the repair of tetralogy of Fallot [J]. J Thorac Cardiovasc Surg, 1988, 96 (6): 947-951.

[560] Konstantinov I E, Davis A, Buratto E. Complex transposition of great arteries with dextrocardia [J]. J Thorac Cardiovasc Surg, 2022.

[561] Sterrett L E, Ebenroth E S, Montgomery G S, et al. Pulmonary limitation to exercise after repair of D-transposition of the great vessels: atrial baffle versus arterial switch [J]. Pediatr Cardiol, 2011, 32 (7): 910-916.

[562] Grewal J, Crean A, Garceau P, et al. Subaortic right ventricular characteristics and relationship to exercise capacity in congenitally corrected transposition of the great arteries [J]. J Am Soc Echocardiogr, 2012, 25 (11): 1215-1221.

[563] Gatlin S, Kalynych A, Sallee D, et al. Detection of a coronary artery anomaly after a sudden cardiac arrest in a 17 Year-old with D-transposition of the great arteries status post arterial switch operation: a case report [J]. Congenit Heart Dis, 2011, 6 (4): 384-388.

[564] Shafer K M, Garcia J A, Babb T G, et al. The importance of the muscle and ventilatory blood pumps during exercise in patients without a subpulmonary ventricle (Fontan operation) [J]. J Am Coll Cardiol, 2012, 60 (20): 2115-2121.

[565] Diller G P, Giardini A, Dimopoulos K, et al. Predictors of morbidity and mortality in contemporary Fontan patients: results from a multicenter study including cardiopulmonary exercise testing in 321 patients [J] . Eur Heart J, 2010, 31 (24) : 3073–3083.

[566] Cordina R L, O' Meagher S, Karmali A, et al. Resistance training improves cardiac output, exercise capacity and tolerance to positive airway pressure in Fontan physiology [J] . Int J Cardiol, 2013, 168 (2) : 780–788.

[567] Matthews I L, Fredriksen P M, Bjornstad P G, et al. Reduced pulmonary function in children with the Fontan circulation affects their exercise capacity [J] . Cardiol Young, 2006, 16 (3) : 261–267.

[568] Bonchek L I, Starr A. Total correction of transposition of the great arteries in infancy as initial surgical management [J] . Ann Thorac Surg, 1972, 14 (4) : 376–389.

[569] Mustard W T. Successful two–stage correction of transposition of the great vessels [J] . Surgery, 1964, 55: 469–472.

[570] Blalock A, Hanlon C R. The surgical treatment of complete transposition of the aorta and the pulmonary artery [J] . Surg Gynecol Obstet, 1950, 90 (1) : 1–15.

[571] Villafane J, Lantin–Hermoso M R, Bhatt A B, et al. D–transposition of the great arteries: the current era of the arterial switch operation [J] . J Am Coll Cardiol, 2014, 64 (5) : 498–511.

[572] Williams W G, Mccrindle B W, Ashburn D A, et al. Outcomes of 829 neonates with complete transposition of the great arteries 12–17 years after repair [J] . Eur J Cardiothorac Surg, 2003, 24 (1) : 1–9.

[573] Batteux C, Abakka S, Gaudin R, et al. Three–dimensional geometry of coronary arteries after arterial switch operation for transposition of the great arteries and late coronary events [J]. J Thorac Cardiovasc Surg, 2021, 161 (4) : 1396–1404.

[574] De Leon L E, Mery C M, Verm R A, et al. Mid–Term Outcomes in Patients with Congenitally Corrected Transposition of the Great Arteries: A Single Center Experience [J] . J Am Coll Surg, 2017, 224 (4) : 707–715.

[575] Horer J, Schreiber C, Krane S, et al. Outcome after surgical repair/palliation of congenitally corrected transposition of the great arteries [J] . Thorac Cardiovasc Surg, 2008, 56 (7) : 391–397.

[576] Hsu K H, Chang C I, Huang S C, et al. 17–year experience in surgical management of congenitally corrected transposition of the great arteries: a single–centre' s experience [J] . Eur J Cardiothorac Surg, 2016, 49 (2) : 522–527.

[577] Talwar S, Bansal A, Choudhary S K, et al. Results of Fontan operation in patients with congenitally corrected transposition of great arteriesdagger [J] . Interact Cardiovasc Thorac Surg, 2016, 22 (2) : 188–193.

[578] Simmons M A, Rollinson N, Fishberger S, et al. Modern incidence of complete heart block in patients with L–looped ventricles: Does univentricular status matter? [J] . Congenit Heart Dis, 2015, 10 (5) : 237–242.

[579] Knott–Craig C J, Goldberg S P, Overholt E D, et al. Repair of neonates and young infants with Ebstein' s anomaly and related disorders [J] . Ann Thorac Surg, 2007, 84 (2) : 587–592.

[580] Dearani J A, Mora B N, Nelson T J, et al. Ebstein anomaly review: what' s now, what' s next? [J] . Expert Rev Cardiovasc Ther, 2015, 13 (10) : 1101–1109.

[581] Maron B J, Doerer J J, Haas T S, et al. Sudden deaths in young competitive athletes: analysis of 1866 deaths in the United States, 1980–2006 [J]. Circulation, 2009, 119 (8): 1085–1092.

[582] Tuo G, Marasini M, Brunelli C, et al. Incidence and clinical relevance of primary congenital anomalies of the coronary arteries in children and adults [J] . Cardiol Young, 2013, 23 (3) : 381–386.

[583] Frommelt P C. Congenital coronary artery abnormalities predisposing to sudden cardiac death [J] . Pacing Clin Electrophysiol, 2009, 32 Suppl 2: 63–66.

[584] Arnett D K, Blumenthal R S, Albert M A, et al. 2019 ACC/AHA Guideline on the primary prevention of cardiovascular disease: executive summary: A report of the american college of cardiology/american heart association task force on clinical practice guidelines [J] . J Am Coll Cardiol, 2019, 74 (10) : 1376–1414.

[585] Jaggers J, Lodge A J. Surgical therapy for anomalous aortic origin of the coronary arteries [J]. Semin Thorac Cardiovasc Surg Pediatr Card Surg Annu, 2005: 122–127.

[586] Gulati R, Reddy V M, Culbertson C, et al. Surgical management of coronary artery arising from the wrong coronary sinus, using standard and novel approaches [J] . Thorac Cardiovasc Surg, 2007, 134 (5) : 1171–1178.

[587] Frommelt P C, Frommelt M A, Tweddell J S, et al. Prospective echocardiographic diagnosis and surgical repair of anomalous origin of a coronary artery from the opposite sinus with an interarterial course [J] . Am Coll Cardiol, 2003, 42 (1) : 148–154.

[588] Meurs K M, Stern J A, Reina–doreste Y, et al. Impact of the canine double–deletion beta1 adrenoreceptor polymorphisms on protein structure and heart rate response to atenolol, a

beta1-selective beta-blocker [J] . Pharmacogenet Genomics, 2015, 25 (9) : 427-431.

[589] Buys R, Van de Bruaene A, Budts W, et al. In adults with atrial switch operation for transposition of the great arteries low physical activity relates to reduced exercise capacity and decreased perceived physical functioning [J] . Acta Cardiol, 2012, 67 (1) : 49-57.

[590] Freed M D. Recreational and sports recommendations for the child with heart disease [J] . Pediatr Clin North Am, 1984, 31 (6) : 1307-1320.

[591] Fox C K, Barr-anderson D, Neumark-sztainer D, et al. Physical activity and sports team participation: associations with academic outcomes in middle school and high school students [J] . J Sch Health, 2010, 80 (1) : 31-37.

[592] Baumgartner H, Bonhoeffer P, de Groot N M, et al. ESC Guidelines for the management of grown-up congenital heart disease (new version 2010) [J]. Eur Heart J, 2010, 31 (23): 2915-2957.

[593] Diller G P , Dimopoulos K , Okonko D , et al. Heart rate response during exercise predicts survival in adults with congenital heart disease [J] . Journal of the American College of Cardiology, 2006, 48 (6) :1250-1256.

[594] Emery M S, Kovacs R J. Sudden Cardiac Death in Athletes [J] . JACC Heart Fail, 2018 , 6 (1) :30-40.

[595] D' Ascenzi F, Valentini F, Pistoresi S, et al. Causes of sudden cardiac death in young athletes and non-athletes: systematic review and meta-analysis: Sudden cardiac death in the young [J] . Trends Cardiovasc Med, 2022 , 32 (5) :299-308.

[596] Asif I M, Rao A L, Drezner J A. Sudden cardiac death in young athletes: what is the role of screening? [J] . Curr Opin Cardiol, 2013, 28 (1) :55-62.

[597] Harmon K G. Incidence and Causes of Sudden Cardiac Death in Athletes [J] . Clin Sports Med, 2022, 41 (3) :369-388.

[598] Asif I M, Harmon K G. Incidence and Etiology of Sudden Cardiac Death: New Updates for Athletic Departments [J] . Sports Health, 2017 , 9 (3) :268-279.

[599] Corrado D, Drezner J A, D' Ascenzi F, et al. How to evaluate premature ventricular beats in the athlete: critical review and proposal of a diagnostic algorithm [J] . Br J Sports Med, 2020, 54 (19) :1142-1148.

[600] Barstow C , Mcdivitt J D . Cardiovascular Disease Update: Bradyarrhythmias [J] . Fp Essentials, 2017, 454:18-23.

[601] Christou G A , Kouidi E J , Anifanti M A , et al. Pathophysiological mechanisms of noncardiac syncope in athletes [J] . International Journal of Cardiology, 2016, 224:20-26.

[602] Hong Y , Su W , Li X . Risk factors of sudden cardiac death in hypertrophic cardiomyopathy [J] . Current opinion in cardiology, 2022, 37 (1) :15–21.

[603] Stormholt E R, Svane J, Lynge T H, et al. Symptoms preceding sports–related sudden cardiac death in persons aged 1 – 49 years [J]. Current Cardiology Reports, 2021, 23: 1–10.

[604] Vicent L, Ariza–Solé A, González–Juanatey J R, et al. Cardiac Arrest and Myocardial Infarction Notified After Marathon Or Similar effort (CAMINAMOS) registry. Exercise–related severe cardiac events [J] . Scand J Med Sci Sports. 2018 , 28 (4) :1404–1411.

[605] D' Ascenzi F , Valentini F , Pistoresi S , et al. Causes of sudden cardiac death in young athletes and non–athletes: systematic review and meta–analysis: Sudden cardiac death in the young [J] . Trends in cardiovascular medicine, 2022, 32 (5) :299–308.

[606] Asif I M , Rao A L , Drezner J A . Sudden cardiac death in young athletes: what is the role of screening? [J] . Current Opinion in Cardiology, 2013, 28 (1) .

[607] Asif I M , Harmon K G . Incidence and Etiology of Sudden Cardiac Death: New Updates for Athletic Departments [J] . Sports Health, 2017, 9 (3) :268–279.

[608] Barstow C , Mcdivitt J D . Cardiovascular Disease Update: Bradyarrhythmias [J] . Fp Essentials, 2017, 454:18–23.

[609] Christou G A , Christou K A , Kiortsis D N . Pathophysiology of Noncardiac Syncope in Athletes [J] . Sports Medicine, 2018.

[610] Hong Y , Su W , Li X . Risk factors of sudden cardiac death in hypertrophic cardiomyopathy [J] . Current opinion in cardiology, 2022, 37 (1) :15–21.

[611] Gómez Alcaraz J, Bustamante J , Corral E , et al. Genetic mutations of young patients admitted to an emergency department for syncope during sport practice [J] . Medicina Clinica, 2018, 151 (7) :270–274.

[612] Black H R, Sica D, Ferdinand K, et al. Eligibility and disqualification recommendations for competitive athletes with cardiovascular abnormalities: task force 6: hypertension: a scientific statement from the American Heart Association and the American College of Cardiology [J] . Circulation, 2015, 132 (22) : e298–e302.

[613] Williams, Paul T . Lower prevalence of hypertension, hypercholesterolemia, and diabetes in marathoners. [J] . Medicine & Science in Sports & Exercise, 2009, 41 (3) :523–9.

[614] Whelton, Paul K . The Elusiveness of Population–Wide High Blood Pressure Control [J] . Annu Rev Public Health, 2015, 36 (1) :109.

[615] Hou L ,Chen B , Ji Y, et al . China CDC in Action — Hypertension Prevention and Control[J]. China CDC Weekly, 2020, 2 (40) :783–786.

[616] Members W G , Mozaffarian D , Benjamin E J , et al. Executive Summary: Heart Disease and Stroke Statistics—2016 Update: A Report From the American Heart Association [J] . Circulation, 2016, 127 (1) :143–52.

[617] Mcniece K L , Poffenbarger T S , Turner J L , et al. Prevalence of hypertension and pre-hypertension among adolescents [J] . The Journal of pediatrics, 2007, 150 (6) :640–644.

[618] Singh M , Mensah G A , Bakris G . Pathogenesis and clinical physiology of hypertension [J] . Cardiology Clinics, 2010, 28 (4) :545–559.

[619] Lifton R P, Gharavi A G, Geller D S. Molecular mechanisms of human hypertension [J] . Cell, 2001, 104 (4) : 545–556.

[620] Yang Q , Liu T , Kuklina E V , et al. Sodium and Potassium Intake and Mortality Among US Adults: Prospective Data From the Third National Health and Nutrition Examination Survey [J] . Archives of Internal Medicine, 2011, 171 (13) :1183.

[621] 顾景范.《中国居民营养与慢性病状况报告(2015)》解读[J]. 营养学报,2016,38(6): 525–529.

[622] Geleijnse J M , Kok F J , Grobbee D E . Blood pressure response to changes in sodium and potassium intake: a metaregression analysis of randomised trials [J] . Journal of Human Hypertension, 2003, 17 (7) :471–480.

[623] Landsberg L , Aronne L J , Lawrence M B , et al. Obesity–related hypertension: Pathogenesis, cardiovascular risk, and treatment—A position paper of the The Obesity Society and the American Society of Hypertension [J] . Obesity, 2013.

[624] Hamrah M S , Hamrah M H , Ishii H , et al. Associations between proteinuria and cardiovascular risk factors among hypertensive patients in Andkhoy, Afghanistan [J] . Nagoya Journal of Medical Science, 2016, 78 (385) :377–386.

[625] Hamam M S , Kunjummen E , Hussain M S , et al. Anxiety, Depression, and Pain: Considerations in the Treatment of Patients with Uncontrolled Hypertension [J] . Current Hypertension Reports, 2020, 22 (12) :1–7.

[626] Lambert E, Dawood T, Straznicky N, et al. Association between the sympathetic firing pattern and anxiety level in patients with the metabolic syndrome and elevated blood pressure [J] . Journal of hypertension, 2010, 28 (3) : 543–550.

[627] Mehmet Emre Özpelit, Ebru Özpelit, Nazile Bilgin Doğan, et al. Impact of anxiety level on circadian rhythm of blood pressure in hypertensive patients [J] . International Journal of Clinical & Experimental Medicine, 2015, 8 (9) :16252.

[628] Xin X , He J , Frontini M G , et al. Effects of alcohol reduction on blood pressure: a

meta-analysis of randomized controlled trials. [J]. Hypertension, 2001, 38(5):1112-1117.

[629] Heeschen C, Jang J J, Weis M, et al. Nicotine stimulates angiogenesis and promotes tumor growth and atherosclerosis [J]. Nature Medicine, 2001, 7(7):833-839.

[630] Rhee M Y, Na S H, Kim Y K, et al. Acute effects of cigarette smoking on arterial stiffness and blood pressure in male smokers with hypertension [J]. American journal of hypertension, 2007, 20(6): 637-641.

[631] Murray C J L, Aravkin A Y, Zheng P, et al. Global burden of 87 risk factors in 204 countries and territories, 1990 - 2019: a systematic analysis for the Global Burden of Disease Study 2019 [J]. The lancet, 2020, 396(10258): 1223-1249.

[632] Lloyd-Jones D M, Larson M G, Leip E P, et al. Lifetime risk for developing congestive heart failure: the Framingham Heart Study [J]. Circulation, 2002, 106(24):3068-3072.

[633] Handler J. 2014 hypertension guideline: recommendation for a change in goal systolic blood pressure [J]. Original research & Contributions, 2015, 19(3): 64.

[634] Williams B, Mancia G, Spiering W, et al. 2018 ESC/ESH Guidelines for the management of arterial hypertension: The Task Force for the management of arterial hypertension of the European Society of Cardiology and the European Society of Hypertension [J]. Journal of Hypertension, 2018, 36.

[635] World Health Organization. Guidelines for the screening, care and treatment of persons with hepatitis C infection [M]. World health organization, 2014.

[636] Anderson C A M, Appel L J, Okuda N, et al. Dietary sources of sodium in China, Japan, the United Kingdom, and the United States, women and men aged 40 to 59 years: the INTERMAP study [J]. Journal of the American Dietetic Association, 2010, 110(5): 736-745.

[637] Appel L J, Frohlich E D, Hall J E, et al. The importance of population-wide sodium reduction as a means to prevent cardiovascular disease and stroke: a call to action from the American Heart Association [J]. Circulation, 2011, 123(10): 1138-1143.

[638] Appel L J, Brands M W, Daniels S R, et al. Dietary approaches to prevent and treat hypertension: a scientific statement from the American Heart Association [J]. Hypertension, 2006, 47(2): 296-308.

[639] Saneei P, Salehi-Abargouei A, Esmaillzadeh A, et al. Influence of Dietary Approaches to Stop Hypertension (DASH) diet on blood pressure: a systematic review and meta-analysis on randomized controlled trials [J]. Nutrition, metabolism and cardiovascular diseases, 2014, 24(12): 1253-1261.

[640] Appel L J, Moore T J, Obarzanek E, et al. A clinical trial of the effects of dietary patterns on blood pressure [J]. New England journal of medicine, 1997, 336 (16): 1117-1124.

[641] Wolff L, Parkinson J, White P D. Bundle-branch block with short PR interval in healthy young people prone to paroxysmal tachycardia [J]. American Heart Journal, 1930, 5 (6): 685-704.

[642] Clair C, Rigotti N A, Porneala B, et al. Association of smoking cessation and weight change with cardiovascular disease among adults with and without diabetes[J]. Jama, 2013, 309(10): 1014-1021.

[643] Mancia G, Fagard R, Narkiewicz K, et al. 2013 Practice guidelines for the management of arterial hypertension of the European Society of Hypertension (ESH) and the European Society of Cardiology (ESC): ESH/ESC Task Force for the Management of Arterial Hypertension [J]. Journal of hypertension, 2013, 31 (10): 1925-1938.

[644] Leung A A, Nerenberg K, Daskalopoulou S S, et al. Hypertension Canada' s 2016 Canadian hypertension education program guidelines for blood pressure measurement, diagnosis, assessment of risk, prevention, and treatment of hypertension [J]. Canadian Journal of Cardiology, 2016, 32 (5): 569-588.

[645] Beckett N S, Peters R, Fletcher A E, et al. Treatment of hypertension in patients 80 years of age or older [J]. New England Journal of Medicine, 2008, 358 (18): 1887-1898.

[646] Okin P M, Oikarinen L, Viitasalo M, et al. Prognostic value of changes in the electrocardiographic strain pattern during antihypertensive treatment: the Losartan Intervention for End-Point Reduction in Hypertension Study (LIFE) [J]. Circulation, 2009, 119 (14): 1883-1891.

[647] Berl T, Hunsicker L G, Lewis J B, et al. Cardiovascular outcomes in the Irbesartan Diabetic Nephropathy Trial of patients with type 2 diabetes and overt nephropathy [J]. Annals of internal medicine, 2003, 138 (7): 542-549.

[648] Brown M J, Palmer C R, Castaigne A, et al. Morbidity and mortality in patients randomised to double-blind treatment with a long-acting calcium-channel blocker or diuretic in the International Nifedipine GITS study: Intervention as a Goal in Hypertension Treatment (INSIGHT) [J]. The Lancet, 2000, 356 (9227): 366-372.

[649] Kario K, Saito I, Kushiro T, et al. Home blood pressure and cardiovascular outcomes in patients during antihypertensive therapy: primary results of HONEST, a large-scale prospective, real-world observational study [J]. Hypertension, 2014, 64 (5): 989-996.

[650] Weber M A, Julius S, Kjeldsen S E, et al. Blood pressure dependent and independent effects of antihypertensive treatment on clinical events in the VALUE Trial [J]. The Lancet, 2004, 363 (9426): 2049–2051.

[651] Levine B D, Baggish A L, Kovacs R J, et al. Eligibility and disqualification recommendations for competitive athletes with cardiovascular abnormalities: task force 1: classification of sports: dynamic, static, and impact: a scientific statement from the American Heart Association and American College of Cardiology [J]. Circulation, 2015, 132 (22): e262–e266.

[652] Sharman J E, LaGerche A. Exercise blood pressure: clinical relevance and correct measurement [J]. Journal of human hypertension, 2015, 29 (6): 351–358.

[653] MacDougall J D, Tuxen D, Sale D G, et al. Arterial blood pressure response to heavy resistance exercise [J]. Journal of applied Physiology, 1985, 58 (3): 785–790.

[654] Hatzaras I, Tranquilli M, Coady M, et al. Weight lifting and aortic dissection: more evidence for a connection [J]. Cardiology, 2007, 107 (2): 103–106.

[655] De Matos L D N J, Caldeira N A O, Perlingeiro P D S, et al. Cardiovascular risk and clinical factors in athletes: 10 years of evaluation [J]. Medicine & Science in Sports & Exercise, 2011, 43 (6): 943–950.

[656] Guo J, Zhang X, Wang L, et al. Prevalence of metabolic syndrome and its components among Chinese professional athletes of strength sports with different body weight categories [J]. PLoS One, 2013, 8 (11): e79758.

[657] Karpinos A R, Roumie C L, Nian H, et al. High prevalence of hypertension among collegiate football athletes [J]. Circulation: Cardiovascular Quality and Outcomes, 2013, 6 (6): 716–723.

[658] Schweiger V, Niederseer D, Schmied C, et al. Athletes and hypertension [J]. Current Cardiology Reports, 2021, 23: 1–11.

[659] Tucker A M, Vogel R A, Lincoln A E, et al. Prevalence of cardiovascular disease risk factors among National Football League players [J]. Jama, 2009, 301 (20): 2111–2119.

[660] Caselli S, Sequì A V, Lemme E, et al. Prevalence and management of systemic hypertension in athletes [J]. The American Journal of Cardiology, 2017, 119 (10): 1616–1622.

[661] Kim J H, Zafonte R, Pascuale - Leon A, et al. American - style football and cardiovascular health [J]. Journal of the American Heart Association, 2018, 7 (8): e008620.

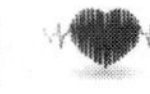

[662] Berge H M，Isern C B，Berge E. Blood pressure and hypertension in athletes：a systematic review [J] . British journal of sports medicine，2015，49（11）：716–723.

[663] Achar S，Rostamian A，Narayan S M. Cardiac and metabolic effects of anabolic–androgenic steroid abuse on lipids，blood pressure，left ventricular dimensions，and rhythm [J] . The American journal of cardiology，2010，106（6）：893–901.

[664] Barton M，Prossnitz E R，Meyer M R. Testosterone and secondary hypertension：new pieces to the puzzle [J] . Hypertension，2012，59（6）：1101–1103.

[665] Waase MP，Mutharasan RK，Whang W，et al. Electrocardiographic Findings in National Basketball Association Athletes. JAMA Cardiol，2018, 3（1）:69–74.

[666] Black H R，Sica D，Ferdinand K，et al. Eligibility and disqualification recommendations for competitive athletes with cardiovascular abnormalities：task force 6：hypertension：a scientific statement from the American Heart Association and the American College of Cardiology [J] . Circulation，2015，132（22）：e298–e302.

[667] Muntner P，Carey R M，Gidding S，et al. Potential US population impact of the 2017 ACC/AHA high blood pressure guideline [J] . Circulation，2018，137（2）：109–118.

[668] Sousa N，Mendes R，Abrantes C，et al. A randomized 9–month study of blood pressure and body fat responses to aerobic training versus combined aerobic and resistance training in older men [J] . Experimental gerontology，2013，48（8）：727–733.

[669] Wilens T E，Hammerness P G，Biederman J，et al. Blood pressure changes associated with medication treatment of adults with attention–deficit/hyperactivity disorder [J] . Journal of clinical psychiatry，2005，66（2）：253–259.

[670] Boldo A，White W B. Blood pressure effects of the oral contraceptive and postmenopausal hormone therapies [J] . Endocrinology and Metabolism Clinics，2011，40（2）：419–432.

[671] Schleich K T，Smoot M K，Ernst M E. Hypertension in athletes and active populations [J] . Current hypertension reports，2016，18：1–8.

[672] Thevis M，Kuuranne T，Geyer H. Annual banned - substance review：Analytical approaches in human sports drug testing 2019/2020 [J] . Drug testing and analysis，2021，13（1）：8–35.

[673] Niedfeldt M W. Managing hypertension in athletes and physically active patients [J] . American family physician，2002，66（3）：445.

[674] Marcadet D M，Blanc A S，Lopez A A，et al. Efficacy and tolerance of LA 50 mg nicardipine in hypertensive athletes [J] . Archives des Maladies du Coeur et des

Vaisseaux, 1991, 84（11）: 1569–1574.

[675] Oliveira L P J, Lawless C E. Hypertension update and cardiovascular risk reduction in physically active individuals and athletes [J]. The Physician and sportsmedicine, 2010, 38（1）: 11–20.

[676] Debruyne F M J. Alpha blockers: are all created equal? [J]. Urology, 2000, 56（5）: 20–22.

[677] Regitz–Zagrosek V, Roos–Hesselink J W, Bauersachs J, et al. 2018 ESC guidelines for the management of cardiovascular diseases during pregnancy: the task force for the management of cardiovascular diseases during pregnancy of the European Society of Cardiology (ESC)[J]. European heart journal, 2018, 39（34）: 3165–3241.

[678] Benjafield A V, Ayas N T, Eastwood P R, et al. Estimation of the global prevalence and burden of obstructive sleep apnoea: a literature–based analysis [J]. The Lancet Respiratory Medicine, 2019, 7（8）: 687–698.

[679] Tuomilehto H, Vuorinen V P, Penttilä E, et al. Sleep of professional athletes: underexploited potential to improve health and performance [J]. Journal of Sports Sciences, 2017, 35（7）: 704–710.

[680] Dunican I C, Walsh J, Higgins C C, et al. Prevalence of sleep disorders and sleep problems in an elite super rugby union team [J]. Journal of sports sciences, 2019, 37（8）: 950–957.

[681] Heinzer R, Petitpierre N J, Marti–Soler H, et al. Prevalence and characteristics of positional sleep apnea in the HypnoLaus population–based cohort [J]. Sleep medicine, 2018, 48: 157–162.

[682] Sutherland K, Lee R W W, Chan T O, et al. Craniofacial phenotyping in Chinese and Caucasian patients with sleep apnea: influence of ethnicity and sex [J]. Journal of Clinical Sleep Medicine, 2018, 14（7）: 1143–1151.

[683] Mohsenin V. Effects of gender on upper airway collapsibility and severity of obstructive sleep apnea [J]. Sleep medicine, 2003, 4（6）: 523–529.

[684] Harada Y, Oga T, Chihara Y, et al. Differences in associations between visceral fat accumulation and obstructive sleep apnea by sex [J]. Annals of the American Thoracic Society, 2014, 11（3）: 383–391.

[685] Lim Y H, Choi J, Kim K R, et al. Sex–specific characteristics of anthropometry in patients with obstructive sleep apnea: neck circumference and waist–hip ratio [J]. Annals of Otology, Rhinology & Laryngology, 2014, 123（7）: 517–523.

[686] Sin D D, Jones R L, Man G C. Hypercapnic ventilatory response in patients with and without obstructive sleep apnea: do age, gender, obesity, and daytime $PaCO_2$ matter? [J]. Chest, 2000, 117 (2): 454–459.

[687] Subramanian S, Hesselbacher S, Mattewal A, et al. Gender and age influence the effects of slow–wave sleep on respiration in patients with obstructive sleep apnea [J]. Sleep and Breathing, 2013, 17: 51–56.

[688] Gabbay I E, Lavie P. Age–and gender–related characteristics of obstructive sleep apnea [J]. Sleep and Breathing, 2012, 16: 453–460.

[689] Flegal K M, Graubard B I, Williamson D F, et al. Cause–specific excess deaths associated with underweight, overweight, and obesity [J]. Jama, 2007, 298 (17): 2028–2037.

[690] Peppard P E, Young T, Palta M, et al. Longitudinal study of moderate weight change and sleep–disordered breathing [J]. Jama, 2000, 284 (23): 3015–3021.

[691] Schwartz A R, Patil S P, Laffan A M, et al. Obesity and obstructive sleep apnea: pathogenic mechanisms and therapeutic approaches [J]. Proceedings of the American Thoracic Society, 2008, 5 (2): 185–192.

[692] Ng S S S, Chan R S M, Woo J, et al. A randomized controlled study to examine the effect of a lifestyle modification program in OSA [J]. Chest, 2015, 148 (5): 1193–1203.

[693] Chirinos J A, Gurubhagavatula I, Teff K, et al. CPAP, weight loss, or both for obstructive sleep apnea [J]. New England Journal of Medicine, 2014, 370 (24): 2265–2275.

[694] Neelapu B C, Kharbanda O P, Sardana H K, et al. Craniofacial and upper airway morphology in adult obstructive sleep apnea patients: a systematic review and meta–analysis of cephalometric studies [J]. Sleep medicine reviews, 2017, 31: 79–90.

[695] Chi L, Comyn F L, Mitra N, et al. Identification of craniofacial risk factors for obstructive sleep apnoea using three–dimensional MRI[J]. European Respiratory Journal, 2011, 38(2): 348–358.

[696] Seto B H, Gotsopoulos H, Sims M R, et al. Maxillary morphology in obstructive sleep apnoea syndrome [J]. The European Journal of Orthodontics, 2001, 23 (6): 703–714.

[697] Schwab R J, Pasirstein M, Kaplan L, et al. Family aggregation of upper airway soft tissue structures in normal subjects and patients with sleep apnea [J]. American journal of respiratory and critical care medicine, 2006, 173 (4): 453–463.

[698] Chi L, Comyn F L, Keenan B T, et al. Heritability of craniofacial structures in normal subjects and patients with sleep apnea [J]. Sleep, 2014, 37 (10): 1689–1698.

[699] Liang J, Cade B E, Wang H, et al. Comparison of heritability estimation and linkage

analysis for multiple traits using principal component analyses [J]. Genetic epidemiology, 2016, 40 (3): 222-232.

[700] Billings M E, Johnson D A, Simonelli G, et al. Neighborhood walking environment and activity level are associated with OSA: the Multi-Ethnic Study of Atherosclerosis [J]. Chest, 2016, 150 (5): 1042-1049.

[701] Billings M E, Gold D, Szpiro A, et al. The association of ambient air pollution with sleep apnea: the multi-ethnic study of atherosclerosis [J]. Annals of the American Thoracic Society, 2019, 16 (3): 363-370.

[702] Kim K S, Kim J H, Park S Y, et al. Smoking induces oropharyngeal narrowing and increases the severity of obstructive sleep apnea syndrome [J]. Journal of clinical sleep medicine, 2012, 8 (4): 367-374.

[703] Fewell J E, Smith F G. Perinatal nicotine exposure impairs ability of newborn rats to autoresuscitate from apnea during hypoxia[J]. Journal of Applied Physiology, 1998, 85(6): 2066-2074.

[704] Craig T J, Ferguson B J, Krouse J H. Sleep impairment in allergic rhinitis, rhinosinusitis, and nasal polyposis [J]. American journal of otolaryngology, 2008, 29 (3): 209-217.

[705] Rundcrantz H. Postural variations of nasal patency [J]. Acta oto-laryngologica, 1969, 68 (1-6): 435-443.

[706] Fitzpatrick M F, McLean H, Urton A M, et al. Effect of nasal or oral breathing route on upper airway resistance during sleep [J]. European Respiratory Journal, 2003, 22 (5): 827-832.

[707] Berry R B, Kouchi K G, Bower J L, et al. Effect of upper airway anesthesia on obstructive sleep apnea[J]. American journal of respiratory and critical care medicine, 1995, 151(6): 1857-1861.

[708] Katsantonis G P, Walsh J K. Assessment of obstruction level and selection of patients for obstructive sleep apnoea surgery: an evidence-based approach [J]. Otolaryngol Head Neck Surg, 1986, 94: 56-60.

[709] Rodenstein D O, Dooms G, Thomas Y, et al. Pharyngeal shape and dimensions in healthy subjects, snorers, and patients with obstructive sleep apnoea[J]. Thorax, 1990, 45(10): 722-727.

[710] Pae E K, Lowe A A, Fleetham J A. A role of pharyngeal length in obstructive sleep apnea patients[J]. American journal of orthodontics and dentofacial orthopedics, 1997, 111(1): 12-17.

[711] Pae E K，Lowe A A，Fleetham J A. A role of pharyngeal length in obstructive sleep apnea patients [J]. American journal of orthodontics and dentofacial orthopedics，1997，111 (1): 12–17.

[712] Jara S M，Weaver E M. Association of palatine tonsil size and obstructive sleep apnea in adults [J] . The Laryngoscope，2018，128 (4) : 1002–1006.

[713] Sforza E. Bacon W Weiss T Thibault A Petiau C Krieger J Upper airway collapsibility and cephalometric variables in patients with obstructive sleep apnea [J] . Am J Respir Crit Care Med，2000，161 (2 Pt 1) : 347–352.

[714] Genta P R，Schorr F，Eckert D J，et al. Upper airway collapsibility is associated with obesity and hyoid position [J] . Sleep，2014，37 (10) : 1673–1678.

[715] Kim A M，Keenan B T，Jackson N，et al. Tongue fat and its relationship to obstructive sleep apnea [J] . Sleep，2014，37 (10) : 1639–1648.

[716] Wang S H，Keenan B T，Wiemken A，et al. Effect of weight loss on upper airway anatomy and the apnea - hypopnea index. The importance of tongue fat [J] . American journal of respiratory and critical care medicine，2020，201 (6) : 718–727.

[717] Bauters F，Rietzschel E R，Hertegonne K B C，et al. The link between obstructive sleep apnea and cardiovascular disease [J] . Current atherosclerosis reports，2016，18：1–11.

[718] Wang X，Zhang Y，Dong Z，et al. Effect of continuous positive airway pressure on long-term cardiovascular outcomes in patients with coronary artery disease and obstructive sleep apnea: a systematic review and meta-analysis[J]. Respiratory Research，2018，19(1): 1–9.

[719] Shahar E，Whitney C W，Redline S，et al. Sleep-disordered breathing and cardiovascular disease：cross-sectional results of the Sleep Heart Health Study [J] . American journal of respiratory and critical care medicine，2001，163 (1) : 19–25.

[720] Drager L F，Polotsky V Y，O' Donnell C P，et al. Translational approaches to understanding metabolic dysfunction and cardiovascular consequences of obstructive sleep apnea[J]. American Journal of Physiology-Heart and Circulatory Physiology，2015，309(7): H1101–H1111.

[721] Fu Y，Xia Y，Yi H，et al. Meta-analysis of all-cause and cardiovascular mortality in obstructive sleep apnea with or without continuous positive airway pressure treatment [J] . Sleep and Breathing，2017，21：181–189.

[722] Bouzerda A. Cardiovascular risk and obstructive sleep apnea [J] . The Pan African Medical Journal，2018，29：47.

[723] Nakashima H，Kurobe M，Minami K，et al. Effects of moderate-to-severe obstructive sleep

apnea on the clinical manifestations of plaque vulnerability and the progression of coronary atherosclerosis in patients with acute coronary syndrome [J]. European Heart Journal: Acute Cardiovascular Care, 2015, 4 (1): 75-84.

[724] Brouwers F P, de Boer R A, van der Harst P, et al. Incidence and epidemiology of new onset heart failure with preserved vs. reduced ejection fraction in a community-based cohort: 11-year follow-up of PREVEND [J]. European heart journal, 2013, 34 (19): 1424-1431.

[725] Khattak H K, Hayat F, Pamboukian S V, et al. Obstructive sleep apnea in heart failure: review of prevalence, treatment with continuous positive airway pressure, and prognosis [J]. Texas Heart Institute Journal, 2018, 45 (3): 151-161.

[726] Khayat R, Jarjoura D, Porter K, et al. Sleep disordered breathing and post-discharge mortality in patients with acute heart failure [J]. European heart journal, 2015, 36 (23): 1463-1469.

[727] Khayat R, Jarjoura D, Porter K, et al. Sleep disordered breathing and post-discharge mortality in patients with acute heart failure [J]. European heart journal, 2015, 36 (23): 1463-1469.

[728] Wachter R, Lüthje L, Klemmstein D, et al. Impact of obstructive sleep apnoea on diastolic function [J]. European Respiratory Journal, 2013, 41 (2): 376-383.

[729] Arias M A, García-Río F, Alonso-Fernández A, et al. Obstructive sleep apnea syndrome affects left ventricular diastolic function: effects of nasal continuous positive airway pressure in men [J]. Circulation, 2005, 112 (3): 375-383.

[730] Javaheri S, Javaheri S, Javaheri A. Sleep apnea, heart failure, and pulmonary hypertension[J]. Current heart failure reports, 2013, 10: 315-320.

[731] Nagaoka M, Goda A, Takeuchi K, et al. Nocturnal hypoxemia, but not sleep apnea, is associated with a poor prognosis in patients with pulmonary arterial hypertension [J]. Circulation Journal, 2018, 82 (12): 3076-3081.

[732] Minic M, Granton J T, Ryan C M. Sleep disordered breathing in group 1 pulmonary arterial hypertension [J]. Journal of Clinical Sleep Medicine, 2014, 10 (3): 277-283.

[733] Minai O A, Ricaurte B, Kaw R, et al. Frequency and impact of pulmonary hypertension in patients with obstructive sleep apnea syndrome [J]. The American journal of cardiology, 2009, 104 (9): 1300-1306.

[734] Arias M A, García-Río F, Alonso-Fernández A, et al. Pulmonary hypertension in obstructive sleep apnoea: effects of continuous positive airway pressure: a randomized,

controlled cross-over study [J] . European heart journal, 2006, 27 (9) : 1106-1113.

[735] Sharma S, Fox H, Aguilar F, et al. Auto positive airway pressure therapy reduces pulmonary pressures in adults admitted for acute heart failure with pulmonary hypertension and obstructive sleep apnea. The ASAP-HF Pilot Trial [J] . Sleep, 2019, 42 (7) : 100.

[736] Starr P, Agarwal A, Singh G, et al. Obstructive sleep apnea with chronic obstructive pulmonary disease among medicare beneficiaries [J] . Annals of the American Thoracic Society, 2019, 16 (1) : 153-156.

[737] Donovan L M, Feemster L C, Udris E M, et al. Poor outcomes among patients with chronic obstructive pulmonary disease with higher risk for undiagnosed obstructive sleep apnea in the LOTT cohort [J] . Journal of clinical sleep medicine, 2019, 15 (1) : 71-77.

[738] Shawon M S R, Perret J L, Senaratna C V, et al. Current evidence on prevalence and clinical outcomes of co-morbid obstructive sleep apnea and chronic obstructive pulmonary disease: a systematic review [J] . Sleep medicine reviews, 2017, 32: 58-68.

[739] Tuomilehto H, Seppä J, Uusitupa M. Obesity and obstructive sleep apnea - clinical significance of weight loss [J] . Sleep medicine reviews, 2013, 17 (5) : 321-329.

[740] Phillips B G, Kato M, Narkiewicz K, et al. Increases in leptin levels, sympathetic drive, and weight gain in obstructive sleep apnea [J] . American Journal of Physiology-Heart and Circulatory Physiology, 2000, 279 (1) : H234-H237.

[741] Rasche K, Keller T, Tautz B, et al. Obstructive sleep apnea and type 2 diabetes [J] . European journal of medical research, 2010, 15 (2) : 1-5.

[742] Kendzerska T, Gershon A S, Hawker G, et al. Obstructive sleep apnea and incident diabetes. A historical cohort study [J] . American journal of respiratory and critical care medicine, 2014, 190 (2) : 218-225.

[743] Michalek-Zrabkowska M, Macek P, Martynowicz H, et al. Obstructive sleep apnea as a risk factor of insulin resistance in nondiabetic adults [J] . Life, 2021, 11 (1) : 50.

[744] Trinh M D, Plihalova A, Gojda J, et al. Obstructive sleep apnoea increases lipolysis and deteriorates glucose homeostasis in patients with type 2 diabetes mellitus [J] . Scientific Reports, 2021, 11 (1) : 1-9.

[745] Fang H F, Miao N F, Chen C D, et al. Risk of cancer in patients with insomnia, parasomnia, and obstructive sleep apnea: a nationwide nested case-control study [J] . Journal of Cancer, 2015, 6 (11) : 1140-1147.

[746] Chang W P, Liu M E, Chang W C, et al. Sleep apnea and the subsequent risk of breast cancer in women: a nationwide population-based cohort study [J] . Sleep medicine,

2014, 15（9）: 1016–1020.

[747] Martínez–García MÁ, Martorell–Calatayud A, Nagore E, et al. Association between sleep disordered breathing and aggressiveness markers of malignant cutaneous melanoma [J]. European Respiratory Journal, 2014, 43（6）: 1661–1668.

[748] Caparroz F, Campanholo M, Stefanini R, et al. Laryngopharyngeal reflux and dysphagia in patients with obstructive sleep apnea: is there an association? [J]. Sleep and Breathing, 2019, 23: 619–626.

[749] Teklu M, Gouveia C J, Yalamanchili A, et al. Predicting obstructive sleep apnea status with the reflux symptom index in a sleep study population [J]. The Laryngoscope, 2020, 130（12）: E952–E957.

[750] Qu Y, Ye J Y, Han D M, et al. Esophageal functional changes in obstructive sleep apnea/hypopnea syndrome and their impact on laryngopharyngeal reflux disease [J]. Chinese Medical Journal, 2015, 128（16）: 2162–2167.

[751] Thygesen K, Alpert J S, White H D, et al. Universal definition of myocardial infarction [J]. circulation, 2007, 116（22）: 2634–2653.

[752] Clerkin K J, Fried J A, Raikhelkar J, et al. COVID–19 and cardiovascular disease [J]. Circulation, 2020, 141（20）: 1648–1655.

[753] Fried J A, Ramasubbu K, Bhatt R, et al. The variety of cardiovascular presentations of COVID–19 [J]. Circulation, 2020, 141（23）: 1930–1936.

[754] Sandoval Y, Januzzi Jr J L, Jaffe A S. Cardiac troponin for assessment of myocardial injury in COVID–19: JACC review topic of the week [J]. Journal of the American college of cardiology, 2020, 76（10）: 1244–1258.

[755] Atri D, Siddiqi H K, Lang J P, et al. COVID–19 for the cardiologist: basic virology, epidemiology, cardiac manifestations, and potential therapeutic strategies [J]. Basic to Translational Science, 2020, 5（5）: 518–536.

[756] Lindner D, Fitzek A, Bräuninger H, et al. Association of cardiac infection with SARS–CoV–2 in confirmed COVID–19 autopsy cases [J]. JAMA cardiology, 2020, 5（11）: 1281–1285.

[757] Libby P. The heart in COVID–19: primary target or secondary bystander? [J]. Basic to Translational Science, 2020, 5（5）: 537–542.

[758] Hamming I, Timens W, Bulthuis M L C, et al. Tissue distribution of ACE2 protein, the functional receptor for SARS coronavirus. A first step in understanding SARS pathogenesis[J]. The Journal of Pathology: A Journal of the Pathological Society of Great Britain and Ireland,

 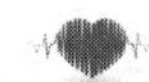

2004，203（2）：631–637.

[759] Tang N，Li D，Wang X，et al. Abnormal coagulation parameters are associated with poor prognosis in patients with novel coronavirus pneumonia [J]. Journal of thrombosis and haemostasis，2020，18（4）：844–847.

[760] Kim J H，Levine B D，Phelan D，et al. Coronavirus disease 2019 and the athletic heart: emerging perspectives on pathology，risks，and return to play [J]. JAMA cardiology，2021，6（2）：219–227.

[761] Phelan D，Kim J H，Elliott M D，et al. Screening of potential cardiac involvement in competitive athletes recovering from COVID–19: an expert consensus statement [J]. Cardiovascular Imaging，2020，13（12）：2635–2652.

[762] Maron B J，Udelson J E，Bonow R O，et al. Eligibility and disqualification recommendations for competitive athletes with cardiovascular abnormalities: task force 3: hypertrophic cardiomyopathy，arrhythmogenic right ventricular cardiomyopathy and other cardiomyopathies，and myocarditis: a scientific statement from the American Heart Association and American College of Cardiology [J]. Circulation，2015，132（22）：e273–e280.

[763] Maron B J，Doerer J J，Haas T S，et al. Sudden deaths in young competitive athletes: analysis of 1866 deaths in the United States，1980–2006 [J]. Circulation，2009，119（8）：1085–1092.

[764] Pelliccia A，Solberg E E，Papadakis M，et al. Recommendations for participation in competitive and leisure time sport in athletes with cardiomyopathies，myocarditis，and pericarditis: position statement of the Sport Cardiology Section of the European Association of Preventive Cardiology（EAPC）[J]. European Heart Journal，2019，40（1）：19–33.

[765] Phillips M，Robinowitz M，Higgins J R，et al. Sudden cardiac death in Air Force recruits: a 20–year review [J]. Jama，1986，256（19）：2696–2699.

[766] Kiel R J，Smith F E，Chason J，et al. Coxsackievirus B3 myocarditis in C3H/HeJ mice: description of an inbred model and the effect of exercise on virulence [J]. European journal of epidemiology，1989，5：348–350.

[767] Rajpal S，Tong M S，Borchers J，et al. Cardiovascular magnetic resonance findings in competitive athletes recovering from COVID–19 infection[J]. JAMA cardiology，2021，6(1)：116–118.

[768] Baggish A，Drezner J A，Kim J，et al. Resurgence of sport in the wake of COVID–19: cardiac considerations in competitive athletes [J]. British journal of sports medicine，

2020, 54 (19) : 1130–1131.

[769] Vago H, Szabo L, Dohy Z, et al. Cardiac magnetic resonance findings in patients recovered from COVID–19: initial experiences in elite athletes [J] . Cardiovascular Imaging, 2021, 14 (6) : 1279–1281.

[770] Brito D, Meester S, Yanamala N, et al. High prevalence of pericardial involvement in college student athletes recovering from COVID–19 [J] . Cardiovascular Imaging, 2021, 14 (3) : 541–555.

[771] Starekova J, Bluemke D A, Bradham W S, et al. Evaluation for myocarditis in competitive student athletes recovering from coronavirus disease 2019 with cardiac magnetic resonance imaging [J] . JAMA cardiology, 2021, 6 (8) : 945–950.

[772] Starekova J, Bluemke D A, Bradham W S, et al. Evaluation for myocarditis in competitive student athletes recovering from coronavirus disease 2019 with cardiac magnetic resonance imaging [J] . JAMA cardiology, 2021, 6 (8) : 945–950.

[773] La Gerche A, Burns A T, Mooney D J, et al. Exercise–induced right ventricular dysfunction and structural remodelling in endurance athletes[J]. European heart journal, 2012, 33(8): 998–1006.

[774] Phelan D, Kim J H, Chung E H. A game plan for the resumption of sport and exercise after coronavirus disease 2019 (COVID–19) infection [J] . JAMA cardiology, 2020, 5 (10) : 1085–1086.

[775] Wilson M G, Hull J H, Rogers J, et al. Cardiorespiratory considerations for return–to–play in elite athletes after COVID–19 infection: a practical guide for sport and exercise medicine physicians [J] . British journal of sports medicine, 2020, 54 (19) : 1157–1161.

[776] Bhatia R T, Marwaha S, Malhotra A, et al. Exercise in the severe acute respiratory syndrome coronavirus–2 (SARS–CoV–2) era: a question and answer session with the experts endorsed by the section of Sports Cardiology & Exercise of the European Association of Preventive Cardiology (EAPC) [J] . European journal of preventive cardiology, 2020, 27 (12) : 1242–1251.

[777] Phelan D, Kim J H, Elliott M D, et al. Screening of potential cardiac involvement in competitive athletes recovering from COVID–19: an expert consensus statement [J] . Cardiovascular Imaging, 2020, 13 (12) : 2635–2652.

[778] Baggish A L, Levine B D. Icarus and sports after COVID 19: too close to the sun? [J] . Circulation, 2020, 142 (7) : 615–617.

[779] Donnellan E, Phelan D. Biomarkers of cardiac stress and injury in athletes: what do they

mean? [J] . Current Heart Failure Reports, 2018, 15: 116–122.

[780] Kleiven Ø, Omland T, Skadberg Ø, et al. Race duration and blood pressure are major predictors of exercise–induced cardiac troponin elevation [J] . International journal of cardiology, 2019, 283: 1–8.

[781] Shi S, Qin M, Shen B, et al. Association of cardiac injury with mortality in hospitalized patients with COVID–19 in Wuhan, China [J] . JAMA cardiology, 2020, 5 (7) : 802–810.

[782] Morgera T, Di Lenarda A, Dreas L, et al. Electrocardiography of myocarditis revisited: clinical and prognostic significance of electrocardiographic changes [J] . American heart journal, 1992, 124 (2) : 455–467.

[783] Abergel E, Chatellier G, Hagege A A, et al. Serial left ventricular adaptations in world–class professional cyclists: implications for disease screening and follow–up [J] . Journal of the American College of Cardiology, 2004, 44 (1) : 144–149.

[784] Teske A J, Prakken N H, De Boeck B W, et al. Echocardiographic tissue deformation imaging of right ventricular systolic function in endurance athletes [J] . European heart journal, 2009, 30 (8) : 969–977.

[785] Han Y, Chen T, Bryant J, et al. Society for Cardiovascular Magnetic Resonance (SCMR) guidance for the practice of cardiovascular magnetic resonance during the COVID–19 pandemic [J] . Journal of Cardiovascular Magnetic Resonance, 2020, 22 (1) : 1–7.

[786] Huang L, Zhao P, Tang D, et al. Cardiac involvement in patients recovered from COVID–2019 identified using magnetic resonance imaging [J] . Cardiovascular Imaging, 2020, 13 (11) : 2330–2339.

[787] Sharma S, Drezner J A, Baggish A, et al. International recommendations for electrocardiographic interpretation in athletes [J] . European heart journal, 2018, 39 (16): 1466–1480.

[788] Martinez M W, Tucker A M, Bloom O J, et al. Prevalence of inflammatory heart disease among professional athletes with prior COVID–19 infection who received systematic return–to–play cardiac screening [J] . JAMA cardiology, 2021, 6 (7) : 745–752.

[789] Li K, Yang J, Guo W, et al. Video–assisted thoracoscopic left cardiac sympathetic denervation in Chinese patients with long QT syndrome [J] . International Heart Journal, 2018, 59 (6) : 1346–1351.

[790] Aziz P F, Saarel E V. Sports participation in long QT syndrome [J] . Cardiology in the Young, 2017, 27 (S1) : S43–S48.

[791] Schwartz P J, Stramba–Badiale M, Crotti L, et al. Prevalence of the congenital long–QT

syndrome [J]. Circulation, 2009, 120 (18): 1761-1767.

[792] Moss A J, Schwartz P J, Crampton R S, et al. The long QT syndrome. Prospective longitudinal study of 328 families [J]. Circulation, 1991, 84 (3): 1136-1144.

[793] Schwartz P J, Crotti L. QTc behavior during exercise and genetic testing for the long-QT syndrome [J]. Circulation, 2011, 124 (20): 2181-2184.

[794] Skinner J R, Winbo A, Abrams D, et al. Channelopathies that lead to sudden cardiac death: clinical and genetic aspects [J]. Heart, Lung and Circulation, 2019, 28 (1): 22-30.

[795] Schnell F, Behar N, Carré F. Long-QT syndrome and competitive sports [J]. Arrhythmia & Electrophysiology Review, 2018, 7 (3): 187.

[796] Aziz P F, Saarel E V. Sports participation in long QT syndrome [J]. Cardiology in the Young, 2017, 27 (S1): S43-S48.

[797] Shah S R, Park K, Alweis R. Long QT syndrome: a comprehensive review of the literature and current evidence [J]. Current problems in cardiology, 2019, 44 (3): 92-106.

[798] Funck-Brentano C, Jaillon P. Rate-corrected QT interval: techniques and limitations [J]. The American journal of cardiology, 1993, 72 (6): B17-B22.

[799] Sharma S, Drezner J A, Baggish A, et al. International recommendations for electrocardiographic interpretation in athletes [J]. European heart journal, 2018, 39 (16): 1466-1480.

[800] Schwartz P J, Priori S G, Spazzolini C, et al. Genotype-phenotype correlation in the long-QT syndrome: gene-specific triggers for life-threatening arrhythmias [J]. Circulation, 2001, 103 (1): 89-95.

[801] Schwartz P J, Priori S G, Cerrone M, et al. Left cardiac sympathetic denervation in the management of high-risk patients affected by the long-QT syndrome [J]. Circulation, 2004, 109 (15): 1826-1833.

[802] Liu J F, Jons C, Moss A J, et al. Risk factors for recurrent syncope and subsequent fatal or near-fatal events in children and adolescents with long QT syndrome [J]. Journal of the American College of Cardiology, 2011, 57 (8): 941-950.

[803] Etheridge S P, Saarel E V, Martinez M W. Exercise participation and shared decision-making in patients with inherited channelopathies and cardiomyopathies [J]. Heart Rhythm, 2018, 15 (6): 915-920.